中国工程院院士用笺

人有二八千丝　双手与大脑
大脑会思维　双手去创造
大脑有左右　分工又合作
双手似兄弟　互助又同功

双手相连是臂丝

臂丝最奇是颈子

颈子移位治脑病

瘫痪之手能随意

健康生活能自主

千万病友能得益

日夜天使显神功

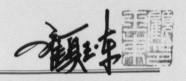

徐文东·著

顾玉东 杨雄里·审

一侧大脑半球管双手

左右颈七交叉移位治偏瘫

Unilateral Cerebral Hemisphere
Controls Bilateral Hands

Contralateral Seventh Cervical Nerve Transfer
in the Treatments of Hemiplegia

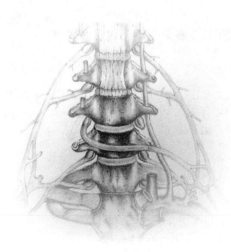

上海科学技术出版社

图书在版编目（CIP）数据

一侧大脑半球管双手：左右颈七交叉移位治偏瘫 /
徐文东著. -- 上海：上海科学技术出版社，2023.1
ISBN 978-7-5478-5932-2

Ⅰ. ①一… Ⅱ. ①徐… Ⅲ. ①偏瘫－康复训练 Ⅳ.
①R742.309

中国版本图书馆CIP数据核字(2022)第193440号

——

一侧大脑半球管双手：左右颈七交叉移位治偏瘫

徐文东　著

顾玉东　杨雄里　审

上海世纪出版(集团)有限公司
上海 科 学 技 术 出 版 社　出版、发行
（上海市闵行区号景路 159 弄 A 座 9F - 10F）
邮政编码 201101　　www.sstp.cn
上海雅昌艺术印刷有限公司印刷
开本 787×1092　1/16　印张 17.25
字数 300 千字
2023 年 1 月第 1 版　2023 年 1 月第 1 次印刷
ISBN 978 - 7 - 5478 - 5932 - 2/R·2635
定价：98.00 元

——

本书如有缺页、错装或坏损等严重质量问题，请向印刷厂联系调换

内容提要

2018 年,《新英格兰医学杂志》(*The New England Journal of Medicine*,*NEJM*)刊载了一篇外科手术治疗中枢神经损伤偏瘫后遗症的临床研究文章,这是 *NEJM* 刊登的第一篇全部由中国手外科医生和科学家完成的论著,也是世界手外科、显微外科历史上第一篇发表在 *NEJM* 的外科手术论著。*NEJM* 每年评选十篇全球"颠覆性、最受瞩目的论著",这项研究荣登 2018 年该荣誉榜榜首,成为中国首个入榜的研究成果。

"梅花香自苦寒来",这项成果凝聚了复旦大学附属华山医院手外科三代人 30 多年"咬定青山不放松"的研究精神,也是基础研究临床转化的成功范例。

本书以时间为序,从 1986 年"健侧颈七神经移位术"诞生开始,以解读并分析研究团队每一篇重要文章的形式,加上编者的批注,以及 *NEJM* 编辑与审稿人的问题及回复等,环环相扣地将这 30 年的研究连接起来,让读者看到了一个"有时中规中矩,有时剑走偏锋"的跌宕起伏的过程,感叹于"无心插柳柳成荫"的内在必然。

本书能够让读者系统了解华山医院手外科团队这 30 年关于"手脑结合"的开拓性和颠覆性创新研究历程,以及完成行之有效的临床转化之路的思路和细节,对手外科、神经外科、康复科医生和研究生,以及将来有志于从事医学、神经科学相关工作的学生,都有较大帮助。

致 谢

感谢我的老师顾玉东院士和徐建光教授，他们是我踏上手外科研究征途的领路人，在我三十多年的对"手脑关系"的探索中一直指引我前行，并最终开辟了"一侧大脑半球管双手"这一全新的领域。耕耘全新的领域是孤独的，但我深知，"世之奇伟、瑰怪，非常之观，常在于险远，而人之所罕至焉，故非有志者不能至也"，唯有坚持向前，方能窥见光明。在这艰难的求索过程中，感谢各位老师对我的点拨，感谢家人朋友给我的精神支持，感谢我的团队成员给我的帮助。

感谢我的病人。顾老师常说，"病人成就了我们，医生所有的成就，都是病人用鲜血、痛苦甚至是生命换来的。"新理论的验证需要病人打破对未知的恐惧，感谢我的病人能够鼓起勇气，帮助我们在全新的领域越走越远。正因为有他们，我们的理论才得以创立，我们的手术才得以造福更多的病人。

感谢手外科的所有同仁，是大家一起努力，让手外科不断进步，我的成就正是站在巨人的肩膀上。

感谢我的学生对完成本书在各阶段所做的努力。

感谢出版社对我的支持，我们已经合作多次，他们专业的态度与强大的执行力是本书能够如期完成的重要保障。

序 一

复旦大学附属华山医院手外科成立于 1960 年,是中国手外科的发源地之一和"领头羊"单位。1966 年,杨东岳教授的第一例足趾移植再造拇指手术让世界震惊。1972 年,美国学术代表团访华时曾点名要拜访杨教授。

我从 1970 年代开始研究更具挑战性的"臂丛损伤",那时候国际学术界对臂丛损伤的治疗是很悲观的,认为外科治疗基本无效。我深入研究了臂丛的解剖和电生理,首创了膈神经移位、肱肌肌支移位等手术方式,将我国的臂丛损伤治疗水平提高到了国际水平。1986 年,在总结分析 1 000 多例病例的临床表现后,我提出了"健侧颈七神经移位术",并于 1992 年在国际上报道。这一手术的成功引起了国际轰动,一举奠定了我国在臂丛损伤治疗领域的国际领先地位。

徐文东教授在 2000 年拿到了医学博士学位,马不停蹄,在 2001 年开始神经生物学博士后学习,深入研究健侧颈七神经移位术后的大脑重塑的机制。如果说他的博士课题"胸腔镜下全长膈神经移位术"是挑战了手外科技术的巅峰,那么他的博士后课题则是准备挑战手外科和神经科学最前沿的难题了。

在 21 世纪初,国内外对大脑可塑性的研究尚处于起步阶段。以神经科学的最新方法、手段研究全身周围神经中最复杂的臂丛手术,徐文东教授和他带领的研究团队应该是走在全国乃至全世界的前列。因为没有人走过,这条道路注定是曲折的。但是徐文东教授带领他的研究团队,孜孜不倦,久久为功。有一件事情让我对徐文东教授的执着精神有了深刻的认识。大约是在 2005 年夏天的一个早上,徐文东带着我的一个老患者出现在我面前。这位患者我依稀认得,他自己介绍说,他就是我在 1986 年开展的第一例"健侧颈七神经移位术"的患者。快 20 年过去了,他也从 20 多岁的小伙子变成了中年人。要知道那是在 21 世纪初,交通和通信不便,20 年前我做的世界首例患者突然站在我面前,我很激动,我们也聊得非常高兴。后来我得知徐文东是为了回答关键问题

"健侧颈七神经移位到正中神经后,患手能不能产生独立的手指感觉？如有,需要多长时间?",而经历千辛万苦把这位患者找回来,希望由他,这位已完成手术近20年,世界上"颈七手术"后随访时间最长的患者,来给出一个"终极答案"。我对徐文东这种"锲而不舍、金石可镂"的执着,非常赞赏。

而这应该只是他们研究团队跋山涉水近20年,克服的种种困难中的一个。徐文东团队就是凭着这样的好奇心、锲而不舍的毅力和解决问题的能力而渐渐拨开迷雾,开启了"手脑互动,改变外周,重塑中枢,以外周神经系统的外科技术治疗中枢神经系统疾病"这个全新领域。

在"八一"英雄城南昌,有一座"中国手博物馆",收藏了中国手外科从20世纪60年代创立到今天的所有重大的事、物和人的资料。在"重大贡献栏"(中国手外科对世界做出重要贡献)中最近的一件,就是2018年徐文东教授在《新英格兰医学杂志》发表的关于"左右颈七交叉移位治脑瘫"的研究论著,这是世界手外科历史上第一篇发表在《新英格兰医学杂志》的外科手术文章。我们中国手外科医生很骄傲,因为这是一个"中国手术"。我也相信,这个"重大贡献栏"不会就此结束,而是会记录更多中国手外科医生对世界做出的贡献。

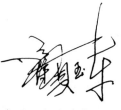

中国工程院院士

复旦大学附属华山医院手外科主任

2022年8月

序 二

001

序
二

在手外科领域,复旦大学附属华山医院团队的贡献可圈可点。特别是 20 世纪 80 年代中期,顾玉东院士通过健侧颈七神经移位术成功治疗臂丛损伤后,团队声名鹊起,成果迭出,引人注目。由于臂丛损伤后功能的修复涉及神经科学的基本问题,从那时起,这一团队的研究进展也引起了我的注意。之后,他们的工作拓展至臂丛损伤及颈七神经移位术后大脑皮质运动区和感觉区组织结构的可塑性变化,及至利用脑的可塑性,通过左右颈七交叉移位术治疗脑瘫。该团队前进的每一步,都闪烁着创新的光芒,我都饶有兴趣地注视着,不时击掌称好。我常想,如果把这段历程整理成文,一定能为后来者提供众多启示。徐文东教授的这本书,正是用严谨而生动的笔触,深入浅出地讲述了这个科学故事,适时地回应了学界的需要。

恩格斯曾精辟地指出:只要自然科学在思维着,它的发展形式就是假说。华山医院手外科团队正是循着这样一种形式把科学不断地往前推进,他们从临床实践凝练出关键的科学问题,然后提出假说,再通过实践证实或者证伪这些假说,加深了对问题的认识,这样几经轮回,对科学问题的阐释就达到了非同寻常的高度。在过去的二十多年中,徐文东教授最初是团队中年轻的成员,逐渐成为领军人物,他所扮演的不同角色,使他能够全面地审视已经走过的道路,从而为后来者提供宝贵的经验。

华山医院手外科的这一团队具有良好的传承。早年的情况我不甚了解,但自顾玉东院士始,人才辈出,富有创新精神。徐文东教授即是其中的一位杰出代表。这种创新精神集中体现在他石破天惊地将大脑可塑性应用于治疗脑瘫,这是对把脑的可塑性只看成是环境变化或损伤所引起的大脑结构和功能变化的传统观点的一次挑战。正如《新英格兰医学杂志》请梅奥医学中心(Mayo Clinic)神经外科主任 Robert Spinner 撰写的长篇社论中所述:"将一种用于外周神经系统的策略(神经切断和移位),创造性地用来处理中枢神经系统的问题,是一种崭新的途径。"

　　我和徐文东教授相识于 21 世纪初,其时他正在复旦大学医学神经生物学国家重点实验室从事博士后研究。他当时已经是一名优秀的外科医生,而且已经意识到为了成为一名高水平的医生,必须在基础研究方面也有扎实的功底。但是坦率地说,从初次和我见面时给我的几篇他的论文初稿来看,他还不能说是一个成熟的基础研究工作者。我把自己对他的这一印象告诉他,他回答说,经过仔细阅读我对他的论文所做的修改,并冷静地思索之后,他对基础研究是怎么一回事开始有所领悟。于是,他在这方面下了苦功,进步很快,不久之后他在临床和基础研究两方面都变得应付裕如了。他和从事基础研究的科学家的学术交流日益频繁。我本人就曾在他组织的全国手外科学术会议上做过关于脑的可塑性的大会报告。最近几年,他和不少从事基础研究的科学家进行合作,取得了不少新的成果。他的几篇代表性论文充分显示了他已在驾驭临床研究和基础研究时举重若轻、游刃有余。

　　本书所讲述的已经是一个完整的故事。但是,"This is not the end, even not the beginning of the end"(丘吉尔)。从历史的视角看,这可能只是一部宏大书卷的第一章。"路曼曼其修远兮",我们可以期望,徐文东教授及其团队将以百倍的信心、坚实的步伐,继续上下求索,一步一个脚印地走向更辉煌的明天。"程功积事,惟贤以尽达之"(《礼记·儒行》),他们的研究当可计日程功。

　　承文东教授雅嘱,是为序。

杨雄里

中国科学院院士
复旦大学教授
2022 年 8 月

前　言

　　1986 年顾玉东院士在总结了近千例臂丛损伤患者的临床表现后发现,位于臂丛最中央的第七颈神经单独损伤时不会表现出临床症状。根据这个推论,顾玉东院士大胆地设计并在 1986 年完成了世界第一例健侧颈七神经移位术,世界手外科历史上一个伟大的手术诞生了。

　　2000 年复旦大学和上海医科大学合并,提倡临床医学和基础科研相融合。在 2002年,我被选中继续博士后深造,在复旦大学生命科学学院和医学神经生物学国家重点实验室,深入研究健侧颈七神经移位术后的大脑可塑性,到今年正好 20 年过去了。这 20年来,在多位专家的指导下,我和我的团队坚持努力,开辟出一个"手脑结合,改变手可以重塑脑"的研究新领域。

　　2018 年,我们在《新英格兰医学杂志》发表了一篇治疗中枢神经损伤偏瘫后遗症的外科临床研究文章,"用的是周围神经外科的手术方法,治疗的却是中枢神经系统的疾病,即将颈七神经左右交叉移位,给偏瘫肢体换大脑半球,让健康的半球在支配健侧手的同时也支配瘫痪手"。这是《新英格兰医学杂志》刊登的第一篇中国原创外科手术论著,也是世界手外科、显微外科历史上的第一篇。《新英格兰医学杂志》每年评选十篇全球"颠覆性、最受瞩目的论著",我们登上了 2018 年荣誉榜榜首,这也是首个中国原创成果进入这个荣誉榜。很巧的是,在 1872 年,距今 150 年前,《新英格兰医学杂志》就刊登了著名的布朗·塞卡尔科学猜想:推测成人的半个大脑足以控制两侧肢体的运动和感觉。我们的成果是第一个基本证实这个科学猜想的科学研究。

　　有同道和学生希望系统地了解这 20 年"手脑结合"研究的历程、完成"转化医学"实践的思路和细节;也有同行对我们冲击《新英格兰医学杂志》的故事很感兴趣,很想知道我们有没有碰到"带坑"的问题,又是如何化解的。这些答案散落分布在我们发表的数十篇论文和没有公开发表的一些手稿中。本书就将这些论文按不同的阶段进行分类,将文章翻译成中文,并用导读、注解、总结等方式进行解读,借此帮助读者了解"颈七神经移位术治脑瘫"研究背后的思想、历程和故事,希望对大家能有所帮助。

特别感谢顾玉东院士、杨雄里院士、徐建光教授 20 年来的亲切指导,特别感谢顾院士和杨院士审阅本书并作序。

教授,主任医师
复旦大学附属华山医院副院长
2022 年 8 月

目　录

第 ❶ 阶段 · **手是手，脑是脑** （1986—2000 年） 001

　　第 1 章 · 臂丛和颈七神经　002

　　第 2 章 · 颈七神经移位术诞生与发展　003

第 ❷ 阶段 · **手脑可以互动** （2001—2005 年） 013

　　第 3 章 · 开始认识大脑可塑性　014

　　第 4 章 · 臂丛损伤后大脑发生的可塑性变化　021

　　第 5 章 · 健侧颈七神经移位术后大脑发生的可塑性变化　038

第 ❸ 阶段 · **一侧大脑半球可以管双手** （2005—2008 年） 063

　　第 6 章 · 健侧颈七神经移位术后一侧大脑半球可以接受双手感觉
　　　　　　064

　　第 7 章 · 中断大脑两半球联系，健侧颈七神经移位术可诱发一侧半球
　　　　　　支配双手运动　077

　　第 8 章 · 一侧大脑半球损伤，健侧颈七神经移位术可诱发另一侧半球
　　　　　　支配双手　082

第 ❹ 阶段 · **左右颈七交叉移位术换大脑半球** （2008—2013 年） 091

　　第 9 章 · 为什么选择第七颈神经　092

　　第 10 章 · 仅切断患侧的第七颈神经是否足够　105

　　第 11 章 · 最初的尝试　108

第 **5** 阶段 · **冲击并荣登《新英格兰医学杂志》** （2013—2018 年） 113

第12章 · 2013 年第一次投稿 114

第13章 · 做好铺垫工作 122

第14章 · 再次投稿 143

第15章 · 终于正式发表 151

第16章 · 登上"最受瞩目研究"荣誉榜 163

第17章 · 编辑部邀请我们回答国际同道的两个问题 165

第 **6** 阶段 · **制定指南、揭示机制、全球推广** （2018— ） 171

第18章 · 评估的改进 172

第19章 · 华山康复方案 185

第20章 · 华山护理方案 195

第21章 · 治疗手，脚也会好 202

第22章 · 揭示一侧大脑半球管双手机制 212

第23章 · 逐步构建国家自然科学基金委员会创新群体 229

第24章 · 全球推广实践与经验 236

结语和展望 260

彩图 261

第 **1** 阶段

手是手，脑是脑

(1986—2000 年)

　　第一例健侧颈七神经移位术治疗臂丛损伤是在 1986 年，所以我们选择这个时间点作为本书的开头。从 1986 年到 2000 年，在这十五年间，致力于臂丛损伤治疗的手外科同道对臂丛的认识在不断加深，但主要关注和研究的是臂丛及移位神经的功能解剖特点。

　　2000 年，顾玉东院士在《中华手外科杂志》发表了一篇述评文章，标题为《21 世纪臂丛损伤诊治的研究方向与任务》。文章非常清晰地提出，对于臂丛损伤的研究未来应该从三个方面着手：第一，臂丛损伤后造成脊髓前角运动神经元的凋亡。损伤部位越靠近脊髓，前角运动神经元受到的冲击就越大。因此，我们将重点研究臂丛损伤后脊髓神经元（包括前角运动神经元及后角感觉神经元）的变化，如何保证脊髓前角神经元的活性，也就是使其不凋亡。第二，如何加速神经再生，从 1～2 mm/d 提高到 3～5 mm/d，让神经再生更快一些。第三，就是对于靶器官效应器（主要是神经肌肉接头）的保护，延缓失神经肌肉萎缩。这样，确保脊髓前角运动神经元的活性，神经纤维加速其再生，靶肌肉延缓萎缩，神经移位后可恢复肌力。这就是 2000 年之前，我们对臂丛损伤治疗的基本思路。也就是说，那时研究臂丛是不考虑大脑作用的，还处于"手是手，脑是脑"的年代。

第1章
臂丛和颈七神经

我们先来了解一下什么是臂丛。臂丛属于人体的周围神经，它主要支配上肢和肩背部、胸部的感觉和运动。

臂丛从脊椎出来时是五大根，分别是第五、第六、第七和第八颈神经根及第一胸神经根，就是臂丛的"根"部。这些"根"出发后，走着走着，第五与第六颈神经根走到了一起，称为"上干"；第八颈神经根与第一胸神经根走到了一起，称为"下干"；第七颈神经根单独形成"中干"。所以第七颈神经，也就是颈七神经，在某些场合也被称为"中干"。臂丛解剖很复杂，直到 20 世纪，医学家才渐渐了解臂丛的解剖结构，绘出了臂丛"根、干、股、束、支"的结构图。所以除了根和干，臂丛还有股、束、支的结构。很复杂，我们这里不展开。

臂丛的功能就像是"电话线"，它将大脑皮质产生的运动指令下行传递到上肢各肌肉，从而使上肢完成各种动作；它还可以将上肢的感觉信息上传至皮质，如用手去抓一罐可乐，手部拿到可乐的触觉、温度觉、代表手部位置的本体觉等感觉信息，会通过臂丛上传到人体的"司令部"——大脑，从而使上肢可以更好地完成该运动，稳稳地抓起可乐而不是把它碰倒。那么，当这样一条上传下达的神经通路因为工伤、交通事故或产伤等原因造成中断，必然会导致患侧上肢肢体运动与感觉功能丧失，这就是臂丛损伤。

面对臂丛根性损伤的治疗，在 1960 年前学者都很悲观，认为没有什么好办法。后来在全世界手外科同道的努力下，陆陆续续开发了多种可以进行神经移位的供体神经，如肋间神经、副神经、膈神经、颈丛等。神经移位手术的基本指导思想就是利用邻近部位不重要的神经来替代已经损伤的臂丛，以恢复中断的神经通路。

第2章
颈七神经移位术诞生与发展

1986 年，健侧颈七神经移位术诞生

我们将时针拨回到 36 年前——1986 年。那一年，顾玉东院士在门诊遇到了一位 28 岁的男性患者。患者是一名机床厂的技术员，因为摩托车事故造成了左上肢瘫痪，事故后 2 个月患者左上肢无任何功能改善。这种难以治愈的创伤名为臂丛损伤，针对这种创伤，一般的治疗思路就是利用其他不是很重要的神经去再支配这些失神经支配的患侧肌肉。

由于手部功能毫无改善，患者打听到上海有医生开展臂丛损伤的治疗，遂抱着一线希望来到了复旦大学附属华山医院手外科，找到了顾老师。顾老师对患者查体后发现：其左侧耸肩严重障碍，同侧瞳孔缩小、睑裂变小（Horner 征阳性），同时伴有第三至第六肋骨骨折。神经电生理检查发现，第五颈神经根节前伴节后损伤，第六、第七、第八颈神经根与第一胸神经根节前损伤。胸部投射检查发现左膈肌抬高伴矛盾运动。临床诊断为左侧全臂丛根性撕脱伤伴同侧膈神经及副神经损伤。在当年，一般来说，面对臂丛损伤，手外科医生都会选择寻找附近正常神经来代替，这名患者的膈神经、副神经和颈丛等均受到了损伤，都不能用作神经转位的供体。换句话说，就是他没有"多余"的可用神经了，所有 4 组神经移植法对他都不适合。在那个年代，即使是国际上最好的医疗中心，遇到这种问题也束手无策。面对这个患者，顾老师陷入了深思。

顾老师在总结了 24 年所积累的 1 000 多张病例登记卡，发现单纯第七颈神经的损伤不会有肢体运动功能障碍的症状。在观察臂丛损伤的过程中，顾老师发现一个很有意思的现象：单一神经根损伤乃至断裂可不发生临床症状及体征改变，这是因为臂丛的每一神经根都非独立地组成上肢的周围神经，因此只有相邻两神经根同时损伤时才可见临床症状与体征，顾老师把这种现象称"单根代偿现象与双根组合现象"。基于这一思路，顾老师在国际上首创"健侧颈七神经移位术"，即利用健侧手的第七颈神经，通

过神经移位技术,将健侧第七颈神经的神经根与患侧臂丛相连,通过神经再生恢复患侧肢体部分运动功能。在周密的准备下,经过 10 小时的显微手术,顾老师终于顺利完成这一史无前例的手术。

手术的具体方式是这样的：在患侧肢体游离尺神经及伴行的尺动静脉及尺侧上副血管至患侧腋部,在腕部切断尺神经和手背支,经胸前及颈部皮下隧道将带尺动静脉蒂的尺神经移位到健侧颈部。同时,在健侧颈部显露臂丛,将尺神经主干及手背支与切断的健侧第七颈神经缝合,尺动脉与颈横动脉吻合,尺静脉与颈外静脉第一分支吻合。第二天,顾老师早早地来到病房,检查发现患者健侧上肢除两个指尖有些麻木外,活动自如。患者实施神经移位术后 4 年,瘫痪手桡侧腕屈肌、掌长肌、屈指浅肌肌力可达 M4 级。患手桡侧三指半感觉也得到恢复。

1992 年,顾老师将这些病例资料整理后发表于 *Journal of Hand Surgery*（*British Volume*）[1]。后来,顾玉东院士回顾了 1986—1994 年 82 例臂丛根撕脱伤患者采用的健侧颈七神经移位术[2]。其中,44 例患者接受一期手术,尺神经远端与健侧第七颈神经吻合；另外 38 例接受二期手术（第一期：第七颈神经→尺神经,第二期阶段：尺神经→其他受体神经）。有 20 例患者术后随访 2 年。将健侧第七颈神经通过尺神经桥接分别移位于肌皮神经、桡神经或胸背神经等多条受体神经,其中尺神经转至肌皮神经 6 例,肱二头肌恢复至 M3 级 4 例、S3 级 5 例；尺神经转正中神经 8 例,腕指屈肌恢复至 M3 级 5 例、S3 级 6 例；4 例将尺神经转移至桡神经,肱三头肌恢复至 M4 级 2 例、S3 级 3 例；尺神经转移至胸背神经 2 例,背阔肌恢复至 M4 级 1 例。该系列的总肌肉恢复率（最高 M3 级）为 60%,感觉恢复率（S3 级）为 78%。当时我们认为其恢复结果与患者年龄、手术延迟时间及是否使用尺神经作为转移的桥梁有关。此外,许多国际同道也尝试将健侧第七颈神经转位至其他神经以观察其适用范围。Terzis 等也尝试将健侧第七颈神经通过尺神经反折转位至腋神经、肌皮神经、桡神经肱三头肌肌支、正中神经和桡神经,并分别评估其疗效[3]。

健侧颈七神经移位术的发展

到 2000 年,健侧颈七神经移位术已发展 15 年了。15 年间,顾老师带领的复旦大学附属华山医院手外科团队,会同国内外同道,对健侧颈七神经移位术做了很多的创新与改进。

▨ 手术安全性

切断健侧第七颈神经对健侧上肢功能的影响如何,手术安全吗？这是首要的问题。

顾老师早期的临床报道提及,切断健侧第七颈神经会导致健侧拇指、示指、中指、环指的感觉减退,但通常2周至6个月可恢复正常。

董震、成效敏等进行了更细致的观察,他们随机选择了全臂丛根性撕脱伤患者30例(男性28例,女性2例),均行健侧颈七神经移位术。术中通过锁骨上切口暴露臂丛,确认第七颈神经后,在干、股交界处用刀片切断。切断前均用2%利多卡因(2 mL)在神经近端2 cm处做神经封闭,以保护脊髓神经元。术后进行感觉运动功能的测定。结果表明:a. 术后当天,中指、拇指感觉异常的范围占整个手指面积的百分比,示指最大(36.11%),中指次之(22.88%),拇指最小(10.94%)。全手感觉异常范围占全手面积的8.3%,说明全手感觉异常面积较手指为小。b. 术后14天全手感觉异常的面积与术后当天相比,无统计学差异。术后21天与术后当天相比,两者之间有显著差异。c. 术后健侧手握力、捏力,在术后1~7天稍感乏力,但无任何活动异常。术后21天,握力与捏力与术前无明显统计学差异。这些研究结果表明第七颈神经感觉支配区是以示指为中心而波及拇指、示指、中指掌侧的区域。健侧第七颈神经移位后健侧手感觉异常程度会随着时间持续降低。通过对握力与捏力的研究表明,健侧第七颈神经移位后对健侧上肢的运动功能的影响是短暂、轻微、可逆和安全的[4]。

除了感觉减退外,第七颈神经支配的肌肉如肱三头肌、伸指总肌等,会发生不超过M1的肌力减退,但其功能很快会被臂丛上、下干代偿支配。曾有国际会议报道,健侧第七颈神经切断导致一例患者出现垂腕畸形,出现该并发症的可能原因是对于"下干后股"的解剖变异认识不足,误伤了下干后股。也就是说,只要辨认第七颈神经无误,仅切断第七颈神经是安全的。

■ 第七颈神经的血供

充分的血供才能保证神经再生。早期的健侧颈七神经移位手术包含了血管吻合的步骤,在分离尺神经时,同时分离尺动静脉,尺神经反折后,将尺动静脉和颈部颈横动静脉吻合。1986年的首次手术,时间长达10小时。由于手术难度较大,限制了健侧颈七神经移位术的推广。针对这种情况,徐杰等在《中华手外科杂志》上发表论著[5],比较仅带尺侧上副血管的尺神经移植和带尺侧上副血管加尺血管的尺神经移植两种手术方式的神经再生的远期结果。借助于新西兰大白兔9只,将双侧上肢的尺神经游离后,于尺侧上副动脉起始水平及腕部切断后做原位移植。右侧:尺神经带尺侧上副血管。左侧:尺神经肘上段带尺侧上副血管,肘下段则带尺血管。两侧尺神经原位移植后均置于屈肌群表面。术后7个月进行尺神经肌电、再生髓纤维数与截面积、髓鞘厚度(mt),以及轴突和纤维的直径比(d/D)及肌肉组织学的检测。结果发现,术后7个月,9只大白兔双侧前足的溃疡均愈合。右侧尺神经移植段神经干电位的波幅、运动神经传导速度均低于左侧（$P>0.01$）。在腕部缝合口近端 3 cm 水平，两侧再生有髓纤维数及截面积的差异均无显著性意义（$P>0.05$）；而在腕部缝合口近端 1 cm、远端 0.5 cm 水平，左侧优于右侧（$P<0.05$，$P<0.01$）。双侧小鱼际肌肌湿重及肌纤维截面积无明显差别。髓鞘厚度与 d/D 的差异无显著性意义。因此，他们得出结论，仅带尺侧上副动脉的反折尺神经依然可以存活并再生，待神经生长到患侧时再行二期手术修复靶神经，这样极大地降低了手术的复杂度，为手术技术的推广打下了扎实的基础。

在上述研究结果指导下，复旦大学附属华山医院的规范形成：健侧颈七神经移位术应分两期进行。第一期手术将带尺侧上副血管的尺神经远端与切断的健侧第七颈神经近端行端端缝合；待健侧第七颈神经的再生纤维长到患侧腋部时，再行第二期手术——将作为移植神经的尺神经近端切断，与受体神经缝合。

▉ 第七颈神经取全部还是取部分

第七颈神经切断后，患者会有手指麻、痛等不适症状，以示指最为明显。当时，最大限度利用第七颈神经的运动纤维，保留感觉纤维，以减少术后感觉影响，是不少学者研究的方向。徐建光等[6]进行了切取部分健侧第七颈神经的术式创新。他们选取了全臂丛根性撕脱伤患者 22 例，其中男性 20 例，女性 2 例，年龄 16~48 岁（平均 26.3 岁）。左侧 14 例，右侧 8 例。患者均进行健侧颈七神经移位术，其中全根切断移位组 12 例，保留前股内侧份纤维束组 10 例。术后对第七颈神经感觉影响区域进行动态观察，检测结果发现：保留前股前内侧份纤维束的第七颈神经切断后的感觉影响明显低于全根切断，且同样能最大限度地提供运动纤维。因此，他们认为运用保留前股前内侧份纤维束的健侧颈七神经移位术是一种理想的减少术后感觉影响，并能最大限度地提供运动纤维的方式。泰国的 P Songcharoen 等[7]也设计了保留前股神经纤维束的健侧颈七神经转位术，以减少神经全根转位后健侧手的感觉功能下降。

▉ 从健侧颈七神经移位术发展到同侧颈七神经移位术

为了拓展第七颈神经的应用，蔡佩琴等[8]发展了同侧颈七神经移位术。为了探讨同侧颈七神经移位术治疗臂丛上干撕脱伤的有效性与安全性，他们对 1998 年 2 月至 2000 年 9 月第五和第六颈神经根节前损伤的 4 例患者，采用同侧颈七神经移位术修复上干，其中 2 例同时将副神经移位至肩胛上神经。结果发现，随访 1~2.5 年，4 例肱二头肌肌力均恢复至 M4。肩外展情况：1 例外展 15°，1 例 45°，2 例超过 90°。供区神经的支配肌除短期内肌力下降 1 级外，均无明显功能障碍。

这是非常重要的发现,说明在臂丛上干损伤时,同侧第七颈神经的功能可以被下干完全代偿,这大大促进了对臂丛的功能解剖认识。

从颈前路移位到椎体前路移位

Mcguiness 和 Kay[9] 提出将移植的第七颈神经置于咽后间隙的椎体前路通路,可缩短移植段神经距离。患者是一名 4 个月大的儿童,患儿因产瘫导致完全的右侧臂丛损伤,上肢功能丧失。患者接受了手术探查,术中发现右侧第五颈神经在肩胛上神经近端断裂。第六、第七和第八颈神经根及第一胸神经根撕脱,神经丛向远端撕脱。该患者将左侧第七颈神经通过椎体前隧道,将带蒂尺神经移植移位缝合到右侧正中神经上。缝合伤口,用夹板固定头部和手臂。该病例是首例经过椎体前路进行健侧神经移位的案例报道。

随后,徐雷等[10]进一步探索了第七颈神经椎体前通路移位的可能性及其安全性,发现经椎体前通路可缩短移植神经的长度,第七颈神经转位通路也是通畅和安全的。他们在术中将健侧第七颈神经自干股交界处或锁骨后束部起始部切断,近端游离至椎间孔,将前斜角肌切断,经椎体前食管后间隙,通过 5～7 股皮神经桥接或直接吻合,修复患侧上干或锁骨下外侧束和后束。临床修复 8 例,5 例为全臂丛根性撕脱伤,3 例为臂丛上干和中干根性撕脱伤伴下干部分损伤。结果发现,5 例患者术后 1 周内在咳嗽、进食时有轻度健侧手指麻木感,随后逐渐消失;2～3 个月后叩击患侧颈部时健侧手指出现麻木感,躯体感觉诱发电位(SEP)在术后 3 个月时均能引出,7 个月时能引出支配肌复合肌肉动作电位(CMAP),12 个月时恢复了肩肘功能。锁骨上修复时,主要重建上干前股、上干后股、肩胛上神经功能;锁骨下修复时,主要重建外侧束加后束。

必须要指出的是:那时学界对于椎体前通路的理解还是不充分的,这点将在第 15 章详细说明。

从重建单根神经到重建多根神经

第七颈神经的纤维数量是五大神经中最多的,应该充分利用这些神经纤维。在这一理念的引导下,全国同道又开发了重建多根神经的第七颈神经移位术式。

为了探讨是否用健侧第七颈神经移位同时修复 2 根上肢神经的临床效果,孙贵新等[11]设计了 2 种移位修复的方法。

(1)合干法:健侧第七颈神经前后股→尺神经→尺神经近端分 2 股分别和正中神经、桡神经(或肌皮神经)缝合,共 5 例。结果发现:正中神经运动:2 例已恢复屈腕、屈指,肌力 M3,2 例屈腕肌力为 M1;正中神经感觉:3 例为 S2,1 例为 S0;桡神经运动:2

例伸腕、伸指肌力为 M2,1 例伸肘肌力为 M2,1 例伸腕肌力为 M1;桡神经感觉:1 例为 S2,1 例为 S1,2 例为 S0。

(2) 分干法:健侧第七颈神经前后股→尺神经、腓肠神经→正中神经、桡神经(或肌皮神经),共 3 例。合干法:4 例术后随访 12～19 个月,1 例尚在随访中。分干法:1 例术后随访 15 个月,已恢复屈腕、屈指,肌力为 M3;正中神经感觉为 S2;肌皮神经:屈肘肌力为 M3。另 2 例术后时间短尚在随访中。

这些结果说明,健侧颈七神经移位术同时修复上肢 2 根主要神经的新术式是可行、有效的。

后来,为了进一步探索第七颈神经的支配潜力,学者们在啮齿类模型上进行研究[12]。通过比较 7 种不同术式的健侧颈七神经移位术后受体神经的功能,以探讨第七颈神经重建多组神经的可行性。借助于 SD 大鼠 105 只,随机分为 7 组,每组 15 只。建立传统的健侧第七颈神经移位经尺神经近端(单根)接正中神经或肌皮神经或桡神经(A、D、G 组),健侧第七颈神经经尺神经近端(2 股,合干法)接正中神经和肌皮神经或正中神经和桡神经(B、E 组),健侧第七颈神经经尺神经及腓肠神经(分干法)接正中神经和肌皮神经或正中神经和桡神经(C、F 组)。术后观察患肢功能,评估抓握力及梳洗动作出现的时间。结果发现,术后 2 个月,修复正中神经和肌皮神经的 B、C 组均出现主动屈趾、屈肘功能。抓握力比较:合干法(B、E 组)、分干法(C、F 组)及传统法(A、D、G 组)的差异均有统计学意义($P<0.05$)。术后 3、6 个月合干法、分干法与传统法比较差异无统计学意义($P>0.05$)。梳洗动作出现的时间:合干法、分干法及传统法比较差异无统计学意义($P>0.05$)。可以看出,第七颈神经能提供足够的神经再生纤维,可同时恢复 2 根神经功能。

▨ 手术分两期完成

健侧颈七神经移位术治疗臂丛根性撕脱伤分为两阶段完成:第一阶段(健侧第七颈神经移位到移植神经),第二阶段(移植神经另一端移植修复患侧神经)。两次手术间隔多长时间才能获得最好的神经再生?为了回答这个问题,劳杰等[13]借助大鼠进行了探索。选用 SD 大鼠及健侧颈七神经移位的实验模型,按两次手术间隔时间的不同(0、1、2、3、4、8、16 周)分成 7 组,在第二次手术后 12 周,进行电生理测定肌张力恢复率及组织切片的形态学观察,结果证实两次手术最佳间隔时间为 4～8 周。此结果可为临床提供参考。

▨ 第七颈神经的电生理研究

为了更有效地完成第七颈神经的移位手术,了解其电生理特性不可或缺。当时我们主要通过电生理研究臂丛第五颈神经根至第一胸神经根的功能性神经支配[14]，筛选了 15 例行健侧颈七神经移位术的臂丛损伤患者，评估正常臂丛的电生理特性及其功能运动神经支配情况。术中刺激臂丛的不同神经根，并在以下 12 块肌肉中记录最大波幅：三角肌、肱二头肌、冈下肌、肱桡肌、桡侧腕屈肌、肱三头肌、指总伸肌、背阔肌、指深屈肌、拇外展肌、小指展肌和尺侧腕屈肌。发现臂丛根的功能支配结果：第五颈神经根主要形成腋神经支配三角肌；第六颈神经根主要构成肌皮神经，支配肱二头肌；第七颈神经根主要形成桡神经支配肱三头肌；第八颈神经根主要形成正中神经，支配指屈肌；第一胸神经根主要形成尺神经，支配手内在肌。这一结果与臂丛损伤后的临床症状基本吻合。从中我们可以得出结论：臂丛在功能上分为 3 组：第五和第六颈神经根支配肩部和肘部；第八颈神经根和第一胸神经根支配手；第七颈神经根支配肩、肘、腕和手。理论上，任何单独的神经根断裂都不会对肢体功能造成损害。

在了解了正常臂丛的电生理特性后，沈丽英等[15]探索了第七颈神经切断后对上肢神经功能早期影响的电生理改变情况。招募了 18 例应用健侧颈七神经移位术治疗臂丛损伤的患者，于相同检测条件下测定并观察切断第七颈神经术前、术后 2 周内，健侧上肢的肌电等电生理变化。

（1）肌电：背阔肌、肱三头肌、伸指总肌和尺侧屈腕肌，术后均无明显失神经改变。

（2）周围神经传导：a. 术后第 1～3 指感觉神经动作电位（SNAP）波幅均降低，但无 1 例完全丧失，以食指、中指的变化最为明显（$P < 0.001$）；环指、小指无变化。b. 桡神经运动传导速度（MCV）、感觉传导速度（SCV）、桡神经浅支 SNAP 均无明显变化。手指指神经及躯体感觉诱发电位（SEP N20 波）变化不显著。

这些结果表明，第七颈神经主要支配食指、中指和拇指的皮肤感觉；同时术后电生理改变是十分轻微的。该研究进一步验证了健侧颈七神经移位术的安全性。

而后，沈丽英等[16]进一步探索了健侧颈七神经移位术后的电生理改变特点。为了测定健侧颈七神经移位术后 SEP 的变化，为判断神经移位后的再生提供依据，分别在胸锁关节、胸腋部刺激，测定 21 例健侧颈七神经移位术后 N20 波潜伏期、波幅的变化，分析其与神经再生时间的关系。结果分析表明，在胸锁关节和腋部测定的 SEP 潜伏期与神经再生时间呈线性相关（$P < 0.05$）；而 SEP 波幅与神经再生时间无显著正相关（$P > 0.05$）。该研究结果表明健侧颈七神经移位术后胸锁关节和腋部 SEP 的潜伏期测定，可准确判断移位神经的再生状态，为二期手术的时间选择提供依据。

■ 第七颈神经的组化研究

运用乙酰胆碱酯酶组织化学染色法对颈神经根干部的神经纤维的数量及运动和感

觉纤维的定位进行研究,为临床手术时最大限度地利用运动纤维提供理论依据。采用乙酰胆碱酯酶组织化学染色法可以将神经术中的运动神经轴突染色。选取行健侧颈七神经移位术的患者 23 例进行组化染色,并分析测定。1996 年的结果发现第七颈神经根神经纤维数为 27 213±5 417;后股运动纤维含量多于前股,感觉纤维主要分布在前股,其又以前内侧占优[17]。当年的实验条件比较简陋,加之感觉神经纤维的直径较小,测量出来的人体第七颈神经数量较目前最新研究较少。目前的解剖及组化数据表明,第七颈神经包含神经纤维数为 84 010±10 580,且感觉神经纤维占绝大多数[18]。

虽然前述研究探索了第七颈神经的神经纤维数量,但并未明确第七颈神经至各肌支的纤维数量分布。对此,陆伟等[19] 进行了进一步的探索,选择 6 例新鲜成人尸体臂丛标本,分离颈神经根干、股及其发出到上肢各主要神经的主要纤维束,并分别进行胆碱酯酶染色。结果表明,人类第七颈神经含运动纤维约 8 893 根,这与最新的数据基本吻合。其中前股 3 010 根,后股 5 883 根。第七颈神经前股中,加入肌皮神经的成分约 589 根(占肌皮神经总运动纤维约 20%),正中神经 1 931 根(占其外侧头 70%);第七颈神经后股中,加入腋神经成分 611 根(占其运动纤维的 25%),桡神经 4 036 根(占58%),胸背神经 994 根(占 60%)。这些研究结果表明,第七颈神经前后股均有足够的运动纤维量,采用第七颈神经移位手术修复多根受损神经是可行的。

为了进一步明确第七颈神经各束支的功能定位,借助于大鼠,陆伟等[20] 探索了大鼠臂丛第七颈神经功能定位的显微解剖研究,为临床提供第七颈神经的解剖依据。取雄性 SD 大鼠 60 只,在放大 16 倍手术显微镜下,将臂丛第七颈神经及各束支的神经束完全分离,并观察各神经束的走向。结果表明,在啮齿类动物中,第七颈神经由 8~12 束组成,第七颈神经前后股各由 4~6 束组成。第七颈神经前股外侧发出 1~2 支神经束加入肌皮神经,3~4 支神经束加入正中神经;后股外侧发出 1~2 支神经束加入腋神经;后股后侧发出 1~2 支神经束加入胸背神经,3~4 支神经束加入桡神经。这些结果表明,大鼠第七颈神经干的前股外侧纤维参与构成肌皮神经,其他纤维加入至正中神经;第七颈神经后股外侧纤维参与腋神经、后股后侧至胸背神经,其他纤维参与桡神经。

❖ 参考文献 ❖

[1] Gu YD, Zhang GM, Chen DS, et al. Seventh cervical nerve root transfer from the contralateral healthy side for treatment of brachial plexus rook avulsion[J]. J Hand Surg Br, 1992, 17(5): 518 - 521.

[2] Gu YD, Chen DS, Zhang GM, et al. Long-term functional results of contralateral C7 transfer[J]. J Reconstr Microsurg, 1998, 14(1): 57 - 59.

[3] Terzis JK, Kokkalis ZT. Selective contralateral C7 transfer in posttraumatic brachial plexus injuries: a report of 56 cases[J]. Plastic and Reconstructive Surgery, 2009,123(3): 927 - 938.

[4] 董震,成效敏,徐杰,等. 健侧 C7 神经移位术后早期观察健手感觉运动的动态变化及其临床意义[J]. 中华手外科杂

志,1997(4):52-54.

[5] 徐杰,顾玉东,成效敏,等.比较两种带血供长段尺神经移植术神经再生远期结果的实验研究[J].中华手外科杂志,2001(2):16-18.

[6] 徐建光,顾玉东,胡韶楠,等.颈7神经根选择性束组移位术后感觉影响的比较研究[J].中华手外科杂志,1996(S1):26-28.

[7] Songcharoen P, Wongtrakul S, Mahaisavariya B, et al. Hemi-contralateral C7 transfer to median nerve in the treatment of root avulsion brachial plexus injury[J]. The Journal of Hand Surgery, 2001, 26(6), 1058-1064.

[8] 蔡佩琴,顾玉东,薛锋,等.同侧颈7神经根移位术的临床应用[J].中华手外科杂志,2002(2):11-12.

[9] Mcguiness CN, Kay SP. The prespinal route in contralateral C7 nerve root transfer for brachial plexus avulsion injuries [J]. Journal of Hand Surgery (Edinburgh, Scotland), 2002, 27(2), 159-160.

[10] 徐雷,顾玉东,徐建光,等.经椎体前路移位健侧颈7神经根修复臂丛上中干根性撕脱伤[J].中华手外科杂志,2007,23(6):345-348.

[11] 孙贵新,顾玉东,史其林,等.健侧颈7神经根移位同时修复两条神经的初步临床疗效[J].中华手外科杂志,2004(4):34-35.

[12] 孙贵新,顾玉东,李继峰,等.健侧颈7神经根移位修复多条神经模型的建立及功能恢复动态观察[J].中华手外科杂志,2006(1):50-52.

[13] 劳杰,熊良俭,顾玉东,等.健侧颈7移位治疗臂丛神经根性撕脱伤最佳时间选择的实验研究[J].中华手外科杂志,1995(3):165-167.

[14] 顾玉东,沈丽英,沈尊理,等.臂丛神经根支配功能的电生理研究[J].中华外科杂志,1996(1):41-44.

[15] 沈丽英,顾玉东,姚琴妹,等.颈7神经根切断术后的肌电等电生理改变(Ⅱ)[J].中华手外科杂志,1995(2):81-83.

[16] 沈丽英,顾玉东,陈正永,等.肌电图-神经电图测定健侧颈7神经根移位桥接至受体神经后再生的临床研究[J].中华手外科杂志,1999(3):28-30.

[17] 徐建光,胡韶楠,王欢,等.颈7神经根的组化研究及其临床意义[J].中国临床解剖学杂志,1996(4):243-245.

[18] Gesslbauer B, Hruby LA, Roche AD, et al. Axonal components of nerves innervating the human arm[J]. Annals of Neurology, 2017, 82(3):396-408.

[19] 陆伟,徐建光,肖建德,等.人颈7神经根干股束支运动纤维含量及其临床意义[J].中国临床解剖学杂志,2004(5):518-521.

[20] 陆伟,徐建光,顾玉东.大鼠臂丛C7神经功能定位的显微解剖研究[J].中华手外科杂志,2003(1):48-50.

第**2**阶段

手脑可以互动

（2001—2005 年）

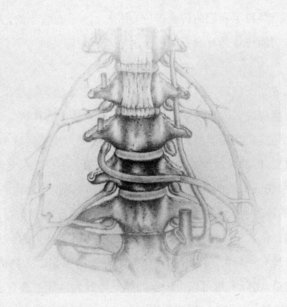

第3章
开始认识大脑可塑性

2000 年国际手外科权威杂志 *Journal of Hand Surgery*（*British and European Volume*）发表了瑞典 Lundborg 教授撰写的一篇题为 *Brain plasticity and hand surgery: an overview* 的综述。这篇综述非常系统地描述了手外科和大脑可塑性的关系，对我的影响非常大。正如我在前文中提到，2000 年《中华手外科杂志》上发表了题为《21 世纪臂丛损伤诊治的研究方向与任务》的述评文章，研究方向聚焦三点：脊髓、神经干和靶肌肉，没有包含对大脑的研究。

这篇综述完全颠覆了我们的传统思维，手和大脑是有联系的，大脑是会变化的，大脑的变化和手的功能好坏是有联系的……这些新思想深刻改变了我对臂丛和神经移位的认识。

为了方便读者朋友理解，我们首先来解释一下什么是大脑皮质可塑性。大脑皮质可塑性通常指大脑皮质可以被改造的能力，下面的综述中有详解。

还有个概念是皮质功能重组。皮质功能重组表现为皮质区域功能出现重新组织及通道连接发生改变，即原来支配某功能的皮质区域的大小、位置、复杂程度发生了改变。例如，正中神经损伤或截肢的患者，其浅皮质会逐渐取代损伤肢体的皮质代表区。

此前，经典的神经科学认为身体各部分皮肤感觉的皮质投射在成年大脑皮质的位置是固定不变的。但这篇综述提出，大脑的可塑性比以前认为的要大得多，皮质功能重组的潜力是一个具有相当大的实用价值和理论意义的因素。大脑的这种"可塑性"，包括广泛的功能重组，实际上也可以由于手的感觉体验和性能的改变、局部麻醉及各种外科手术而发生。这篇文章提出，我们的许多神经移位手术的结果，无论是好结果还是坏结果，很大程度上应该由中枢机制而不是外周机制来解释。另外，早前我们对臂丛损伤的功能恢复主要关注运动功能的恢复，而这篇综述强调了感觉是一种输入中枢皮质神经元的体验信号。在感觉输入的过程中，手的感觉输入占据了躯体感觉大脑皮质信号输入非常重要的一部分。该综述着重强调了手部精细感觉输入在皮质可塑性中的作用。

对于当时的我，这是一种全新的观点，我和师弟孙贵新，一起梳理了手外科和大脑可塑性的关系。而后，孙贵新作为第一作者、顾玉东院士作为通讯作者，写了一篇相关研究的综述发表于《中华手外科杂志》。这篇综述中的很多观点直到现在仍然有指导意义。我们先复习一下这篇综述。在这篇综述中，我们第一次提到在健侧颈七神经移位术后，原本支配健肢的第七颈神经与患肢建立连接，患肢的同侧半球就可以通过这根神经支配患肢。在这一手术的背后，有什么样的可塑性机制呢？

2000 年时与手外科相关的大脑可塑性研究[1]

大脑的可塑性是指在环境变化或受伤时，神经的结构与功能相应变化的能力①。早期的大脑可塑性研究主要集中于休克、卒中、阿尔茨海默病等方面，近年来国内外许多著名的神经研究机构重点研究人脑可塑性对促进四肢损伤后的功能康复。手是大脑的功能延伸，手特有的精细敏感度，使手不仅是劳动器官，而且是一个重要的感觉器官②。因此，手外伤术后，手部感觉功能的恢复非常重要。由于手由臂丛直接支配，国内外学者大都把提高外周神经生长速度、愈合能力，以及肌肉、肌腱、骨骼的康复作为治疗手段，虽然取得了较大的成绩，但离手功能的完全康复相差甚远。因为手的感觉认知能力是手与大脑的功能紧密结合的结果。随着临床资料的积累和先进的脑部检查仪器的出现，证实了手部在人脑相应皮质投射区可随着手功能的改变发生漂移和转换，即手部的大脑皮质投射区具有可塑性。同时，随着大脑皮质投射区的可塑性变化，可引起手部功能的改变。因此，如何通过大脑皮质相应代表区的功能重组来提高手部术后功能的康复，将是一个很有发展前景的研究方向。部分学者已做了大量的研究，现综述如下。

▨ 大脑可塑性的基本概述

· 大脑可塑性的认识 · Mountcastle 首先报道了大脑皮质内垂直结构图，通过动物实验证实了在大脑初级体感皮质的某一特定区域，所有神经元都有重叠的感受野。即刺

---

① 这是 2000 年时的观点，如今对大脑可塑性的认识基本是这样的：脑可塑是指大脑可被环境和经验所修饰，具有在外界环境和经验的作用下塑造大脑结构和功能的能力，分为结构可塑和功能可塑。脑的结构可塑是指大脑内部的突触、神经元之间的连接可以由于学习和经验的影响建立新的连接，从而影响个体的行为，包括突触可塑和神经元可塑。脑的功能可塑可以表现为通过学习和训练，大脑某一代表区的功能可以由邻近的脑区代替，也可以表现为脑损伤患者在经过学习、训练后脑功能在一定程度上的恢复。

② 手的感觉功能在肢体运动中起到重要作用，且手部在感觉皮质的代表区明显大于其他部位。

激身体的某一区域,在大脑皮质相对应的这一特定区域,总能有效地诱发该神经元的活动。在某个皮质区域,可能所有神经元的感受野都在一只手指上;而在另一个皮质区域,神经元的感受野可能靠近手腕或前臂[①]。Mountcastle用"功能柱"来描述垂直向的功能相关神经元簇,这对认识大脑可塑性具有重要意义。Merzenich等利用先进技术直接记录灵长类动物的大脑皮质,提供了大脑皮质重组的神经生理学证据。Buonomano在实践与理论上也证实了大脑皮质的可塑性。

· **大脑可塑性定义** · 通常指大脑皮质"可以改造塑形的能力",是中枢神经突触随环境的变化而变化的能力,如增强或减弱敏感度、提高或减少神经突触的实际数量等。大脑皮质的可塑性随着周围神经传送到中枢神经的信息变化而变化,并通过突触竞争来改变突触的强度和效力,这种突触强度的变化是动态依赖性的。提高触觉刺激强度可引起皮质部突触的长时程增强(LTP);而降低刺激强度则在皮质部的反应减弱,可引起长时程减弱(LTD)。这说明,皮质部的可塑性可随着外周神经的动态变化而变化。

▨ 手部相关脑功能可塑性的研究方法

· **正电子发射体层摄影(PET)** · 人体的基本组成单位是分子,C、N、H、O是构成人体的主要元素。正电子发射体^{18}F与^{1}H相似,可作为^{1}H的示踪物。因为葡萄糖代谢几乎是脑细胞能量的唯一来源,脑内葡萄糖的代谢率能反映脑功能的情况。因此,利用氟代脱氧葡萄糖(FDG)可探测到脑内葡萄糖的分布和代谢情况,可观察到人体运动后肢体在大脑皮质相应功能区发生的局部变化,即葡萄糖代谢率及投射区域的变化。利用^{18}FDG-PET功能显像技术,在外界刺激或肢体运动时,人类所对应的特定脑区的局部脑葡萄糖代谢率(LCMRGlu)出现相应的变化。例如单侧手运动时,对侧大脑中央前回及辅助运动皮质区的局部脑葡萄糖代谢率增加,表明特定的脑功能区支配肢体的运动。手与手指的大量使用可使大脑皮质相应投射区的面积扩大。同时,PET检查还可对部分中枢神经系统的神经受体显像,从而了解人体神经受体的分布、数量(密度)和功能(亲和力)。PET的问世和正电子发射核素示踪剂的出现,第一次实现了人类活体内分子水平的研究。为手部相关脑功能的研究提供了切实有效的检查工具。

· **功能磁共振成像(fMRI)** · 因脑部神经精神活动伴随着能量代谢,人脑功能区活动时,被激活的功能区血流量增加,局部氧合血红蛋白(OXY-Hb)与脱氧血红蛋白(deOXY-Hb)比例发生变化,两者磁化率不同,因而各功能区磁共振信号不同。利用对磁化率敏感的快速高分辨梯度的回波磁共振成像,可以检测并显示这种变化的空间

---

① 这说明皮质神经元的复杂程度远超我们的想象。

分布及其动态过程,识别功能区域,检查刺激与响应之间的联系,研究脑功能的发生机制,在视觉、运动、本体感觉等中枢功能区可获得满意结果。fMRI 显示在肢体运动或刺激时,人脑相关功能区发生变化,为手部相关脑功能研究提供了良好的空间分辨率。

· **放射免疫测定(RIA)** · 利用抗原-抗体的免疫反应,检测中枢神经元间的神经肽的方法。因神经肽是重要的化学信使,可发挥神经激素、神经递质和神经调质的作用。因此,神经肽在大脑功能研究中具有重要作用。

· **免疫组织化学技术** · 1970 年,Stemberger 等成功应用免疫过氧化物酶技术,不仅可区分神经元和腔质细胞,也可确定神经递质的性质、定位和分布,使人们能对神经元的性质和联系从本质上进行分析和研究,并且能追踪神经纤维的投射区及其行走路径。此后发展的辣根过氧化物酶技术(HRP),使神经通道示踪技术得到进一步提高,不足之处是此方法只能定位,不能定性,需结合损毁技术来研究神经系统的结构和功能。

· **脑薄片技术** · 该技术适用于在细胞水平研究哺乳动物中枢神经系统的电生理和物质代谢。其最大的优点是保留了人体结构和许多突触联系,因此,有可能从解剖学和发育学角度上鉴定是否有新的突触形成。可对具有完整突触联系的神经元间的突触传递进行研究,对在动物实验上研究人脑的可塑性具有重要的意义。

▨ 大脑皮质可塑性的动物试验

灵长类动物的试验已证实大脑皮质相应代表区功能重组的变化,是以应用依赖型的方式发生的。过多地应用某个手指,以及手部不断感受新的刺激,会在相应的皮质躯体感觉区引起功能重组。

· **外周感觉增强的试验** · 在设定的试验条件下,使猴子的手指远节局部皮肤接受刺激。猴子经过几周训练后,测试其大脑皮质的躯体感觉图的数据显示,在大脑皮质手指相应的代表区扩大,被刺激皮肤的代表区发生空间的转换和漂移。由此可知,随着手的技巧和能力的提高,皮质部相应代表区也会扩大。这一点在人类亦是如此,如小提琴家的大脑皮质躯体感觉区由于反复训练,其手指在大脑的相应代表区比对照组大。

· **周围神经损伤的试验** · 周围神经切断后,在大脑皮质中与这根神经相对应的代表区,将立即受到持久的神经阻滞。例如,将猴子的正中神经切断,会立即使猴子的示指、中指和环指桡侧半所对应的大脑皮质区处于静默期。但随着时间的延长,邻侧尺神经的代表区域开始扩张,并占据以前由正中神经支配的区域。在 1 周时间内,正中神经的对应区域被邻近扩张的区域完全占据①。最初,这种新生的皮质接收区域定位不精确,

---

① 可以看出,短短 1 周的时间,就可以发现功能代表区出现显著的变化。这说明,在神经再生还未发生时,皮质的可塑性就已经发生了。后续随着神经末端的变化,其皮质可塑性必然也会发生巨大的变化。

并且相互重叠。可是随着时间推移，尺神经在皮质的代表区域变得越来越精细。在2～3周时间内，经局部解剖发现新输入信息的接收区变得更精细，与周围邻近大脑皮质的代表区边缘更明显。

▧ 手术过程的证实

手功能与其相关大脑皮质的可塑性相互影响，手部在大脑皮质功能区具有可塑性。当外周感觉神经被阻滞，如截肢、指神经损伤、正中神经或桡神经损伤时，在阻滞后几秒内，就可监测到皮质相应代表区的变化。这一发现证实了，成人大脑皮质躯体感觉区具有往短时间内快速转化的功能[①]。

·**并指分离术**·通过手术方法使猴子的两个手指融合，术前单个手指在皮质的代表接收区界限很明确，但在术后界限逐渐消失，两个手指的皮质代表区趋于融合。随着将融合指行分离手术，大脑皮质的这一变化可以逆转。在人体试验中得到类似结果，对于先天性并指患者，术前做脑磁图描记（MEG）显示，并指在大脑皮质的代表区是融合的，没有分开；行并指分离术后同法检测，显示相应的皮质代表区已经分离。

·**截肢**·患者在失去一个或部分肢体时，会在截肢后出现奇特的"幻肢觉"。临床数据和脑成像技术的结果已证实，截肢后大脑皮质的功能重组迅速发生。触摸身体其他部位，可引起幻肢觉或幻肢痛。这是由于邻近的大脑皮质快速发生功能重组，并扩大、覆盖到被截肢体的代表区所致。对人类来说，截肢后很短时间内，在皮质就会发生这种快速的组织再生。

·**岛状皮瓣转移术**·修复拇指指腹缺损的一个常用方法是，应用环指尺侧带神经血管蒂的岛状皮瓣转移术。术后3个月，大脑皮质中对应于岛状皮瓣的代表区，从环指皮质中的代表区位置消失，而出现在拇指相应的代表区。这种发现能够解释，为什么在临床观察中，行皮瓣转移术后一段时间，当触觉刺激转移的岛状皮瓣时，感觉到是在触摸拇指而不是环指。通过灵长类动物试验发现，这一变化过程发生在大脑皮质3b区，即拇指在皮质的投射区发生功能重组。

·**臂丛损伤术**·复旦大学附属华山医院手外科对臂丛根性撕脱伤患者行健侧颈七神经移位术，术后半年内，受伤侧手部的运动要靠健侧手部运动来带动，触摸患侧手皮肤表面，患者自我感觉为触摸健侧手。鼓励患者通过大脑想象患侧手能自主运动，经过一段时间的积极锻炼，患者能够自主控制患侧手的运动。触摸患侧手，患者能感到确实是触摸患侧手，而不是健侧手。通过 PET 及 fMRI 检查，已初步证实了大脑内手部相关

———————————
① 我们相信，神经移位术切断神经时，相应的皮质可塑性已然发生。

一侧大脑半球管双手——左右颈七交叉移位治偏瘫

功能区具有可塑性。

段落解读

　　这部分是文章的重点。首先,我们在临床实践中发现,患者一侧全臂丛损伤后,患侧肢体完全无法将运动信息传递到上肢肌肉;健侧颈七神经移位术后 6 个月,第七颈神经纤维再生至患侧肌肉,但此时,健侧第七颈神经的代表区与健侧皮质相重合,无法单独支配患侧肢体,因此出现患侧手部的运动要靠健侧手部运动来带动。随着鼓励患者通过大脑想象患侧手能自主运动,患者能够自主控制患侧手的运动,这说明随着皮质可塑性增强,出现了单独支配患侧肢体的代表区。这些结果表明,"好手"带动"坏手"的运动,可能是中枢神经的驱动,而不是外周神经。从这时开始,我们把患者健侧颈七神经移位术后的临床康复和大脑可塑性联系了起来。

▓ 临床应用

　　·**治疗截肢后的幻肢痛**·截肢者可有各种各样的幻肢觉,有时伴有幻肢痛。有人认为,幻肢痛的程度与大脑皮质组织再生的程度有关。Birbaumer 报道对上臂截肢的患者,采用无创伤脑成像技术,反映皮质组织再生程度与幻肢痛的程度有密切联系。可以推论出,幻肢痛是该肢体原来的躯体感觉区的可塑性发生变化的结果。因此,阻止这种变化,可能是治疗幻肢痛的一种潜在性的治疗方式。例如,通过药理作用阻止神经的谷氨酸受体,能阻止或干扰神经损伤后的人脑皮质功能再生。应用氯胺酮(一种 NMDA 受体同类物)治疗幻肢痛,已在临床上成功应用。

　　·**促进手功能的恢复**·关于大脑皮质可塑性的研究揭示,大脑皮质区的可塑性变化,在很大程度上是训练的结果,即获得的功能强弱与训练呈正相关。手功能的康复训练应在积极环境下进行,被动或不积极的训练,对于促进皮质功能区的功能变化价值不大。训练得越好,功能恢复得越好。皮质代表区得到的反馈越多,则有用的功能重组发生越快。实践证实,患者进行正确的训练,会在皮质代表区发生快速变化,收到良好效果。这对于手部术后功能的恢复具有积极意义。

　　·**促进周围神经系统损伤后的康复**·周围神经系统损伤后的康复过程与中枢神经系统损伤后康复过程有许多相似性。例如对于休克,在这两种损伤后,功能康复在很大程度上依赖于大脑的可塑性及大脑皮质功能重组情况。在动物实验中,已观察到安非地明、去甲肾上腺素和其他 α-肾上腺素受体激动药,当结合体疗时可提高大脑皮质损伤后的功能恢复,然而α-肾上腺素受体拮抗药则有负效应。神经损伤后功能康复训练结合药物治疗,可增快和提高必需的皮质功能重组,将来可能是一种提高疗效的治疗方法,尤其是对于臂丛损伤的治疗。

·**周围神经痛**·当肿瘤压迫或侵犯神经根、干、束时,通常做脊神经后根切断术或脊髓背丘束切断术、丘脑破坏术,这些手术方法虽有止痛作用,但可致一侧肢体瘫痪。假如从中枢神经抑制疼痛,将是一种好的治疗手段。其他如灼性神经痛,疼痛发作时,尚有其他交感神经兴奋现象,如出汗多、瞳孔扩大等,考虑与大脑皮质的可塑性有关,可望通过药物进行治疗。另外过度频繁地应用手指也有一些潜在的负面影响。反复地做某一动作,可导致肌张力障碍。由此可知,过度应用手指可在大脑皮质引起明显的功能重组。这些研究表明,大脑的可塑性对指导如何正确进行功能锻炼和预防过度锻炼,以及促进手功能的恢复有积极意义。

通过先进的脑成像技术如 PET、SPET、fMRI 和 MEG 等,发现手的各部分在大脑皮质有相应固定的投射区。在大脑顶叶的中央后脑回区内,身体每一部分可在大脑皮质投影,并代表着身体某一部分,即体表运动感觉区。功能多的部位如拇指,在投射区中所占的比例较高。对手功能受损伤患者的治疗,可通过增强有利于提高手功能的大脑功能重塑和抑制引起手功能下降的大脑功能重塑来完成。使大脑皮质的可塑性往促进手功能恢复的方向发展,从而提高手外伤术后功能的康复。

通俗来说,就是成年后的皮质神经元突触连接不是固定不变的,而会随着外周神经输入刺激而改变。一般在截肢或周围神经损伤后,均会导致感觉皮质内可塑性变化。这种活动依赖性的皮质可塑性也发生在躯体运动皮质内。在达尔文的进化论中,有一个基本原则就是"用进废退",这一原则也适用于皮质可塑性领域。已经有很多实验阐述使用依赖性的皮质代表区域重塑。广泛积极使用及增加新的感觉输入可能导致躯体感觉皮质的这种功能重塑,与长期学习过程相关的突触可塑性通常可以解释这些现象。

◆ **参考文献** ◆

[1] 孙贵新,徐文东,顾玉东.手部相关脑功能可塑性的研究进展[J].实用手外科杂志,2002(3):159-161.

第4章
臂丛损伤后大脑发生的
可塑性变化

既然手脑之间相互关联,而双手又是由臂丛控制的,那么臂丛的改变是不是也会引起大脑的可塑性变化呢? 带着这个问题,我们首先从最简单的问题入手,研究臂丛的损伤是不是会引起大脑皮质的变化。我们开始了"手"与"脑"关系的研究。

臂丛损伤后大脑两半球间运动区的
功能连接发生改变

我们对臂丛损伤的患者进行了大脑正电子发射体层摄影(positron emission tomography,PET),发现臂丛损伤后患肢的运动中枢发生了变化,主要表现为葡萄糖代谢的降低,涉及的脑区包括感觉皮质(顶叶)、运动皮质(中央前回)、运动辅助区(BA6)、基底节区(尾状核头和壳核)。这些变化代表了患肢大脑功能区的失用和沉寂。

随后,我们进一步扩大了随访患者的群体,对左利手患者和右利手患者都进行了随访,这次使用了更为精准的静息态功能磁共振成像(resting state fMRI)。我们发现,在运动中枢的扣带前回出现了低频振幅的增高;而在舌回和梭状回则存在低频振幅的降低。进一步研究发现,这些脑区改变还可能和健侧手的调控有关。这些结果表明,臂丛损伤后,瘫痪肢体的运动中枢出现了广泛的重塑。

明确了在臂丛损伤后脑内发生了重塑,那么这种重塑是不是只代表了一个孤立现象? 仅是某几个脑区发生了变化? 还是说,臂丛损伤后能够引起整个大脑连接网络的重塑? 为了更深入地探讨这些问题,我们采用静息态 fMRI,研究臂丛损伤患者运动功能区之间的功能连接变化。

Neuroscience 243 (2013) 33–39

CHANGES OF INTER-HEMISPHERIC FUNCTIONAL CONNECTIVITY BETWEEN MOTOR CORTICES AFTER BRACHIAL PLEXUSES INJURY: A RESTING-STATE FMRI STUDY

B. LIU, [a†] T. LI, [b†] W.-J. TANG, [a] J.-H. ZHANG, [a] H.-P. SUN, [a] W.-D. XU, [b,c*] H.-Q. LIU [a,d*] AND X.-Y. FENG [a]

[a] *Department of Radiology, Huashan Hospital, Fudan University, 12 Wulumuqi Middle Road, Shanghai 200040, China*

[b] *Department of Hand Surgery, Huashan Hospital, Fudan University, 12 Wulumuqi Middle Road, Shanghai 200040, China*

[c] *Department of Hand and Upper-Extremity Surgery, Jing'an District Central Hospital, Shanghai 200040, China*

[d] *Department of Radiology, Huashan Hospital Baoshan Branch, Fudan University, 1999 Changjiang West Road, Shanghai 200431, China*

Abstract—*Object:* The aim of this study is to explore the changes of inter-hemispheric functional connectivity in patients with unilateral brachial plexus injury.
Methods: Nine patients with five roots of unilateral brachial plexus avulsion injury and 11 healthy controls were recruited in this study. Resting-state functional connectivity magnetic resonance image was used to study the differences of inter-hemispheric functional connectivity between patients and healthy controls. Four areas were defined as regions of interest (ROI): the two primary motor areas (M1 areas) and two supplementary motor areas (SMAs) in the two hemispheres activated when the healthy controls performed unilateral hand grasping movement of the two hands, respectively. Functional connectivity maps were generated by correlating the regional time course of each ROI with that of every voxel in the whole brain. Then, functional connectivity was calculated by correlating the functional magnetic resonance image signal time courses of every two ROIs.
Results: Resting-state inter-hemispheric functional connectivity of the primary motor areas was reduced following brachial plexus avulsion injury. The correlation coefficients of

the SMAs showed no difference between the brachial plexus patients and healthy volunteers.
Conclusions: Our results indicate that brachial plexus injury decreases resting-state inter-hemispheric functional connectivity of the two primary motor areas. These results provide new insight into functional reorganization of the cerebral cortex after brachial plexus injury. © 2013 IBRO. Published by Elsevier Ltd. All rights reserved.

Key words: brachial plexus avulsion injury, functional connectivity, motor network, resting state.

INTRODUCTION

Brachial plexus avulsion injury is a severe peripheral nerve injury which typically results in losses of motor and sensory function of the affected upper limb, thus significantly reduces quality of life. Peripheral nerve injury causes cerebral functional reorganization. In the motor cortex, cortical reorganization following amputation was observed by using transcranial magnetic resonance (TMS) (Cohen et al., 1991; Chen et al., 2002), while some functional magnetic resonance image (fMRI) studies found that the motor areas originally controlling movement of the hand may be well preserved following limb amputation (Ersland et al., 1996; Lundborg, 2000). Cortical representation areas reorganization for hand movement after brachial plexus injury and nerve transfer were reported by many researchers using task-related fMRI or TMS (Reddy et al., 2002; Lou et al., 2006). Some researchers have observed the loss of inter-hemispheric cortical inhibition

臂丛损伤后大脑两半球间运动区的功能连接是如何变化的[1]

 导读

    1995 年,美国威斯康星医学院(Medical College of Wisconsin)的 Biswal 教授发现静息状态下运动功能代表区低频信号存在低频振荡的特点,而且双手运动功能代表区之间的低频振荡存在相关性。随后有很多研究证实静息状态下人脑运动皮质各个脑区之间的这种低频振荡的相关性,相关研究将这种相关性称为静息态功能连接,而运动功能网络就是这些存在功能连接的运动功能区。静息态下运动功能网络包括双侧初级运动区(M1 区)、双侧辅助运动区(SMA 区)、双侧运动前区、背侧扣带区及初级感觉皮质等。

    研究表明,在许多病理情况下,跨两半球运动功能脑区之间出现功能连接性减弱或消失现象。如在卒中患者中,静息态运动功能脑区的功能连接性出现降低或消失,而这种功能连接性改变与患者的功能康复存在密切联系。在前期的一项动物实验中,我们发现外周神经损伤同样会引起跨大脑半球功能连接减弱的现象。

基于以上研究,我们提出两个问题:臂丛撕脱伤患者是否会出现初级运动区之间的半球间功能连接的减少？辅助运动区与其他运动区之间的半球间功能连接是否变化？

带着这些问题,我们利用静息态 fMRI 检测了 9 例一侧臂丛撕脱伤患者大脑半球间功能连接的变化,以了解臂丛撕脱伤患者各脑区间功能连接是否发生了相应的改变。

我们选择了 9 名单侧臂丛撕脱伤患者及 11 位健康志愿者进行静息态 fMRI 的研究,这 9 名患者均为臂丛完全撕脱伤。在行静息态 fMRI 检查前,我们对患者进行体格检查及肌电图检查。体格检查结果显示:患者患侧手臂、肘部、腕部及所有手部肌肉肌力均为 0 级,感觉评估显示上肢感觉丧失[1]。肌电图结果显示:患肢所有肌肉均无动作电位。9 名患者在接受臂丛修复术前进行静息态 fMRI 检查。术中我们再次明确每名患者均为臂丛根性撕脱[2]。患者从受伤到接受静息态 fMRI 检查的时间间隔为 1～6 个月不等。

首先我们将所有受试者接受静息态扫描,正常对照的健康人在静息态扫描后再行运动任务下扫描[3]。最后,所有受试者接受结构像扫描。静息态扫描时,受试者按照指导,扫描过程中保持闭眼、休息状态,并要求不要刻意思考任何事情,同时保持清醒状态。整个扫描过程持续 6 分 12 秒[4]。

我们的扫描设备采用的是美国通用电气公司生产的 Signa VH/I 3.0 T 成像系统。静息态平面回波成像(EPI)序列参数为:重复时间(TR)3 000 毫秒,恢复时间(TE)35 毫秒,翻转角(FLA)90°,视野(FOV)240 mm×240 mm,采集矩阵 64×64,厚度 5 mm,间隔 0 mm。任务态 EPI 序列参数为:TR 3 000 毫秒,TE 35 毫秒,FLA 90°,FOV 240 mm×240 mm,采集矩阵 64×64,体素分辨率 3 mm×3 mm×5 mm[5]。结构图像的序列为快速扰相位梯度回波翻转恢复脉冲序列:TR 1 000 毫秒,TE 5 毫秒,FLA 20°,间隔 0 mm,FOV 240 mm×240 mm,采集矩阵 256×256。

静息态数据使用 REST 及 DPARSFA 完成图像分析,任务态数据使用统计参数图 SPM 8 软件完成功能图像分析。任务态和静息态数据均首先去除最初始的 4 个 TR 数据来消除磁场不均匀效应,使信号达到稳定状态,剩余图像接受头动校正、时间维度预

---

[1] 患者患侧上臂内侧的感觉是来源于第二胸神经。

[2] 术中我们通过暴露整个臂丛并确认椎间孔内无第五颈神经根至第一胸神经根来确认根部撕脱。

[3] 运动任务为单侧手抓握运动,运动和静息交替完成,运动和静息时间均为 30 秒。

[4] 在扫描之前,我们要对受试者进行短期运动训练,告知运动方式、节奏、周期,强调检查过程中保持头部制动等注意事项,并用海绵垫固定头部,同时进行心理疏导,以保证配合度。

[5] 静息态和任务态前 12 秒拍摄的图像均被丢弃,以确保信号达到稳定状态。

处理、空间标准化和图像平滑处理[①]。任务态数据的预处理，对兴奋体素采用广义线性模型进行独立样本 t 检验。全脑体素水平以 $P < 0.005$ 为阈值，区块水平以 $P < 0.05$ 为阈值，体积大于 27 体素的团块被认为是有统计学意义的激活区块[②]。

随后我们进行数据的预处理[③]。随后定义感兴趣区做功能连接。提取的感兴趣区为双侧 M1 区、双侧 SMA 区[④]。定义感兴趣区之后，提取每个感兴趣区的时间序列，并与全脑每个体素的时间序列做 Pearson 相关分析，得到相关系数，并对相关系数进行 Z 变换，使其服从正态分布。最后将每组内所有患者的 Z 变换图像应用 SPM 8 软件进行分析，得到独立样本 t 检验图像。

我们组间比较的方法是计算每两个 ROI 之间的 Pearson 相关系数，并使用双样本 t 检验将患者的 Z 变换相关系数与正常对照组的相关系数进行比较。

段落解读

与任务态功能连接相比，静息态功能连接具有以下优势：不需要给受试者刺激，也不需要受试者完成某种特定的任务；检测出与感兴趣区存在相关性的功能脑区比任务态功能连接检测的脑区更全面；静息态功能连接检测出存在相关性的功能脑区比任务态功能连接检测出的脑区更精确。基于以上这些优势，我们在本研究中采用静息态功能连接检测臂丛撕脱伤患者大脑半球间功能连接的变化。

结果显示，对于运动任务，健康志愿者的单侧抓握动作主要激活对侧 M1 区和双侧 SMA 区，对侧运动前区也可见少许激活。

健康志愿者功能连接图显示，与种子点 M1 区、SMA 区存在相关性的脑区主要包括双侧的中央沟两侧皮质、双侧 SMA 区及双侧运动前区。双侧大脑半球与种子点存在相关性的脑区基本呈对称分布。患者功能连接图显示以 M1 区为种子点时，对侧大脑半球与该种子点存在相关性的脑区分布散在、稀疏，双侧脑区不对称分布。当以 SMA 区为种子点时，双侧大脑半球存在相关的脑区基本呈对称分布。

同时我们观察到患者两个 M1 区的半球间功能连接性降低。我们计算了两个运动区域（ROI 功能连接）之间的相关系数。双样本 t 检验结果显示，与健康组相比，患者的两个运动区域相关系数显著降低（$P < 0.005$）。

---

① 图像平滑的最大半宽为 6 mm×6 mm×6 mm。

② 在得到任务态激活脑区后，我们将激活脑区提取出来作为种子点，以便对静息态数据进行功能连接分析。

③ 包括头部轻微运动的校正、图像归一化处理、数据平滑、去线性漂移等。

④ 提取的感兴趣区大小为：左侧 M1 区 104 体素，右侧 M1 区 98 体素，左侧 SMA 区 102 体素，右侧 SMA 区 103 体素。

我们取 M1 区和 SMA 区作为种子点,ROI 分析结果显示臂丛损伤患者双侧运动功能区间的功能连接明显减弱;结果显示,臂丛损伤患者 M1 区和 SMA 区的功能连接受到了明显的损害。这一功能连接的变化和患肢瘫痪后双手协作能力下降及运动计划能力受损有关。

全文解读

既往研究表明,静息态功能连接的神经电生理基础是神经元自发放电活动,不同脑区之间的静息态功能连接状态反映了脑区之间这种自发放电活动的一致性程度,同时,功能连接强度反映了各脑区之间信息收集及传递的效率。我们的研究结果显示,双侧大脑半球 M1 区之间静息态功能连接状态随着外周神经损伤的情况而改变。我们推测这种跨大脑半球功能连接状态的改变反映了两侧大脑半球之间自发放电活动一致性程度的改变,同时也反映了两侧大脑半球之间信息收集及传递效率的动态变化过程。

那么既然网络结构发生了变化,是不是也意味着脑网络的功能也发生了深刻变化呢? 后续,在脑网络层面,我们采用独立成分分析(independent component analysis, ICA)的方法对运动网络及执行、控制相关的高级网络的功能状态进行分析,发现运动网络的整体功能明显下降,并且进一步影响到运动网络与控制执行网络、额顶叶网络间的信息交换。这是第一次发现大范围的周围神经损伤(如臂丛损伤)可以逆行,导致大脑中运动计划和协调能力相关的高级运动中枢也受到损害。

■ 总结

综上所述,臂丛损伤使双侧 M1 区之间的功能连接减弱。那么在手术和康复后,双侧大脑半球区之间功能连接是否会增强甚至恢复至正常水平呢? 带着这个问题,在后续的研究中,我们将探究臂丛损伤患者在手术和康复后脑功能重塑的变化情况。

手术设计时选择脑内功能区相邻的供区和受区神经有利于术后脑可塑

对脑可塑的研究提示：供区神经如果和受区神经在脑内的功能区接近，功能重组就快，相对应的功能恢复也越好。在这个思路的指导下，我们设计了一系列临床试验，提高了临床疗效。

RESEARCH—HUMAN—CLINICAL STUDIES

Partial Ipsilateral C7 Transfer to the Upper Trunk for C5-C6 Avulsion of the Brachial Plexus

Hua-Wei Yin, MD*‡
Su Jiang, MD*
Wen-Dong Xu, PhD*‡§
Lei Xu, PhD*
Jian-Guang Xu, PhD*
Yu-Dong Gu, MD*

*Department of Hand Surgery of Huashan Hospital, Shanghai Medical College of Fudan University, Shanghai, People's Republic of China; ‡Department of Hand and Upper Extremity Surgery of Jingan District Center Hospital, Shanghai, People's Republic of China; §State Key Laboratory of Medical Neurobiology, Fudan University, Shanghai, People's Republic of China

Correspondence:
Wen-Dong Xu, PhD, and
Jian-Guang Xu, PhD,
Department of Hand Surgery of
Hua-Shan Hospital,
Shanghai Medical College of Fudan
University,
12 Wulumuqi M. Road,
Shanghai 200040, China.
E-mail: wendongxu88@yahoo.com.cn
and xujianguang@hotmail.com

BACKGROUND: Ipsilateral whole C7 root transfer has been reported in treating C5-C6 avulsion. To minimize donor deficits, partial ipsilateral C7 (PIC7) transfer was developed.
OBJECTIVE: To investigate the long-term results of PIC7 transfer to the upper trunk in treating C5-C6 avulsion of the brachial plexus.
METHODS: We prospectively studied 8 young adults with C5-C6 avulsion. Five patients (group A) who also had spinal accessory nerve (SAN) injury underwent PIC7 transfer to the upper trunk. The other 3 patients (group B) without SAN injury underwent a combination of PIC7 to the upper trunk and the SAN to the suprascapular nerve (SSN). Postsurgical evaluations including donor deficits, functional recovery, and co-contraction of the muscles were performed 1 week later and then at intervals of 3 months.
RESULTS: After a mean period of 39.2 months, all subjects were found to have gained elbow flexion of 110 to 150° with muscle strength of M4-5. The patients in group B achieved external rotation of 60 to 70° at M3-4, and 2 achieved shoulder abductions approaching 180° at M4. The patients in group A showed no active external rotation and shoulder abduction of 25 to 50° at M2-3. The temporary deficits caused by PIC7 transfer disappeared in all subjects within the first 3 months. Co-contraction of the latissimus dorsi against the deltoid was recorded in group A but not in group B.
CONCLUSION: PIC7 transfer, when combined with SAN transfer to SSN as a novel approach, is a safe, easy, and efficacious surgical procedure for patients with simple C5-C6 avulsion.

KEY WORDS: Brachial plexus, Nerve transfer, Partial ipsilateral C7 transfer

Neurosurgery 70:1176–1182, 2012   DOI: 10.1227/NEU.0b013e3182400a91   www.neurosurgery-online.com

利用部分同侧颈七神经移位术修复第五和第六颈神经根撕脱伤的临床研究[2]

第五和第六颈神经根属于臂丛上干，其损伤导致的运动功能障碍表现为肩外展、肩外旋和屈肘功能消失，感觉功能障碍表现为上臂及前臂外侧皮肤刺痛觉异常。对上干臂丛损伤进行神经移位以重建运动功能时，广泛采用的供体神经有副神经、膈神经、肋间神经、尺神经部分束支及肱三头肌肌支等，健侧颈七神经移位术作为我们团队的原创神经移位手术，也可用于治疗臂丛上干撕脱伤。

2003 年顾玉东院士在 *Microsurgery* 首次报道了同侧颈七神经移位术，该手术将第七颈神经的前、后股分别移位至上干的前、后股，以恢复肩外展、外旋、屈肘功能。然而，臂丛第五和第六颈神经根完全损伤，特别是可能会伴有第八颈神经根和第一胸神经根部分损伤时，切取完整的同侧第七颈神经有导致患侧手功能进一步下降的风险。基于这种考虑，我们设计了部分同侧颈七神经移位术，以探索一种相对来说更加安全的术式。

同时，随着临床和实验研究的积累，一项神经重建的规律逐渐清晰：神经移位需要注意供体神经和受体神经是否存在动作协同，这反映了两者投射在皮质代表区的毗邻关系，与移位后脑重塑的难易程度密切相关，影响功能恢复的程度。对于臂丛内移位，同侧第七颈神经与第五和第六颈神经的皮质代表区相邻，在神经移位术后相邻皮质之间可能更容易发生功能重组，同时也更有利于肢体功能恢复。但如果供体神经和受体神经支配的肌肉相互拮抗，则易出现拮抗肌与主动肌的同步兴奋，从而影响运动功能恢复。

为了解决上述问题，我们开展了临床研究以评估部分同侧颈七神经移位术治疗臂丛第五和第六颈神经根撕脱伤的安全性和有效性。这项研究纳入了8名患者，观察了患者术后的感觉、运动功能恢复，以及是否存在同步兴奋的情况。

▦ 患者信息

2006—2007年，研究招募了8例臂丛第五和第六颈神经根撕脱伤患者（男性6例，女性2例），年龄为15～40岁（平均28.1 ± 7.4岁），受伤至手术的平均间隔为4.6个月。术前诊断或经术中证实第七和第八颈神经根或第一胸神经根有损伤的患者被排除。

根据是否伴有副神经损伤，将患者分为2组：A组存在副神经损伤，B组无副神经损伤[1]。所有患者的肩外展、肩外旋和屈肘功能消失，但手部功能正常[2]。术前对8例患者进行肌电图检测和磁共振检查，确定了第五和第六颈神经节前损伤，第七颈神经未受影响。术前对反映第七颈神经功能的背阔肌和肱三头肌进行评估[3]，发现这些肌肉的肌力与健侧相当，并且没有失神经的肌电迹象，如正尖波或纤颤波[4]。

▦ 手术方法

通过锁骨上切口探查臂丛根。借助术中电生理监测，确定神经根的连续性：刺激

---

[1] 之所以根据有无副神经损伤进行分类，是因为副神经可以作为供体神经移位修复肩胛上神经。对副神经已经损伤的患者，无法实施上述移位手术，采用了部分同侧第七颈神经作为供体神经。

[2] 单纯臂丛第五和第六颈神经根撕脱伤的临床表现。由于臂丛中下干完整，手的感觉、运动功能正常。

[3] 这些肌肉主要由第七颈神经支配，肌力良好说明第七颈神经功能可，具备作为供体神经的能力。

[4] 正尖波或纤颤波是神经损伤在肌电图检测中的特异性表现。

第五和第六颈神经根,在皮质没有记录到 SEP,则提示第五和第六颈神经根撕脱性损伤[1]。第七颈神经的 SEP,以及背阔肌和肱三头肌的 CMAP 表现出正常的波幅和潜伏期,提示第七颈神经未受损伤。

A、B 两组按如下方法进行手术移位,神经均可直接吻合,无需神经移植(图 4-1)。

·**A组手术移位**·第七颈神经前股的前外侧 1/2 神经束[2],移位至上干前股用于重建屈肘功能[3];第七颈神经后股的内侧 2/3 神经束[4],移位至肩胛上神经和上干后股用于重建肩外展功能[5]。

·**B组手术移位**·第七颈神经前股的前外侧 1/2 神经束,移位至上干前股用于重建屈肘功能;第七颈神经后股的内侧 2/3 神经束,移位至上干后股用于重建肩外展功能。B组患者副神经没有受损,因此进行了副神经移位修复肩胛上神经。

·**术后处理、康复与随访**·术后用头臂支架固定患肢 4 周,然后进行被动锻炼,包括肩外展、肩外旋和屈肘训练。

术后 1 周开始评估,之后每隔 3 个月定期随访,平均随访时间为 39.2 个月($SD \pm$ 4.7 个月)。感觉功能以两点分辨觉测量器进行检测,运动功能以 BMRC 肌力法评估,

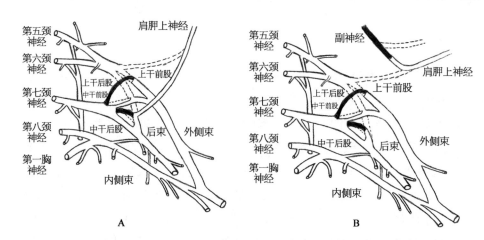

图 4-1·手术方案示意图。A. 副神经受伤的 A 组患者,第七颈神经前股的前外侧 1/2 神经束移位至上干前股;第七颈神经后股的内侧 2/3 神经束移位至肩胛上神经和上干后股;B. 副神经未受伤的 B 组患者,副神经移位修复肩胛上神经;第七颈神经前股的前外侧 1/2 神经束移位至上干前股;第七颈神经后股的内侧 2/3 神经束移位至上干后股。

---

[1] 进行臂丛手术探查时,SEP 是确定神经根状态的利器。SEP 检测通过在神经根给予电刺激,在上肢代表区体表投影处的头皮扎入检测电极记录电位。

[2] 该部分主要支配胸大肌。

[3] 上干前股主要到肌皮神经,因而可以实现屈肘。

[4] 该部分主要支配背阔肌。

[5] 上干后股主要到腋神经,因而可以实现肩外展。

并测量肩肘关节主动活动度。肩外旋以矢状面为 0°中立位,外旋后前臂形成的夹角为肩外旋的活动度。同步兴奋检测是在相互拮抗的两组肌肉分别置入同心圆电极,嘱患者进行肩外展或屈肘,观察肌电图并进行评估。

▨ 供体神经切取后的安全性

供体神经(第七颈神经)切取后运动功能的变化:术后 1 周内,第七颈神经支配肌(包括胸大肌、背阔肌和肱三头肌)的肌力下降不超过 1 级,相当于从术前的 M5 下降到 M4。没有患者在术后出现握力和捏力下降。在术后 3 个月第一次随访时,所有患者第七颈神经支配肌肉的肌力均恢复到术前水平。

供体神经(第七颈神经)切取后感觉功能的变化:术后 1 周内,拇指、示指和中指的感觉功能有所下降,但所有患者均未出现感觉功能消失,保护性感觉功能得以保留。术后 3 个月内,感觉下降的区域消失,或仅局限于拇指和示指的远端;术后 6 个月内,所有患者均恢复到术前水平。此外,手的两点分辨觉与对侧类似。

段落解读

这部分关注了同侧颈七神经移位术的安全性。对于臂丛第五和第六颈神经根完全损伤,切取部分同侧第七颈神经,运动、感觉功能出现了暂时性的下降,但肌力下降不超过 1 级,感觉功能下降未导致保护性感觉消失。术后 6 个月,运动、感觉功能均恢复到术前水平,证明了部分同侧颈七神经移位术是一种不会引起供区神经功能障碍的安全术式。

▨ 运动功能的恢复效果

· **屈肘功能恢复情况** · 肌电图检查提示,术后 6 个月内可以检测到肱二头肌出现神经支配[1],并且在术后 9～12 个月时患者开始出现主动屈肘动作。到最后一次随访时(平均 39.2 个月,$SD \pm 4.7$ 个月),所有患者均获得了 110°～150°的良好肘关节屈曲功能,肌力 M4。

· **肩关节功能恢复情况** · 在术后 6 个月内,肌电图检查可以发现冈上肌和三角肌的神经支配[2],并且体格检查表明在术后 6 个月或 9 个月内,患者有主动的肩关节外展

---

[1] 第七颈神经前股的前外侧 1/2 神经束移位至上干前股,神经生长到达屈肘肌群。

[2] A 组的第七颈神经后股的内侧 2/3 神经束移位至肩胛上神经和上干后股,或 B 组的副神经移位修复肩胛上神经、第七颈神经后股的内侧 2/3 神经束移位至上干后股,神经生长到达肩外展肌群。

动作。

最后一次随访时，B组3名患者中有2名患者的肩关节外展恢复很好，主动活动度接近180°，肌力为M4，第3名患者功能恢复一般。A组中的5名患者，肩外展主动活动度为25°~50°（肌力为M2~M3）。

B组中，3名接受了联合副神经移位术的患者，肩外旋主动活动度为60°~70°（肌力M3~M4）。而A组中的5名患者，肩外旋没有明显改善。

综上，接受部分同侧颈七神经移位上干联合副神经移位修复肩胛上神经的3名患者中，2名恢复了出色的肩部和肘部的运动功能。

▉ 拮抗肌同步兴奋的观察与分析

本研究将同心圆电极同时置入拮抗肌和主动肌，检测肌电信号的募集活动反应，观察两者是否存在同步收缩。结果显示，在所有8名患者进行屈肘时，肱三头肌的募集活动反应均显示为很少的动作电位。此外，肱三头肌的动作电位数量，在屈肘时要比反向运动的伸肘时少得多。

类似地，在肩关节功能恢复良好的B组（患者6和患者7），患者进行肩关节外展时，背阔肌的募集活动反应中几乎没有动作电位；而在肩关节功能恢复较差的A组患者尝试进行肩关节外展时，背阔肌的募集活动反应表现出大量的动作电位。

段落解读

　　这部分利用同心圆电极同时置入拮抗肌和主动肌，非常直观地发现：A组患者尝试进行肩关节外展时，背阔肌的募集活动反应表现出大量的动作电位，表明背阔肌作为肩外展的拮抗肌，与肩外展的肌肉出现同步兴奋。这可能是A组患者肩关节功能恢复欠佳的原因。

　　神经移位后出现的同步兴奋，表明脑功能重塑未达到理想结果。本项研究中，屈肘功能恢复良好，没有出现同步兴奋，提示脑功能重塑达到理想结果。但肩外展、外旋功能恢复欠佳，有同步兴奋现象出现，提示脑功能重塑未达到理想结果。

　　脑功能重塑能否达到理想结果的重要因素，便是供体神经与受体神经支配肌肉的协作关系。如两者为协同肌，则投射在皮质的代表区可能毗邻，脑功能重塑容易实现，一般可获得良好的临床效果。反之，如两者互为拮抗肌，则投射在皮质的代表区可能相距较远，脑功能重塑很难实现，临床效果不理想。

根据第七颈神经的解剖学研究,第七颈神经前股包含的纤维可支配胸大肌,胸大肌起着屈肘动作协同的作用,因而第七颈神经前股部分束移位重建屈肘功能时,容易实现脑功能重塑。第七颈神经后股包含的纤维支配背阔肌,背阔肌起着肩外展、外旋动作拮抗的作用,因而第七颈神经后股部分束移位重建肩外展、外旋功能时,很难实现脑功能重塑。但副神经未损伤时可进行副神经移位修复肩胛上神经,当副神经成功支配冈上肌后,可较早出现肩外展主动动作,从而在早期进行肩关节主动训练,有效促进脑功能重塑,减少背阔肌的同步兴奋。

■ 第五和第六颈神经根撕脱伤的术式选择

关于神经移位比较重要的是:要确保供体神经被切取后,原有功能不受影响。本研究中尽管所有患者都没有出现长期的功能缺陷,包括捏力和握力损伤。必须说明的是,这项研究并未使用测力计精准测量患者的捏力和握力。

实施同侧颈七神经移位术前,必须准确判断第七颈神经的功能。术前需要评估背阔肌功能,包括肌力和电生理指标,作为第七颈神经完整性的指标。同时,还需要进行术中肌电图检查,包括第七颈神经的 SEP 和背阔肌的 CMAP。只有当所有这些指标都正常时,第七颈神经才能被认为是完整的,以及手术才可能是有效的。

三组神经移位,包括副神经修复肩胛上神经、尺神经部分束到肱二头肌支、肱三头肌长头肌支或外侧头肌支到腋神经,是治疗第五和第六颈神经根撕脱伤的流行术式。在 Bertelli 等的研究中,10 名患者全部恢复了全活动范围的屈肘功能(肌力为 M3~M4),肩外展恢复平均为 92°(肌力为 M3~M4),肩外旋从完全内旋的位置到外旋活动度平均可达 93°(肌力为 M2~M4)。曾有学者报道了一项类似的研究,该研究通过 3 组神经移位治疗第五和第六颈神经根撕脱伤 15 例。这项研究中,所有患者恢复了全活动范围的屈肘功能(肌力为 M3~M4),肩外展恢复平均为 115°(肌力为 M3~M4),肩外旋从完全内旋的位置到外旋活动度平均可达 97°(肌力为 M2~M4)。我们研究中的所有患者也获得了类似的屈肘功能。尽管 A 组患者表现出较差的肩外展、外旋,B 组患者肩外展恢复平均达到 145°(肌力为 M3~M4),肩外旋从中立位外旋活动度平均可达 67°(肌力为 M3~M4)。结果表明,部分同侧颈七神经移位联合副神经修复肩胛上神经与传统的三组神经移位治疗第五和第六颈神经根撕脱伤具有相似的疗效。

一般来说，外伤导致臂丛被牵拉，第五和第六颈神经根撕脱的同时，第七颈神经也常有不同程度的受损。因此，三组神经移位有更广泛的适用范围。但是，这项研究为治疗第五和第六颈神经根撕脱伤提供了一种新的选择。

总而言之，对于单纯性臂丛第五和第六颈神经根撕脱伤，部分同侧颈七神经移位联合副神经修复肩胛上神经是恢复肩、肘运动功能的安全、有效的手术方式。

文章发表后的同行评价

Neurosurgery 对我们的文章发表了这样的评论：

评论 1:

"有趣的是，作者提供的证据表明在第五和第六颈神经根撕脱伤的基础上，额外增加的第七颈神经损伤，不会导致肘部、腕部和手指伸展麻痹。与这一结果类似，我们近期的研究也观察到只有在臂丛第五至第八颈神经根均被损伤后，才会出现肘部、腕部和手指伸展麻痹。"

"作者提出的技术是多组神经移位的有效替代方法。"

Jayme Bertelli
弗洛里亚诺波利斯，巴西

评论 2:

"作者描述了他们在第五和第六颈神经根撕脱、近端残端不能用作供体神经时，使用部分同侧第七颈神经的手术技术和临床经验。当副神经完整并进行副神经到肩胛上神经移位时，观察到最好的结果。尽管这种治疗臂丛损伤的手术方式只能在特定情况下进行，但提出这种创新手术方式，作者应该被赞扬。"

"这种术式的优点包括：所有神经移位在一个手术切口内即可完成，以及供体神经和受体神经可直接吻合，无需神经移植。然而，由于受试者数量有限，这项研究仅提供了初步数据，鼓励作者继续这项重要工作。"

Roberto S. Martins
圣保罗州，巴西

这篇文章通过临床试验,回答了部分同侧颈七神经移位术治疗第五和第六颈神经根撕脱伤的安全性和有效性。

实施部分同侧颈七神经移位术后,运动功能和感觉功能出现了暂时性的下降,术后 6 个月运动功能和感觉功能均恢复到术前水平,证明了部分同侧颈七神经移位术是一种安全的手术方式。

经过临床疗效观察,部分同侧颈七神经移位术联合副神经修复肩胛上神经与三组神经移位术治疗第五和第六颈神经根撕脱伤具有相似的结果。

更重要的是该研究提示,供体神经与受体神经支配肌肉的协作关系,这是神经移位术后脑功能重塑能否达到理想结果的重要因素。在选择供体神经与受体神经时,尽可能使两者支配的肌肉为协同肌,则投射在皮质的代表区相距较近,脑功能重塑容易实现,具备获得良好临床效果的潜能。

LABORATORY INVESTIGATION

Nerve fascicle transfer using a part of the C-7 nerve for spinal accessory nerve injury

*Xuan Ye, MD,[1] Yun-Dong Shen, MD, PhD,[1] Jun-Tao Feng, MD,[1] and Wen-Dong Xu, MD, PhD[1–3]

[1]Department of Hand Surgery, Huashan Hospital, Shanghai Medical College, Fudan University; [2]Department of Hand and Upper Extremity Surgery, Jing'an District Central Hospital; and [3]State Key Laboratory of Medical Neurobiology, Fudan University, Shanghai, China

OBJECTIVE Spinal accessory nerve (SAN) injury results in a series of shoulder dysfunctions and continuous pain. However, current treatments are limited by the lack of donor nerves as well as by undesirable nerve regeneration. Here, the authors report a modified nerve transfer technique in which they employ a nerve fascicle from the posterior division (PD) of the ipsilateral C-7 nerve to repair SAN injury. The technique, first performed in cadavers, was then undertaken in 2 patients.

METHODS Six fresh cadavers (12 sides of the SAN and ipsilateral C-7) were studied to observe the anatomical relationship between the SAN and C-7 nerve. The length from artificial bifurcation of the middle trunk to the point of the posterior cord formation in the PD (namely, donor nerve fascicle) and the linear distance from the cut end of the donor fascicle to both sites of the jugular foramen and medial border of the trapezius muscle (d-SCM and d-Traps, respectively) were measured. Meanwhile, an optimal route for nerve fascicle transfer (NFT) was designed. The authors then performed successful NFT operations in 2 patients, one with an injury at the proximal SAN and another with an injury at the distal SAN.

RESULTS The mean lengths of the cadaver donor nerve fascicle, d-SCM, and d-Traps were 4.2, 5.2, and 2.5 cm, respectively. In one patient who underwent proximal SAN excision necessitated by a partial thyroidectomy, early signs of reinnervation were seen on electrophysiological testing at 6 months after surgery, and an impaired left trapezius muscle, which was completely atrophic preoperatively, had visible signs of improvement (from grade M0 to grade M3 strength). In the other patient in whom a distal SAN injury was the result of a neck cyst resection, reinnervation and complex repetitive discharges were seen 1 year after surgery. Additionally, the patient's denervated trapezius muscle was completely resolved (from grade M2 to grade M4 strength), and her shoulder pain had disappeared by the time of final assessment.

CONCLUSIONS NFT using a partial C-7 nerve is a feasible and efficacious method to repair an injured SAN, which provides an alternative option for treatment of SAN injury.

https://thejns.org/doi/abs/10.3171/2017.8.SPINE17582

KEY WORDS spinal accessory nerve; C-7 nerve; posterior division; nerve fascicle transfer; anatomy

利用同侧部分颈七神经移位术修复副神经损伤[3]

副神经损伤往往导致肩关节功能障碍,如肩关节半脱位、明显的肩外展和持续的肩部疼痛。临床实践发现,副神经的走行和分支一般有较大的变异率。此外,由于副神经走行经过颈后三角,其附近往往存在大量淋巴结,导致副神经易受损伤。在我科诊断的副神经损伤患者中,很大一部分是由于淋巴结活检导致,淋巴结清扫也易损伤副神经。

副神经损伤最佳且最广泛的治疗方式是即时原位缝合或自体神经移位。但临床实践中,很多患者来就诊时已经丧失了原位缝合的机会。此时,我们只能选择神经移位修复副神经损伤。可供选择的供体神经包括:第七颈神经后股、胸外侧神经和胸长神经。

之前我们为了提高第七颈神经使用效率,曾利用部分第七颈神经修复臂丛上干损伤。在进行这项研究时,除了第七颈神经可以作为供体神经,还有一个重要因素就是同侧的第七颈神经皮质代表区邻近副神经。我们之前讨论过脑功能可塑性与臂丛健侧颈七神经移位术的关系,发现运动皮质发生的跨半球间可塑促进了健侧第七颈神经的功能改善,那将健侧第七颈神经部分转位至同侧副神经,其所带来的脑皮质可塑也令我们充满期待。鉴于此,我们探索采用部分第七颈神经移位来修复副神经损伤。

▓ 副神经应用解剖及手术设计

在进行新的手术方式探索时,往往需要进行应用解剖学研究。我们解剖了 6 具新鲜成人尸体,从颈静脉孔至斜方肌内侧缘小心地分离副神经,同时也解剖了臂丛及其主要分支。研究测量了供体神经束的长度,从中干的切取点(第七颈神经发出神经束的部位)到后束交汇点①。切断后束交汇点,切取神经束后,测量切断端至颈静脉孔的副神经主干及斜方肌内侧缘入肌点的距离。我们切取的第七颈神经束长度为 3.8~4.5 cm(平均 4.2 cm);神经束远端至颈静脉孔距离为 4.5~6.0 cm(平均 5.2 cm);神经束末端至斜方肌入肌点距离为 2.0~3.0 cm(平均 2.5 cm)。最后对不同水平的副神经损伤模型进行模拟,并进行了无张力的端端吻合。通过解剖学研究,我们明确了手术方式的可行性。

确定颈前三角和颈后三角内副神经的位置及锁骨上臂丛的位置②。从臂丛中干后

① 此处为第七颈神经最长的切取点,我们切取的供体神经远端于此处,近端可根据副神经损伤的不同位置进行恰当选择。

② 我们在锁骨上切口内暴露臂丛,这也将是手术切口。

股劈开一束转位神经,标记第七颈神经前股、第七颈神经后股和即将切断的第七颈神经部分纤维束支。将切取神经束的断端移位至合适位置,同时移位副神经(图4-2)。

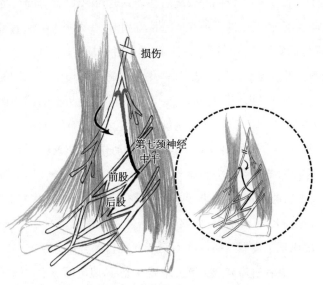

图4-2·同侧部分第七颈神经束支转位至副神经的示意图。从后股到中干适当长度的神经束转移到合适的位置,与损伤的远端副神经无张力缝合。

段 落 解 读

这部分是文章的基础,揭示了利用同侧第七颈神经部分束支进行神经转位的可行性。从解剖可以看出,进行锁骨上切口内的神经转位需先明确副神经的损伤程度,其次是第七颈神经后股部分束支的距离。但解剖标本无法明确转位神经的功能,术中应当注意这一细节。

▧ 手术及临床评估

通过解剖学验证了手术方式的可行性后,我们进行了临床手术。手术选择锁骨上切口进行神经移位[①]。由于副神经可能在不同层面损伤,我们首先探查副神经,并在颈部的原发损伤部位确定远端副神经[②]。保护好颈外静脉,将肩胛舌骨肌斜向上拉,可见前斜角肌及其附着的膈神经[③]。在前斜角肌可见臂丛。借助术中肌电图明确第七颈神

---

① 选择该切口,既可以暴露副神经,也可以暴露臂丛根部。

② 不仅要确定副神经远端断端的位置,还要确定副神经远端的质量。

③ 此处应保护好膈神经。

经后股,并利用显微器械将第七颈神经后股仔细解剖成 2 个束支。第七颈后股的背侧束支与损伤的副神经远端有匹配的神经直径,且主要支配伸肌群①。然后在后束汇合点处横切这支神经束,并向上或向外分离后移动到适当的位置。同时,将损伤的副神经远端移向供体神经束,使两个断端能在同一位置相遇,在无张力条件下实现神经断端束支吻合术②。术后固定 1 个月,解除固定后鼓励患者康复治疗。

我们为 2 例患者实施了该手术③。第一例患者是一名 19 岁男性,在接受甲状腺囊肿切除术后出现了副神经损伤的症状,主要表现为斜方肌萎缩,肩部活动明显受限且肩关节疼痛④。患者损伤 7 个月后,来我院就诊并接受了部分颈七神经移位术。术后 6 个月,胸锁乳突肌和斜方肌均出现新生运动单位动作电位(MUAP)⑤,肩外展达 90°。术后 9 个月,斜方肌肌萎缩和肌力明显改善⑥。术后 12 个月,确认了斜方肌的功能,并清楚地显示了斜方肌的显著收缩,患者能够在没有疼痛的情况下将左上肢直立抬起。

第二例患者是一名 52 岁的女性,接受根治性肿块切除术时不幸损伤副神经⑦,上肢无法外展,肩部出现了剧烈疼痛,2 个月后于我院行部分第七颈神经束支转位副神经手术。术后 3 个月,患者肩痛完全缓解。术后 6 个月,肌电图显示右侧斜方肌内有新生MUAP 的迹象⑧。1 年后,右侧斜方肌萎缩明显改善,肌力明显提高⑨。这些结果与患者的肌电结果一致。1 年半后,在外形和力量方面,两侧肩之间没有明显差异⑩。

段落解读

　　这部分主要关注同侧颈七神经移位副神经后的功能改善。首先,我们发现,移位术后 6 个月,在两例患者的斜方肌中均可检测到新生 MUAP。移位术后 1 年,患者的斜方肌萎缩及肩外展动作基本得到恢复。这也就表明了,同侧部分颈七神经束支移位可有效改善副神经损伤症状。同时,也进一步验证了第七颈神经的潜力,作为优秀的供体神经,不仅可用于同源的臂丛损伤,还可用于其他

---

① 术中肌电图确认背侧主要支配伸肌群,而腹侧主要支配背阔肌。因此,选择背侧束支移位有利于肩外展和前臂之间的协调运动。

② 术后应对患者头部予以固定 1 个月,以确保神经吻合术的质量。

③ 我们的研究都是从少量开始。

④ 表明患者副神经主干损伤。

⑤ 表明转位的第七颈神经束支已对斜方肌形成了再支配,已经可以产生新生 MUAP。

⑥ 说明不仅发生了再支配,功能也明显改善。颈部左侧产生的皱纹表明患者耸肩的能力明显改善。

⑦ 由于副神经的解剖位置变异率比较大,因此进行肿块切除及淋巴结清扫时易损伤。

⑧ 说明第七颈神经已再生至斜方肌,可以通过肌电图检测出信号但不能引起运动。

⑨ 在肌电图信号改变半年后,出现运动功能及肌肉萎缩的改善,这表明第七颈神经已和靶肌肉建立了联系。

⑩ 说明再生已基本完成。

神经损伤。但将第七颈神经作为供体神经时，应时刻注意供体神经与受体神经及靶肌肉的距离，以避免肌肉萎缩。

这篇文章首先是基于切断第七颈神经不会影响同侧肢体的长期功能而设计的。组合研究的结果表明，采用部分第七颈神经进行移位手术，其运动纤维数量多于副神经包含的运动纤维数量。其次，采用部分后根束支移位而不是神经主干移位除了考虑移位距离外，也是因为这样可以减少切取部分神经对同侧肢体功能的影响。

参考文献

［1］ Liu B, Li T, Tang WJ, et al. Changes of inter-hemispheric functional connectivity between motor cortices after brachial plexuses injury: a resting-state fMRI study[J]. Neuroscience, 2013, 243: 33 - 39.

［2］ Yin HW, Jiang S, Xu WD, et al. Partial ipsilateral C7 transfer to the upper trunk for C5-C6 avulsion of the brachial plexus[J]. Neurosurgery, 2012, 70(5): 1176 - 1182.

［3］ Ye X, Shen YD, Feng JT, et al. Nerve fascicle transfer using a part of the C-7 nerve for spinal accessory nerve injury [J]. Journal of Neurosurgery Spine, 2018, 28(5): 555 - 561.

第5章
健侧颈七神经移位术后
大脑发生的可塑性变化

获得第一个国家级课题资助

在对大脑可塑性有了基本认识后,我在2002年进行了国家自然科学基金青年项目的申请,准备深入探究健侧颈七神经移位术后脑可塑的内在机制。根据临床观察,我提出了初步猜想:健侧颈七神经移位术后运动和感觉的变化规律是一样的,都是在术后早期健侧手代表区与患侧手代表区于臂丛损伤同侧皮质存在重叠,所以此时患侧手运动需要健侧手的带动,出现了双手共同运动的现象。随着患者不断地训练,患侧手代表区能够回到患侧手对侧原来的皮质代表区,实现患侧手代表区与健侧手代表区的分离,从而实现患侧手的自主运动。

课题申请书我是这样设计的。

▓ 研究背景

周围神经损伤修复过程中大脑发生可塑性变化,这方面的人体和动物模型是研究大脑可塑功能的主要手段之一。复旦大学附属华山医院手外科在治疗臂丛根性撕脱伤的过程中,首创健侧颈七神经移位术,为进一步研究大脑可塑功能的潜能提供了独特的人体研究模型。该手术方法即是在患侧肢体完全瘫痪、无动力神经的情况下,取对侧即健侧的第七颈神经根通过尺神经桥接与患侧的正中神经相连接,以恢复患侧手的部分功能。对这些患者随访发现,术后早期患侧手的活动必须通过健侧上肢的运动来带动,患者不能独立活动患侧手;同样地,此时触摸患侧手,患者却在对侧健康肢体相应区域有感觉,患侧手却没有感觉。而随着时间的推移,患者逐渐能自主控制患侧手的活动,不需健侧上肢运动带动,患侧手也逐渐产生自主的感觉。这项由顾玉东院士首创的手术被誉为臂丛损伤治疗史上的里程碑，15 年来数以百计患者得以受惠，具有巨大的社会效益和国际影响。但是这种转换过程的中枢机制迄今仍不清楚。众所周知，神经系统中感觉传入和运动控制是通过对侧中枢交叉实现的，而本手术的特点是使体感和运动皮质接受同侧感觉输入和控制同侧前臂肌肉活动。这种功能是如何获得的？很显然，大脑的可塑性参与了这一过程，但这一过程涉及大脑两半球之间的功能重塑。大脑是如何完成这一过程的？笔者之前对 5 例不同恢复阶段的健侧颈七神经移位术患者进行了大脑可塑性的预实验性研究，检测方法包括 PET、fMRI 和 SEP。结果发现对于已能实现患侧手自主活动的患者其大脑双侧的感觉运动皮质区都有兴奋，并且额叶、丘脑、胼胝体等区域也同时出现。对这一问题的深入研究无疑对了解大脑可塑功能的实质具有重要意义。

▓ 研究内容的设计

·**临床试验**· 包括回顾性研究与前瞻性研究。

（1）在回顾性研究中，我们招募了 10 名功能重塑效果良好的施行健侧颈七神经移位术的患者，以 PET（示踪剂为 ^{18}F - FDG）、fMRI 和 SEP 作为检测工具，分别对以下 4 种情况进行脑功能显像：静息、健侧肢体带动患侧手活动、健侧肢体不动而患侧手自主活动、电刺激患侧手；并在相同条件下进行 10 名正常对照的检测，两组结果进行比较。

（2）在前瞻性研究中，选取 10 名全臂丛根性撕脱伤患者，分别在健侧颈七神经移位术前及术后定期（每隔 3 个月）进行上述检测，了解这一重建过程的动态特征。

·**动物实验**· 主要包含以下内容。

（1）首先建立动物模型，由于大鼠臂丛结构和功能的特性与人相近，术后功能恢复周期短，因此我们拟选用大鼠作为实验动物。手术方法：将左侧臂丛完全切断，模拟临床病例造成全臂丛根性撕脱伤，取右侧的第七颈神经通过患侧的尺神经桥接与患侧的正中神经对接，完全模拟临床的健侧颈七神经移位术。

（2）而后进行行为学实验，观察模型动物行为恢复各个阶段的全过程。随后在不同的恢复阶段中，应用脑光学成像、电生理记录和电刺激方法，研究恢复过程的功能重组机制。主要测定刺激大鼠双侧运动皮质的前肢支配功能状态，并做对比；同时测定大鼠双侧初级体感皮质的诱发电位，观察刺激外周不同部位（掌、腕、肘、胸锁关节等）时的SEP，并做对比。我们还将观察外周刺激引起的双侧体感皮质脑光学成像变化，并做对比。研究其相关的乙酰胆碱（ACh）、去甲肾上腺素（NE）等突触变化。用电极刺激大鼠一侧体感皮质，记录另一侧体感皮质的诱发电位或单细胞反应，观察大脑两半球的功能联系变化，是否存在脑功能重组的动态变化。最后我们同时用电生理技术研究外周神经的恢复状况，主要指标是测定运动或感觉神经的传导速度。

（3）另外，在不同的恢复阶段中，应用尼氏染色、苏木精-伊红染色和三色法染色，光镜或电镜观察和计算机图像分析系统，观察并对比大脑两侧体感区和运动区功能重组时可能出现的结构变化。

（4）最后，我们还设立胼胝体切断组，通过行为学实验和电生理记录观测胼胝体切断对于功能重组的影响①。

动物实验发现运动中枢发生跨两半球重塑

令我振奋的是，我的申请书很顺利地通过了评审。这个青年基金成为我此后获得系列国家级项目的基石。

我们已经知道，臂丛损伤经手术修复后，患肢和大脑的连接得到恢复，患肢通过再生的神经通路信号反馈至大脑，大脑逐渐恢复对瘫痪手的控制，表现为沉寂的功能区逐渐恢复功能。这一点在肩肘功能恢复中表现得较为明显，但是要灵巧地使用患侧手仍然很困难，因为大脑内手部功能区面积远远超过肩肘功能区。手部的功能区更难以被完全激活。目前重建手部功能最为有效的手术是健侧颈七神经移位术，这一手术是将健侧上肢的第七颈神经通过移位与患侧的臂丛（正中神经）进行连接。那么，在这种特殊的移位术后大脑皮质中手部功能区会发生怎样的重塑？我们进行了系列的深入研究。

▒ 早期临床研究观察结果

我们在临床上观察到，健侧颈七神经移位术后早期，瘫痪手需要在健侧上肢的带动下才能出现运动，但是经过几年的功能锻炼后，患者逐渐能够独立控制瘫痪手而不需健肢的带动运动。我们对患者进行 5 年以上 fMRI 长期随访发现，恢复良好、能够独立活动患肢的患者，主要与损伤对侧皮质运动代表区被重新激活有关，包括患肢对侧的初级运动皮质中与患肢沉寂的原有功能区中的手功能区相关的区域及辅助运动区等。总之，我们认为健侧颈七神经移位术后独立运动出现的内在机制就是大脑对患侧上肢的支配恢复到损伤前的对侧大脑支配模式，这提示大脑出现跨半球重塑的现象。

我们联合放射科，合作伙伴是放射科的高歌军博士。通过 fMRI 技术对全臂丛损伤后及健侧颈七神经移位术后大脑半球运动皮质的动态变化进行了一系列研究[1]。首先招募了 5 例经临床检查和手术探查证实的全臂丛损伤患者（病例 1、2、3、4、5），其中 4

---

① 关于胼胝体的故事，我们后续还会专门详细叙述，读者只需记得在 2002 年我们即已提出了胼胝体切断的设想。

例接受了神经移位手术（病例2、3、4、5）。将术前的fMRI检查结果作为A组（病例1、3、4、5），神经移位术后的fMRI检查结果作为B组（病例2、3、4、5）。

病例1未接受手术；病例2在第一次检查时已经接受了膈神经到肌皮神经的移位，且在术后1个月进行了一次随访；病例3仅接受了健侧颈七神经移位术，且仅在术后2个月接受了一次随访；病例4在第一次手术时接受了膈神经到肌皮神经、副神经到肩胛上神经的移位，在第二次手术时接受了肋间神经到胸背神经的移位及健侧颈七神经移位术，分别于第一次手术后3个月和6个月进行随访；病例5在第一次手术时接受了健侧颈七神经移位术及副神经到肩胛上神经的移位，在第二次手术时接受了肋间神经到肌皮神经及胸背神经的移位术，分别于第一次手术后4个月、6个月及12个月进行随访。

fMRI检查结果显示，在A组即全臂丛损伤后患者的检查结果中，健侧手运动时可以在对侧大脑半球的运动皮质看到较为强烈的信号变化，而患侧手在努力想象运动①时仅有极少量的运动皮质激活现象。而对于B组病例，总的来说，健侧手运动时对侧皮质的激活情况与A组没有区别，但是患侧手运动时对侧皮质的激活明显强于A组，且随着时间延长逐渐增强。具体来说，在病例2中，患侧手动时能够在患侧手对侧的初级运动区看到比较明显的信号增强。在病例3中，臂丛损伤后患侧手动时仍能够在对侧的初级运动区发现很弱小的激活区域；而在接受健侧颈七神经移位术后2个月，患侧手运动时在对侧的初级运动区的激活区域明显增大、增强，且伴有部分的同侧初级运动区激活。在病例4中，臂丛损伤后患侧手动能够使对侧的初级运动皮质出现很弱的激活；在接受了第一次手术后3个月，对侧的初级运动皮质的激活强度略微增加；而在术后6个月，对侧的激活强度进一步增加。在病例5中，臂丛损伤后患侧手运动仅能够轻微激活对侧辅助运动皮质。而在接受健侧颈七神经移位术及副神经到肩胛上神经移位术后4个月，患侧手运动的激活区主要位于患侧手的同侧皮质；术后9个月，激活区范围扩大，且主要位于患侧手的对侧皮质；术后12个月，激活区位于患侧手的对侧皮质，范围进一步扩大，强度明显增强，与健侧手运动后引起的对侧运动皮质激活范围与强度基本一致。

这次对臂丛损伤后接受不同手术患者的脑功能重塑研究让我们开始注意到健侧颈七神经移位术后运动代表区的重塑是动态的。病例5中出现的跨半球重塑现象是偶然的吗？还是背后蕴藏着一些普遍规律？为了解决心中的这个疑惑，我们又招募了13例在全臂丛损伤后接受健侧颈七神经移位术治疗的患者，并请了12名健康志愿者作为对照组，进一步探究总结健侧颈七神经移位术后大脑皮质重塑的规律。这13例全臂丛损伤的患者均接受了健侧颈七神经移位术和常规的肋间神经或膈神经移位术，从接受健

---

① 由于全臂丛损伤的患者患侧手完全没有办法运动，所以只能靠想象。

侧颈七神经移位术到 fMRI 检查的时间间隔为 2～15 年。根据临床检查和患侧手运动功能恢复情况，我们将病例分为两组：A 组有 10 例（其中 9 例接受了健侧颈七神经移位正中神经术，1 例接受了健侧颈七移位到患侧桡神经移位术），他们的患侧手指和腕部无自主运动功能，需要健侧手的带动。B 组有 3 例（都接受了健侧颈七神经移位术），患侧手指和腕部能够独立自主地运动，不需要健侧手的带动。

同样地，我们对这一批患者及志愿者进行了血氧水平依赖（blood oxygen level dependent，BOLD）fMRI 检查。健康个体的扫描结果显示，一侧手部运动可以在对侧半球的初级运动皮质诱发明显的信号变化，同时伴有少量的肢体同侧半球运动皮质的激活。对于健侧颈七神经移位术后的患者，健侧手和患侧手运动均可在对侧初级运动皮质看到明显的激活，同时伴有同侧初级运动皮质的激活。共有 10 例患者存在健侧肢体运动时同侧初级运动皮质的激活；有 7 例患者存在患侧肢体运动时同侧初级运动皮质的激活。进一步的分析结果显示，在 A 组患者中，有 6 例患者在患侧肢体运动时出现对侧皮质激活区的形态不规则，有 4 例患者出现激活区的体积缩小。在 B 组患者中，病例 12 在患肢运动时出现双侧初级运动皮质的激活，且同侧的激活强度更大；病例 11 和病例 13 出现对侧初级运动皮质的激活，激活区的形态比较规则，大小与正常情况相似。这提示我们，双手的协同运动往往代表着两侧大脑皮质同时控制患侧肢体，而患侧手的独立运动则很有可能代表着对侧大脑皮质能够独立地控制患侧肢体。此外，对 B 组患者的仔细分析给了我们几点重要的启示。病例 12 是一名单身的 27 岁男性，22 岁时由于车祸导致左侧全臂丛损伤，8 个月后接受了健侧颈七神经移位术。术后患者除了按照医生要求每天进行 3 000～4 000 次以上的功能锻炼外，还有意识地利用患肢完成日常的工作，如洗衣、骑自行车等，最终他实现了患侧手的独立运动。这个病例告诉我们，足量、科学、有意识的功能锻炼在健侧颈七神经移位术后的功能恢复中起到重要作用。另外，病例 11 和病例 13 在接受手术时的年龄分别为 15 岁与 12 岁，他们的患侧手功能恢复程度和自主运动能力明显强于其他所有病例。患侧手运动时仅出现对侧初级运动皮质的激活，且激活区的形态更加规则，与正常人区别不大。病例 12 虽然能够独立活动患侧手，但是运动时双侧皮质都存在明显的激活，且激活位置更加分散。这个现象告诉我们，健侧颈七神经移位术的功能恢复情况取决于脑重塑的能力，幼年个体的脑可塑性更强，所以能够更好地恢复功能。

▓ 动物实验结果

我们同步进行了一系列动物实验。想利用动物做一些在患者身上难以做到的操作，如对它们术后的变化进行连续观察。因为我们的患者来自全国各地，所以很难对患者进行长时间且间隔规律的连续随访,而这对于动物模型来说就容易做到。下面我们将解析一篇已经发表的文章,主要是利用动物模型探究健侧颈七神经移位术后,皮质中患侧上肢运动代表区的变化规律。

REORGANIZATION IN MOTOR CORTEX AFTER BRACHIAL PLEXUS AVULSION INJURY AND REPAIR WITH THE CONTRALATERAL C7 ROOT TRANSFER IN RATS

SU JIANG, M.B.,[1] ZHAN-YU LI, M.D., Ph.D.,[2] XU-YUN HUA, M.B.,[1] WEN-DONG XU, M.D., Ph.D.,[1,3*] JIAN-GUANG XU, M.D., Ph.D.,[1] and YU-DONG GU, M.D.[1]

The purpose of our study was to establish the profile of cortical reorganization in whole BPAI on rats and evaluate changes of cortical reorganization after repair of the median nerve with the contralateral C7 root transfer. Forty adult SD rats underwent whole roots avulsion of left brachial plexus, among them 20 received contralateral C7 root transfer to the injured median nerve. Intracortical microstimulation was performed in primary motor cortex (M1) at intervals of 3, 5, 7, and 10 months, postoperatively. The maps of motor cortical responses were constructed. Five normal rats were used as the control. Results showed that stimulating right M1 elicited motion of left vibrissae, submaxilla, neck, back, and left hindlimb after left BPAI, among them neck representation area replaced the forelimb area throughout the reorganization process. The left forelimb representation area was found in the left motor cortex 5 months after the contralateral C7 root transfer and existed in both motor cortexes at 7th postoperative month. The left forelimb representation area was detected only in right motor cortex at 10th month, postoperatively. In conclusions, after the contra-lateral C7 root transfer for repair of the median nerve in BPAI, the cortical reorganization occurred in a time-dependent reorganization. The findings from this study demonstrate that brain involves in the functional recovery after BPAI and repair with nerve transfer and suggest that efforts to improve the results from nerve repair should address the peripheral nerve as well as the brain. © 2010 Wiley-Liss, Inc. Microsurgery 30:314–320, 2010.

利用大鼠模型探究健侧颈七神经移位术后患侧手及健侧手运动代表区发生了什么变化[2]

与临床研究同步,我们进一步利用动物模型(大鼠)来探究健侧颈七神经移位术后,皮质中患侧上肢运动代表区的变化规律。我带领李占玉博士、李文军博士联合复旦大学生命科学学院寿天德教授、娄丽博士等,开始进行动物研究,首次采用运动皮质内微电刺激的电生理技术动态观察及检测术后不同时间点双侧肢体代表区及运动皮质兴奋参数的长期变化。2006 年,娄丽博士作为第一作者在 *Neuroscience* 发表了初步结果,2010 年在 *Microsurgery* 发表的文章对患肢的功能区面积进行了详尽的统计分析,具体表现为术后 3 个月时双侧皮质"无"患肢功能区;5 个月时显著大于正常小鼠(2.60% ± 1.14%)占比的左侧(对侧)患肢功能区(33.0% ± 2.9%);7 个月时的双侧皮质占比相近的患肢功能区(左侧 23.7% ± 1.3%,右侧 25.3% ± 2.6%),并且相较 5 个月时其左侧皮质功能区面积占比有所减小;而至术后 10 个月时,"回到"右侧皮质的患肢功能区面积占比缩减至 5.0% ± 0.7%,与正常小鼠的面积占比相似。

■ 建立健侧颈七神经移位术治疗全臂丛损伤的大鼠模型

首先,我们建立了健侧颈七神经移位术治疗全臂丛损伤的大鼠模型①。将健侧(右侧)的第七颈神经通过尺神经与患侧的正中神经相连。考虑到实际人群中右利手居多,

---

① 由于大鼠的臂丛解剖和人一致,所以大鼠模型是研究臂丛损伤的经典模型。

此动物模型我们拟选定左侧肢体为臂丛损伤侧，而以右侧为健侧。与临床手术相似，我们首先暴露大鼠的双侧臂丛，而后将左侧臂丛根性撕脱，暴露并获取左侧的尺神经用作移植神经。然后切取右侧臂丛的第七颈神经，并与从左侧获取到的连接左侧正中神经的尺神经远端吻合，使健侧（右侧）的第七颈神经可以通过尺神经与患侧的正中神经相连。提供健侧第七颈神经的一侧肢体被称为健肢，而接受神经撕脱手术的一侧肢体被称为患肢。在指皮质时，同侧和对侧指相对于撕脱第七颈神经的那一侧（图 5-1）。

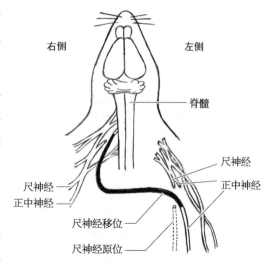

图 5-1·健侧第七颈神经移位至患肢正中神经的动物模型。双虚线表示术前左侧尺神经的原始位置。横跨胸部的双实线表示在患肢中，将左侧尺神经的近端缝合到左侧正中神经的近端。左侧尺神经的远端与右侧神经相连。在这里，尺神经作为移植神经，连接健侧第七颈神经与患侧正中神经。

▨ 采用皮质内微电刺激作为检测手段明确运动皮质代表区

刺激标准：我们选择使用皮质内微电刺激技术探究大鼠皮质内的运动代表区变化情况[①]。将大鼠麻醉后，放置在立体定位仪中固定颅骨，打开部分顶骨和额骨，范围的前后径是囟门前 6 mm 至囟门后 4 mm，左右径是从颅中线至中线外 4.5 mm[②]。然后将钨电极扎入皮质表面进行刺激，刺激范围的前后径是囟门前 5 mm 至囟门后 1 mm，左右径是从颅中线外侧 0.5 mm 至侧面 4.5 mm[③]。每个刺激电极之间的间隔距离为 0.5 mm，所以每个点的刺激面积为 0.25 mm²。将刺激电极垂直穿透到皮质表面，到达皮质下 1.8 mm 深[④]。然后观察不同位点的电刺激引起的身体不同位置的运动情况。

记录标准：我们使用统计软件在双侧运动皮质区域的前后坐标（AP）和左右坐标（ML）中绘制散点图，即运动皮质代表区图，明确每个点刺激会引起身体哪个部位的运动。运动皮质图中不同区域的坐标代表刺激的位置，用不同的图例代表电刺激引起的

---

① 皮质内微电刺激技术是研究感觉运动皮质与躯体直接联系的经典手段，最早可追溯至 1937 年，Penfield 等使用电刺激对人大脑皮质躯体运动和感觉表征的研究，并首次依此绘制了经典的运动感觉皮质"矮人图"。该技术可以对皮质区域开展精准间隔的"地毯式"微电流刺激，根据诱发出躯干、头面部及上下肢各关节不同的精细运动，以明确与之对应的皮质代表区，十分适用于本研究。

② 面积略大于公认的 M1 区。

③ 此为公认的大鼠 M1 区。

④ 该深度对应于皮质第五层锥体细胞，即在 M1 主要为运动神经元所在的那一层。

身体不同部分的可见或可触知的运动。通过这种方法，我们可以直观地知道运动皮质的不同区域到底支配了身体哪个部位的运动。我们还计算了刺激后能引起相同身体运动的皮质代表区的散点数目及统计总面积。

■ 明确正常大鼠的皮质代表区

首先，我们对 5 只正常 SD 大鼠的运动皮质进行微电刺激以描绘正常大鼠的皮质运动代表区。我们发现，正常大鼠一侧运动皮质区参与支配身体活动的平均散点数量为 78±8 个，在刺激后能引起躯体反应的散点占所有刺激散点的 60.41%。前肢的运动代表区与胡须运动，颈部和背部运动区接壤但并不重叠。运动区中正中神经[①]的代表区面积为 0.25～1.0 mm^2，占所有刺激点的比例为 2.60%±1.14%，在不同的大鼠之间略有差异。左侧胡须、背部、下颌、颈部和后肢的平均散点占比分别为 11.00%±1.04%、7.20%±0.75%、9.00%±0.76%、1.40%±0.16% 和 4.00%±0.41%。

■ 探究一侧全臂丛损伤后的大鼠皮质运动代表区的可塑性变化情况

在单侧全臂丛损伤的 20 只大鼠中，持续 10 个月的观察周期，刺激右侧运动区均未发现任何左前肢的反应，但是可以观察到左胡须、下颌、颈部、背部和后肢的运动。在全臂丛损伤后 3 个月，控制胡须、背部和下颌的区域大小显示出明显的收缩趋势（平均散点占比分别为 2.20%±0.32%、2.20%±0.22% 和 4.00%±0.71%），但这些区域的散点图百分比在受伤后 10 个月时恢复到正常值（分别为 8.40%±0.83%、6.20%±0.46% 和 10.80%±1.56%）。有趣的是，在整个皮质重组过程中，每个时间点内颈部和左后肢的运动代表区都明显大于正常对照组。与其他时间点相比，受伤后 3 个月时颈部的运动代表区和受伤后 5 个月时左后肢的运动代表区面积最大（分别为 40.60%±2.79% 和 19.20%±1.60%）。

　　段·落·解·读

　　该部分研究呈现了一侧全臂丛撕脱伤后，采用皮质内微电刺激技术呈现的运动皮质代表区动态变化的结果。研究表明，在左侧全臂丛根性撕脱后的 10 个月内，刺激 M1 区右侧时，受伤的左前肢没有任何运动，该结果与既往恒河猴截肢模型的实验结果相似。我们的结果表明，在右侧 M1 区域的刺激下，观察到左

---

① 在此正中神经为仅支配前爪运动功能的神经。

侧胡须、下颌、颈部、背部和左后肢的运动,控制胡须、下颌、颈部和后肢的区域不同程度延伸到原来前肢的代表区。我们的研究结果还表明,在整个运动皮质重组过程中,控制颈部和后肢的区域显著"入侵"到原来前肢区域。以上研究结果为进行健侧颈七神经移位术后患肢运动代表区的动态变化做了铺垫。

探究一侧全臂丛损伤后接受健侧颈七神经移位术的大鼠皮质运动代表区的重塑情况

在健侧颈七神经移位术后的第 3 个月,我们观察到在损伤对侧皮质,下颌、颈部和左后肢的皮质代表区面积显著增加(分别为 15.1% ± 1.12%、46.6% ± 4.79% 和 5.70% ± 0.72%),且一直保持在较高水平,直到观察的 10 个月始终如此。但是,在移位术后 3 个月时,刺激两侧运动皮质的任何一个区域都无法引起患侧前爪的运动。在移位术后第 5 个月,仅在左侧(损伤同侧)的运动皮质出现了患侧前爪的运动代表区。同时,刺激左侧皮质的运动区可以引起右侧健康前肢的肘部、腕部或前爪的显著运动,包括肩内收等。在此期间,左侧运动区患侧前爪正中神经代表区的平均散点图占比为 33.0% ± 2.9%。在移位术后第 7 个月,刺激两侧的运动皮质都可以引起左前爪的运动。其中,左右两侧正中神经代表区的平均散点图占比分别为 23.7% ± 1.3% 和 25.3% ± 2.6%。然而,在移位术后第 10 个月,左前爪仅在刺激右侧运动皮质时才能产生运动,此时右侧正中神经代表区的散点图占比为 5.0% ± 0.7%。

段 落 解 读

该部分是研究的精华。结果可归纳为:

(1)正常对照组电刺激初级运动皮质,一侧肢体的正中神经代表区只在对侧初级运动皮质诱发。

(2)一侧全臂丛根性撕脱模型术后 3~10 个月,患肢的正中神经代表区在双侧初级运动皮质均不能被诱发。

(3)健侧颈七神经移位术模型:术后初期(3 个月),患肢正中神经代表区在双侧初级运动皮质均未出现;术后早期(5 个月),患肢正中神经代表区仅出现于患肢同侧初级运动皮质;术后中期(7 个月),患肢正中神经代表区在双侧初级运动皮质均出现;术后后期(10 个月),患肢正中神经代表区只出现于患肢对侧初级运动皮质,代表区面积与正常对照无明显差异,且仍位于原前肢代表区。

虽然由于正中神经通过健侧颈七神经移位术后的重新支配,前爪屈曲功能有所恢复,而且相应的运动皮质似乎正在调整以使之前的前爪代表区重新获得其原有的领域,但这种重组并不精确,这与灵长类动物腕部或前臂正中神经损伤的显微外科修复后,原本分布良好的手部代表区变成马赛克样的模式,并且正中神经没有重新获得所有原始区域的发现相似。细化的机制仍有待进一步研究,但是健侧颈七神经移位术后不同时间段的患肢正中神经代表区变化的整体趋势及占比变化已量化呈现。

以上研究采用运动皮质内微电流电刺激-肌电生理技术针对成年SD大鼠一侧全臂丛根性撕脱+健侧颈七神经移位术的动物模型,定量评价患肢正中神经代表区在双侧半球M1区内的变化。研究结果显示,在健侧颈七神经移位术的成年大鼠中,患侧上肢的运动代表区存在跨半球的动态重塑。患肢的运动代表区首先位于损伤同侧半球,然后同时出现在损伤同侧及对侧半球,最后完全位于损伤对侧半球。

研究在健侧颈七神经移位术治疗成年大鼠模型上证实,术后初级运动皮质出现了动态的跨大脑两半球的脑重塑,在术后的不同节段,患肢完全或者部分接受了同侧运动皮质的控制,最终患肢的控制区可以回到对侧运动皮质原有的功能区。这一针对大鼠运动皮质开展的动态研究结果阐述了临床患者行健侧颈七神经移位术后,患侧手活动逐渐由需要健肢带动变为能够独立运动的皮质机制。相应的中枢可塑过程,就是通过跨半球的功能重塑,对侧半球中患侧手的原有运动代表区重新出现了激活,这样两手的功能区分开了,这是两手独立运动的基础。

在这一过程中,跨两半球的功能重塑是关键机制,发现这一特殊现象为课题组后续的工作奠定了重要基础。

■ **总结**

总之,通过一系列的临床影像学研究及动物试验,我们初步发现了在臂丛损伤后接受健侧颈七神经移位术的个体中，支配患侧上肢的运动代表区存在跨半球的重塑。即在术后早期，双手的代表区均存在于损伤同侧半球，且其大部分重叠，出现了双手共同运动的现象。此后随着患者不断地训练，患侧手代表区能够回到患侧手对侧的皮质，患侧手代表区与健侧手代表区逐渐分离，从而实现患侧手的自主运动。

功能影像学发现人类运动中枢发生跨两半球重塑

为了进一步验证我们的实验室结论，我们随后召集了多批患者，进行了各项功能影像学研究。

J Neurosurg 113:133–140, 2010

Long-range plasticity between intact hemispheres after contralateral cervical nerve transfer in humans

Clinical article

*Chuan-Tao Zuo, Ph.D., M.D.,[2] Xu-Yun Hua, M.D.,[1] Yi-Hui Guan, Ph.D., M.D.,[2] Wen-Dong Xu, Ph.D., M.D.,[1,3] Jian-Guang Xu, Ph.D., M.D.,[1] and Yu-Dong Gu, Ph.D., M.D.[1]

[1]Department of Hand Surgery, [2]PET Center, Huashan Hospital, and [3]State Key Laboratory of Medical Neurobiology, Fudan University, Shanghai, People's Republic of China

Object. Peripheral nerve injury in a limb usually causes intrahemispheric functional reorganization of the contralateral motor cortex. Recently, evidence has been emerging for significant interhemispheric cortical plasticity in humans, mostly from studies of direct cortical damage. However, in this study, a long-range interhemispheric plasticity was demonstrated in adults with brachial plexus avulsion injury (BPAI) who had received a contralateral cervical nerve transfer, and this plasticity reversed the BPAI-induced intrahemispheric cortical reorganization.

Methods. In this study, 8 adult male patients with BPAI were studied using PET scanning.

Results. The results indicated that the right somatomotor cortices, which may contribute to the control of the injured limb before brachial plexus deafferentation, still played an important role when patients with BPAI tried to move their affected limbs, despite the fact that the contralateral C-7 nerve transfer had been performed and the peripheral output had changed dramatically. Such findings are consistent with the results of the authors' previous animal study.

Conclusions. The brain may try to restore the control of an injured limb to its original cortex area, and a complicated change of peripheral pathway also can induce long-range interhemispheric cortical reorganization in human motor cortex. *(DOI: 10.3171/2010.1.JNS09448)*

Key Words • **long-range plasticity** • **contralateral C-7 nerve transfer** • **brachial plexus avulsion injury**

健侧颈七神经移位术后跨两半球的大范围重塑[3]

之前的动物实验结果告诉我们，成年大鼠的大脑仍具有很强的可塑性，健侧颈七神

经移位术可以引起患肢运动区的跨半球重塑。因为大鼠可以用于观察脑重塑，但是难以和相关的行为学进行匹配。行为学还是要通过对患者的观察，通过与脑功能成像结合进行相关性分析。我们通过对术后患者的大量随访，总结出了患者的运动恢复规律：

"对于大多数患者，术后早期的运动恢复表现为双侧手的关联运动，只有在健侧肩部努力内收（背阔肌是第七颈神经的主要支配肌，收缩产生的动作就是肩内收）时患侧手腕和手指才会屈曲；随着时间的推移，患者可以逐渐不用健侧肩部内收而自主产生手腕和手指的屈曲。"

术后患者脑内是不是也发生了跨半球重塑呢？我们心里也没底，因为大鼠和人毕竟是两个物种，可塑性也会存在差异。为了搞清楚这点，我们收集了 8 例接受健侧颈七神经移位术的全臂丛损伤患者，与核医学科的左传涛博士合作，使用 PET 扫描连续观察他们在术前及术后脑代谢变化情况，借此研究患肢运动区的重塑情况。

▧ 病例摘要

我们找到了 8 例左侧全臂丛损伤的患者，均接受了健侧颈七神经移位正中神经术。患者都是右利手，平均年龄 25 ± 4.2 岁，在损伤后 4.8 ± 2.1 个月进行了健侧颈七神经移位术[①]。他们从进行手术到接受 PET 扫描之间平均间隔 69 ± 12.4 个月[②]。我们还请了 8 名年龄相近的健康志愿者作为对照组。

正如我们之前所观察到的，术后患肢功能获得了部分的恢复。患者在健康侧右肩部内收动作的带动下可以出现患侧手腕与手指的屈曲，屈指屈腕的肌力为 3～4 级。

▧ 通过 PET 扫描探究术后的大脑重塑变化

我们总共需要对患者进行 3 次 PET 扫描。第一次是手术前，在患者静息状态下进行扫描[③]；第二次是患者术后运动功能恢复后，在静息状态下进行扫描；第三次是患者术后运动功能恢复后，在运动状态下进行扫描。所谓静息状态，就是让患者放空，不说话，也保持不动[④]。而运动状态就是让患者在扫描开始前 15 分钟到扫描结束后的整个时间内尽自己最大的努力弯曲患侧的手腕与手指[⑤]。对于健康志愿者，我们则分别在

---

① 因为是否是利手损伤，在颅内的可塑会有所不同。所以我们选择的 8 例患者都是左侧全臂丛损伤，并且都是右利手。

② 随访超过 5 年，理论上已经有充足的时间让患者完成脑重塑。

③ 这里我们采集的是手术前的基线状态。同时，因为全臂丛损伤的患者患侧手完全丧失运动功能，所以我们没有办法采集到运动状态的数据。

④ 因为任何的动作，无论是说话还是简单的一个想法，都会出现不同脑区的激活。

⑤ PET 扫描观察的是葡萄糖代谢情况，实质是检测具有放射性的氟代脱氧葡萄糖在不同脑区中的蓄积情况，这个过程需要一定的时间，从扫描开始前就进行相应的动作可以使激活脑区的显示更清晰。

他们静息状态和运动状态时进行 PET 扫描。

　　PET 扫描结果显示,健康志愿者在弯曲左侧的手腕与手指时,大脑皮质的激活主要集中在右侧半球,主要表现为右侧躯体运动皮质的代谢率增加①。但是对于全臂丛损伤患者,术前由于患者左侧为损伤侧,无法完成运动,所以右脑的代谢率明显降低。相比于健康个体,在静息状态时,右侧躯体运动皮质有 1 307 个像素区的代谢明显降低,而在辅助运动区有 424 个像素区代谢明显降低②。

　　这些患者在接受健侧颈七神经移位术后恢复了部分受损的患肢运动功能,在他们弯曲患侧(左侧)的手腕与手指时,大脑皮质的激活模式与术前完全不同③。虽然术后左侧上肢通过移位的第七颈神经连接到了左侧大脑半球,他们并没有出现左侧大脑半球的强烈激活④。总的来看,他们表现出了两侧大脑半球躯体运动皮质的相似程度的激活,两侧激活面积比为 1∶1.04⑤。但是具体来说,两侧大脑半球辅助运动区的激活还是存在很大的不同。左右激活面积比为 1∶2.01。甚至代表右侧大脑半球的辅助运动区激活程度更强!这个现象很有趣,健侧颈七神经移位术后两侧上肢公用左侧半球到右侧脊髓的锥体通路⑥,但是在运动获得较大程度的恢复后,左侧肢体的运动开始受到右侧半球的控制。

　　通过对这 8 位患者的持续随访,我们可以确定健侧颈七神经移位术能够引起成人大脑的跨半球重塑。相比于健康个体,一侧全臂丛损伤会导致对侧运动皮质的活性显著降低,而健侧颈七神经移位术不但可以逆转这种活性降低,还能使两侧半球出现大范围的活性变化,这代表一种跨半球重塑机制的发生。这一发现首次证明了改变外周神经能够引起大范围的皮质重塑。

　　尽管越来越多的研究证实,成年大脑具有很强的可塑性,能够在中枢神经及外周神经损伤后发生重组。神经损伤后原本支配它的功能区会逐渐沉默,并通

---

① 也就是说左侧手腕与手指的运动区位于右侧半球,即一侧半球控制对侧肢体的运动。

② 尽管是静息态的对比,但是因为全臂丛损伤后右侧半球原本支配第七颈神经的区域丧失了神经连接,所以相关区域的活性会明显下降。但是随着时间的推移,周围的其他功能区逐渐占据这部分区域,能恢复部分活性。

③ 证明术后脑重塑的确发生了。

④ 说明大脑并未完全遵循原有的通路,直接用原本控制第七颈神经的运动区控制患肢。

⑤ 能够引起双侧的激活,就代表损伤上肢对侧的半球,即健侧第七颈神经原本未连接到的那一侧半球也发生了激活。这种激活的存在就意味着跨半球重塑的确发生了。

⑥ 我们认为锥体束是控制上肢运动的关键纤维束。健侧颈七神经移位术实际上就是通过外周手术将一部分原先控制健侧上肢的锥体束的功能变为控制瘫痪上肢。

过大脑半球内的重塑,使这部分区域被附近的功能区占据;而在一侧皮质损伤后,不仅会引起损伤附近皮质的功能强化,也会引起对侧皮质的活性改变。但是早前人们并未发现,外周神经的改变能够引起长时间的跨半球重塑。

Case report

Reversion of transcallosal interhemispheric neuronal inhibition on motor cortex after contralateral C7 neurotization

Xu-Yun Hua[a], Chuan-Tao Zuo[c], Wen-Dong Xu[a,d,*], Han-Qiu Liu[b], Mou-Xiong Zheng[a], Jian-Guang Xu[a], Yu-Dong Gu[a]

[a] Department of Hand Surgery, Huashan Hospital, Fudan University, 12 Wulumuqi Middle Road, Shanghai 200040, China
[b] Department of Radiology, Huashan Hospital, Fudan University, 12 Wulumuqi Middle Road, Shanghai 200040, China
[c] PET Center, Huashan Hospital, Fudan University, 12 Wulumuqi Middle Road, Shanghai 200040, China
[d] State Key Laboratory of Medical Neuroscience, Fudan University, 138, Yi Xue Road, Shanghai 200032, China

健侧颈七神经移位术逆转了两侧半球运动皮质间的经胼胝体抑制现象[4]

经过前面的研究,我们已经可以明确,健侧颈七神经移位术后大脑存在跨半球重塑。胼胝体是连接两侧半球的关键结构,任何跨半球的联系都需要经过胼胝体。还记得 2002 年我在申请国家自然科学青年基金时提到的胼胝体切断实验么?我们就是想知道胼胝体在跨半球重塑中发挥了怎样的作用。

神经科学家已经发现,无论在正常状态还是病理状态下,两侧运动区之间存在持续的相互作用,这在精细运动中发挥了关键作用。在正常人中,连接两侧运动区的胼胝体处于抑制状态,防止一侧运动区的激活会同步激活另一侧,导致一边手运动时出现另一边手的镜像运动。但是,近来有研究发现,胼胝体并不只有抑制状态,还会在某些情况下发生激活。

例如,对单侧臂丛损伤患者的 fMRI 随访结果显示:

"在健侧手运动时,单侧臂丛损伤患者的两侧半球运动区同步激活,胼胝体的抑制状态被逆转,出现明显激活。这表明外周神经改变能够影响胼胝体,改变它的活性。"

那么健侧颈七神经移位术后胼胝体发生了怎样的变化呢?为了找到答案,我们对一名接受手术的患者进行了为期 4 年的随访,并采用多种手段进行了评估。

▒ 病例摘要

患者男性,30 岁,右利手。他在骑摩托车时不幸发生交通事故,导致左侧全臂丛根性撕脱伤,患者后于我们医院接受了健侧颈七神经移位正中神经术。我们在术后 4 年对他进行了随访,他患侧手的桡侧腕屈肌、尺侧腕屈肌、拇长屈肌及指屈肌的肌力都达到了 4 级乃至 5 级。电生理检查显示前臂屈肌均恢复正常。然后,我们对患者进行了经颅磁刺激-运动诱发电位(TMS-MEP)和 fMRI 研究,探索患者运动功能恢复背后蕴含的皮质重塑机制。

▧ 经颅磁刺激-运动诱发电位研究

TMS-MEP 是一种研究运动皮质兴奋性的手段。TMS 是利用特制的磁刺激器产生脉冲磁场,在脑内形成感应电流后激活大脑皮质[1];同时使用表面肌电记录仪器记录此时对侧肌肉的电活动变化,即运动诱发电位(MEP)[2]。在相同的磁刺激强度下,运动诱发电位越大,代表此时运动皮质活性越高。为了确定磁刺激参数,我们首先测量运动阈值(MT)。MT 指的是在 10 次刺激中至少有 5 次诱发的 MEP 波幅$\geqslant 50~\mu V$ 时的最小刺激强度。我们实际使用的刺激强度是 MT 加上最大刺激强度的 30%[3]。我们对一侧半球进行了 4 次刺激,每次间隔 10 秒,取其中最好的一次 MEP 的潜伏期与振幅[4]。

在测试过程中,我们首先让患者保持完全放松状态,四肢都不要动[5]。随后我们使用磁刺激线圈激活右侧运动皮质,结果能够在左侧(患侧)桡侧腕屈肌记录到明显的肌电信号,平均波幅为 $120.5 \pm 11.41~\mu V$[6]。然后,在测试开始前 15 分钟,让这位患者一直以 1 Hz 的频率用力弯曲右侧(健侧)的手腕和手指,直到测试结束[7]。结果发现,激活右侧运动皮质在左侧肌肉记录到的肌电信号平均振幅明显增加,达到 $388.2 \pm 35.9~\mu V$[8]。这个结果与半球间抑制的理论存在矛盾。于是我们提出了合理的推测:兴奋性神经环路,而不是抑制性神经环路,在外周神经移位后的半球间相互作用中发

---

[1] 这里利用的是电磁感应原理,磁刺激器内有高密度的线圈,通电后可以产生强大的磁场,磁场可以相对无损地通过软组织与颅骨。由于脑内可以近似认为是一个闭合导体,所以会在磁场作用下,产生与线圈内方向相反的感应电流。通过改变磁场的强度与变化频率,可以控制感应电流,特异性地激活或者抑制大脑不同区域。

[2] 这里的 MEP 是与 SEP 相对应的,目的是检测运动系统的功能。主要是为了观察,在一侧运动皮质激活后,对侧肢体肌肉能否出现收缩活动,以此判断运动皮质对肌肉的支配能力及皮质的活性。

[3] 这是为了保证每次刺激都能够引起足够的、能够测量到的 MEP。

[4] 我们采用的是激活模式,能够激活一侧半球的运动区。

[5] 使皮质内的电活动尽可能低,尽可能保持在静默状态。

[6] 此时已经是术后 4 年,按照我们之前的随访结果,双侧半球的运动区都参与患侧手的支配。所以激活损伤对侧半球,也就是原本支配患侧手的半球,能够引起患侧手肌肉收缩的电活动。

[7] 这是为了让健侧手对侧的半球,也就是左侧半球的运动区,保持激活状态。如果此时胼胝体发挥抑制作用,那么左侧半球的激活能够利用胼胝体抑制右侧半球;反之,左侧半球的激活会通过胼胝体,进一步活化右侧半球。

[8] 在相同的刺激强度下,记录到的肌电幅度明显变大,意味着此时皮质的活性升高,说明此时胼胝体发挥了激活的功能。另外,我们可以关注一下潜伏期,发现静息状态与右手任务状态下 MEP 的潜伏期基本一致,证明从皮质到肌肉的神经传导通路并没有变化,进一步明确了波幅的变化就是因为皮质活性的改变。

挥着关键作用。

功能磁共振研究

此外,还对患者进行了 fMRI 检查。在 fMRI 扫描过程中,让患者持续进行右侧(健侧)手腕与手指的屈曲运动,共进行了 3 次扫描,每次 30 秒,每次扫描间隔 30 秒①。

我们发现,当患者屈曲右侧手腕与手指时,两侧半球都出现了明显的功能激活②。两侧运动皮质激活的程度相似,并没有出现所谓的对侧(左侧)运动皮质激活强度更强。此外,在 fMRI 图像中也存在胼胝体的激活③。这一现象支持我们前面的推测,在神经移位后,跨半球间的抑制现象被逆转,出现了明显的跨半球激活现象。

这是一个病例报告,文章结构相对简单。研究结果揭示了胼胝体在健侧颈七神经移位术后的重塑中发挥了关键作用。臂丛损伤能够改变胼胝体的功能,使它从抑制作用变为激活作用。而健侧颈七神经移位术可以大大加强胼胝体的激活能力,所以在健侧手运动时,两侧运动区出现了相似程度的激活,并伴随胼胝体的活化。我们认为这种活化是跨半球重塑的物质基础。

这篇文章虽然是一个病例报告,但是在我们整个研究过程中还是非常重要的。文章的结果看上去似乎是针对胼胝体在两半球间是抑制作用还是增强作用做了一些探讨,但是在我们整个研究系列中的意义在于,我们开始关注两半球之间的通路,以及这些通路具有什么样的作用。下面一个问题就是,如果两半球之间的通路中断了会发生什么? 是不是跨半球重塑就无法发生? 那时皮质又会如何重塑? 这是一系列环环相扣的问题。

---

① 由于患者的患侧手无法独立运动,而双手协同运动时的影像学结果我们之前已经研究过。这里我们让患者运动右手,就是与上一部分的实验相互呼应,观察此时是不是存在两侧半球的激活,以及胼胝体是否存在兴奋性环路的激活?
② 这与正常人的情况完全不同。
③ 证明了胼胝体的兴奋性环路在此时占据主导,主要负责两侧半球运动区激活信号的传递。

J Neurosurg 118:725–729, 2013
©AANS, 2013

Long-term ongoing cortical remodeling after contralateral C-7 nerve transfer

Clinical article

Xu-Yun Hua, M.D.,[1] Bin Liu, M.D.,[3] Yan-Qun Qiu, M.D.,[2] Wei-Jun Tang, M.D.,[3,4] Wen-Dong Xu, M.D., Ph.D.,[1,2,4] Han-Qiu Liu, M.D., Ph.D.,[3] Jian-Guang Xu, M.D., Ph.D.,[1] and Yu-Dong Gu, M.D., Ph.D.[1]

Departments of [1]Hand Surgery and [3]Radiology, Huashan Hospital, Fudan University; [4]State Key Laboratory of Medical Neuroscience, Fudan University; and [2]Department of Hand and Upper-Extremity Surgery, Jing'an District Central Hospital, Shanghai, China

Object. Contralateral C-7 nerve transfer was developed for the treatment of patients with brachial plexus avulsion injury (BPAI). In the surgical procedure the affected recipient nerve is connected to the ipsilateral motor cortex, and the dramatic peripheral alteration may trigger extensive cortical reorganization. However, little is known about the long-term results after such specific nerve transfers. The purpose of this study was to investigate the long-term cortical adaptive plasticity after BPAI and contralateral C-7 nerve transfer.

Methods. In this study, 9 healthy male volunteers and 5 male patients who suffered from right-sided BPAI and had undergone contralateral C-7- transfer more than 5 years earlier were included. Functional MRI studies were used for the investigation of long-term cerebral plasticity.

Results. The neuroimaging results suggested that the ongoing cortical remodeling process after contralateral C-7 nerve transfer could last for a long period; at least for 5 years. The motor control of the reinnervated limb may finally transfer from the ipsilateral to the contralateral hemisphere exclusively, instead of the bilateral neural network activation.

Conclusions. The authors believe that the cortical remodeling may last for a long period after peripheral rearrangement and that the successful cortical transfer is the foundation of the independent motor recovery.
(http://thejns.org/doi/abs/10.3171/2012.12.JNS12207)

Key Words • contralateral C-7 nerve transfer • long-term cortical remodeling • brachial plexus avulsion injury • functional neurosurgery • peripheral nerve

健侧颈七神经移位术后患者脑重塑的长期 fMRI 随访结果[5]

我们已经知道,健侧颈七神经移位术后患肢的恢复分为两个阶段:第一阶段为患肢的运动需要健肢的带动;第二阶段为患肢的独立运动。由于患肢的运动离不开健肢的带动,那么此时的患肢运动实际需要两侧上肢的运动,那么出现两侧半球的激活也就不足为奇。如果想真正明确患肢运动究竟受哪侧皮质的支配,还需要对患肢能够独立运动的患者进行长期随访。

我们之前曾经对几例术后能够独立运动患肢的患者进行过 fMRI 随访,但是由于数目较少,而且年龄差距很大,所以结果不是很稳定。但总的来说,我们猜测对于这个阶段的患者来说,患肢的运动应该主要受患肢对侧半球(也就是在臂丛损伤前支配患肢的那一侧半球)的支配。

为了明确这个科学假设，我们招募到了一批患侧手能够独立运动的患者，并用 fMRI 对他们的脑功能进行了观察。

病例简介及术后恢复情况

我们共找到了 5 例右侧全臂丛损伤的患者和 9 例健康的男性志愿者。5 例全臂丛损伤的患者均接受了健侧颈七神经移位正中神经术。所有的参与者均为右利手，平均年龄为 25 岁（上下浮动 4.2 岁）[①]。手术与 fMRI 扫描之间平均间隔超过 5 年（平均为 71 ± 6.8 个月）。本研究招募的患者在最后一次随访时都能够独立进行患侧的屈腕和屈指（肌力至少为 3 级），并不需要健侧肩关节内收的辅助。

患侧和健侧手运动时两侧半球激活情况

首先，我们对所有参与者进行了静息态 fMRI 扫描，但是这部分结果仅用于数据处理，并不会单独讨论[②]。随后，我们对患者进行任务态 fMRI 扫描。参与者被要求单独进行患侧（右侧）手的抓握动作，频率为 2 Hz，一次 30 秒[③]；而后休息 30 秒。在休息期间，参与者需要完全放松，尽量不去想任何事情，也不要移动身体的任何部位[④]。如此反复进行 3 次。

对于采集到的 fMRI 数据，我们使用定制的软件进行分析，并将数据对应到了标准的人脑图谱上[⑤]。我们使用 Boxcar 分析对激活区域进行了筛选，剔除了杂讯，仅保留了有意义的激活信号。为了直观地确定患侧手的运动到底受哪侧半球控制，我们定义了一个叫作偏侧性指数（L）的概念，计算公式为：$L = [\Sigma(对侧激活区域) - \Sigma(同侧激活区域)]/[\Sigma(对侧激活区域) + \Sigma(同侧激活区域)]$[⑥]。$L > 0$ 表示运动手主要受对侧大脑半球的支配；$L < 0$ 表示运动手主要受同侧大脑半球的支配；$L = 0$ 则表示运动手同时受两侧半球的支配。

在健康志愿者中，右手运动时，能够在对侧（左侧）M1 区和 SMA 区产生强烈的信

---

① 虽然臂丛损伤的高发年龄是中青年男性，但是这批患者的年龄相对年轻。这主要是因为这批患者属于术后恢复较好的患者，他们接受手术时平均为 20 岁，非常年轻。我们认为年轻患者的脑可塑能力更强，能够恢复得更好、更快。

② 静息态扫描的结果是一个基线水平，相当于背景，我们后面对于任务态的分析都是基于静息态的结果。后面我们说的某个区域在一侧手运动时激活，其实就是指某个区域的活性，其实也就是 BOLD 水平，在一侧手运动时高于静息状态。一般认为，在一侧上肢运动时，所有发生激活的脑都是该上肢的运动相关区，也就是广义上的运动区。

③ 简单来说，就是一秒抓握 2 次，一共抓握 60 次。

④ 因为任何的动作，或有想进行某些动作的意图，都会引起相应脑区的激活。

⑤ 这有助于我们确定激活的区域所属的脑区，并使得在不同患者中采集到的数据具有可比性。

⑥ 这个指数就是为了衡量哪一侧皮质激活更强，这个数字越大，代表对侧半球的激活比同侧半球强得越多。

号变化;同时在左侧的小脑和丘脑也发现了一定程度的激活①。所有健康志愿者的 $L>0$，代表他们的右手主要受对侧（左侧）半球支配。术后 5 年以上的患者中，患侧手进行独立运动时会出现双侧半球的激活，但是 L 明显大于 0，提示主要受对侧半球的控制。另外，我们还对患者与健康志愿者进行了交叉分析，发现患侧手运动时在对侧半球激活的区域范围与健康人右手运动时左侧半球的激活区域基本一致②，只是患侧手引起的皮质激活强度略低。

　　通过 5 名患侧手能够独立运动的健侧颈七神经移位术后患者，我们确认患者患肢的运动区也会发生跨半球重塑，最终回到原本支配患肢对侧半球。这一结果与我们的动物实验结果能够吻合。而且，患肢运动时的皮质激活模式与正常个体一侧上肢运动时的激活模式几乎完全一致，佐证了大脑是想用原有的模式重新支配患肢，无论外周通路发生了怎样的变化。当然，因为术后患肢的活动无法像正常肢体那样灵活有力，所以激活的强度会稍弱。

　　这篇文章的随访工作量是巨大的，要保证患者的定期随访花费了研究者大量的精力，但是意义重大。我们之前已经对这个脑重塑变化进程有了大概的认识，并通过动物实验发现了跨半球重塑机制，但苦于没有直接的临床结果证实这一机制。借助这一批恢复较好的患者，我们明确了患肢的独立运动意味着损伤对侧半球重新夺回了对患肢的控制权。

　　其实，这种"大脑倾向于使用原有区域支配神经移位后的靶肌肉"现象在其他神经移位中也会出现，在针对肋间神经移位至肌皮神经后皮质重组模式的研究中，肱二头肌的运动控制逐渐由肋间神经的皮质代表区转移回肌皮神经的皮质代表区。

---

① 这就是我们传统观念中所指的一侧肢体的运动受对侧半球的支配。这些对侧激活的区域各司其职：运动的产生需要 M1 区的执行，同时也离不开 SMA 区的规划。而小脑在运动执行中起到协调作用，丘脑可以接受在运动执行中的本体觉上行反馈信号，从而调控运动。

② 我们需要注意的是，就算是正常个体，在一侧手运动时，也不是单单只对侧半球的激活，也是表现为双侧半球同时激活，只不过同侧半球的激活很弱。这里的术后患者的激活现象其实与正常个体的激活很相似，说明此时术后患者的患侧手受对侧半球支配。

一侧大脑半球管双手——左右颈七交叉移位治偏瘫

此外，这种现象还会发生在断肢再植的患者中。有个患者曾由于严重的创伤，双手都被截肢。但幸运的是，在事故发生后4年，他接受了双手的移植手术。通过对移植前后的运动感觉功能代表区进行随访，研究者惊讶地发现，在双手截肢后，原本两侧半球内支配双手的区域逐渐被周围的代表区，如躯体代表区占据；但在移植后6个月，断肢引起的皮质重组能够被完全逆转，原先支配双手的区域还是负责支配双手。

有学者对一组股薄肌游离移植重建上肢运动功能的患者进行TMS研究。结果发现，重建上肢的运动功能恢复后，相应已发生功能重组的大脑皮质代表区逐渐恢复，与健侧肢体相对应的代表区相比，在大小和位置上均没有明显差别，即大脑皮质的功能重组发生了逆转。另有学者用肋间神经作为股薄肌的动力神经重建肱二头肌的屈肘功能，发现随着时间的延长，控制该肌肉活动的皮质区域逐渐由躯干部的肋间神经投射区转移到原肱二头肌的皮质投射区。因而，支配靶肌肉的神经元虽然发生改变，但原有运动皮质代表区仍会逐渐恢复对靶肌肉的控制。

因此，我们发现健侧颈七神经移位术后运动代表区的变化符合其他神经修复术后的脑重塑规律。我归纳为：大脑总试图恢复原有的功能区对损伤神经的支配。

电生理与功能影像学检测发现臂丛移位修复术后
手部肌肉粗大和精细运动的不同重塑模式

除了使用功能影像学，我们还使用了经颅磁刺激联合电生理监测及功能影像学等手段，发现了手内肌与手外肌在健侧颈七神经移位术后不同的重塑规律。

对于臂丛损伤的患者，恢复手功能既关键又困难，尤其手内肌控制的精细运动功能。指屈肌和拇短展肌分别代表了手的粗大和精细运动功能，拇短展肌是鱼际肌群最重要的部分，控制手掌外展和拇指外旋，虽然控制神经相同，拇短展肌的功能恢复和指屈肌并不相同。失神经后的肌肉萎缩是手内肌功能恢复差的一个主要原因。一项长期随访显示，在32名臂丛损伤患者中，肌电图提示其中5名患者的拇短展肌出现神经再

Research paper

Different cerebral plasticity of intrinsic and extrinsic hand muscles after peripheral neurotization in a patient with brachial plexus injury: A TMS and fMRI study

Tie Li[a,1], Xu-Yun Hua[a,1], Mou-Xiong Zheng[a], Wei-Wei Wang[b], Jian-Guang Xu[a], Yu-Dong Gu[a], Wen-Dong Xu[a,*]

[a] Department of Hand Surgery, Huashan Hospital, Fudan University, 12 Wulumuqi Middle Road, Shanghai 200040, China
[b] Department of Radiology, Huashan Hospital, Fudan University, 12 Wulumuqi Middle Road, Shanghai 200040, China

HIGHLIGHTS

- Cerebral plasticity following BPI and neurotization varies in different functions.
- We combined TMS and fMRI to evaluate the brain plasticity after neurotization.
- The reorganization of proximal extrinsic hand muscles is relatively complete.
- The adaptive cerebral plasticity pattern is crucial for well clinical recovery.

ARTICLE INFO

Article history:
Received 21 April 2015
Received in revised form 5 July 2015
Accepted 13 July 2015
Available online 19 July 2015

Keywords:
Brachial plexus injury
Peripheral neurotization
Cerebral plasticity
Neurophysiology and neuroimaging
Motor cortex

ABSTRACT

Contralateral C7 (CC7) neurotization has been an important approach for brachial plexus injury (BPI). Patients can achieve relatively good grasping function driven by the proximal extrinsic hand muscle (flexor digitorum, FD) after CC7 neurotization, whereas the thumb opposition function driven by the distal intrinsic muscle (abductor pollicis brevis, APB) is poor. The present study aimed to investigate the brain reorganization patterns of the recovery processes of intrinsic and extrinsic hand functions after repairing the median nerve by CC7 neurotization. Transcranial magnetic stimulation (TMS) and functional magnetic resonance imaging (fMRI) were used to evaluate the cerebral plasticity in one BPI patient after CC7 neurotization. After the CC7 neurotization, the patient showed improvements in the paralyzed hand. Combination of TMS and fMRI investigations demonstrated different cortical reshaping patterns of APB and FD. It was also found that the activated cortical areas of FD were located in bilateral motor cortices, but the area of APB was only located in ipsilateral motor cortex. The cerebral plasticity procedure appeared to be different in the gross and fine motor function recovery processes. It provided a new perspective into the cerebral plasticity induced by CC7 neurotization.

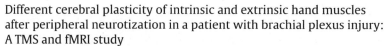

健侧颈七神经移位正中神经术后屈指和拇对掌功能恢复的不同中枢重组模式研究[6]

支配,但拇短展肌的功能恢复并不理想。而当指屈肌出现神经再支配时,其控制的手指屈曲动作则会出现较好的恢复。这种差异提示诸如失神经肌萎缩之类的外周原因并不是主导健侧颈七神经移位术后功能恢复的唯一因素,中枢神经系统的控制差异可能是另一个重要原因。

健侧颈七神经移位术能够诱导非常显著的双侧半球适应性的皮质重塑,尤其是跨两半球皮质功能重塑,在动物实验和临床研究中均能观察到。既往研究显示周围神经损伤和修复会引起中枢神经系统不同层级的重塑变化,我们发现健侧颈七神经移位术后,瘫痪前臂屈肌先是被同侧运动皮质控制,接着对侧运动皮质逐渐重获控制权。同样,在健侧颈七神经移位术治疗臂丛损伤的动物实验研究中,术后相对短期即可在同侧半球定位出现大鼠瘫痪前爪的运动控制;而在远期随访中,瘫痪前爪的运动中心逐渐转移回对侧半球。相似的结果在临床也得到复现,健侧颈七神经移位术后瘫痪上肢的运动代表区也首先出现在同侧运动皮质,随后,对侧运动皮质逐渐部分或完全接管瘫痪上肢的控制,与运动功能的恢复同步。我归纳过,大脑总是试图恢复原有功能区对瘫痪肢体的控制。那么,是什么样的大脑皮质功能重塑模式导致了健侧颈七神经移位术后拇短展肌和指屈肌功能差异性恢复呢?

我们联合 TMS 及 fMRI 探索一名臂丛损伤患者在健侧颈七神经移位术后,随访 7

年的拇短展肌和指屈肌的皮质重塑模式。

这名右利手患者在骑摩托车时不慎受伤，导致左侧全臂丛根性撕脱损伤。我们对该患者进行了健侧颈七神经移位正中神经的手术，该手术分为两阶段进行。在患者受伤 1 个月时，我们进行了第一阶段手术，将患侧尺神经在腕关节水平切断，游离至上臂近端，随后通过跨胸口皮下隧道将尺神经与健侧第七颈神经进行无张力缝合。在第一阶段手术 10 个月后，我们判断健侧第七颈神经纤维已再生至患侧腋部[1]。随后我们进行第二阶段手术，将瘫痪侧尺神经近端切断，移位至上臂的正中神经。我们对该患者进行了长达 7 年的随访研究，通过 TMS 和 fMRI 来评估脑可塑性。

▨ TMS‑MEP 研究结果

刺激右侧运动皮质时，即使强度达到 100％的最大刺激输出，也记录不到左（患）侧拇短展肌的 MEP[2]。相反，刺激同侧半球时，左（患）侧拇短展肌可以引出 MEP，不过潜伏期是延长的。同时，刺激同侧或对侧皮质时，左侧指屈肌都能产生 MEP，虽然潜伏期不同。所以，拇短展肌和指屈肌在对侧和同侧运动皮质有不同的代表区。

段落解读

　　TMS 的结果进一步明确了运动代表区和目标肌肉之间可能的神经通路，对侧半球诱导的患侧指屈肌的 MEP 的潜伏期比同侧长很多，应该是由于跨胼胝体传导的缘故。同侧 M1 区起到"中转站"的作用，对侧半球的磁刺激通过胼胝体传导激活同侧 M1 区的"中转站"，然后通过接下来的下行神经通路诱发患侧指屈肌的 MEP。而且，拇对掌是一个更复杂的动作，TMS 显示其代表区小于指屈肌，表明与粗大动作相比，术后患者复杂动作的运动皮质重塑过程并不充分。

▨ fMRI 研究数据

患侧肢体屈指时双侧 M1 区都有激活，拇对掌时只有同侧 M1 激活。此外，患侧手指屈曲时也能看到胼胝体激活，表明其参与了粗大运动任务，还有辅助运动区在手指屈曲和拇对掌时都有激活。

---

[1] 我们通过 Tinel 征及神经传导研究来判断。
[2] 正常情况下，刺激运动皮质后在对侧靶肌肉记录到的肌肉运动复合电位，用于检查运动神经从皮质到肌肉的传递、传导通路的整体同步性和完整性。

健侧颈七神经移位术在解剖上将瘫痪手的正中神经连接至同侧半球，虽然指屈肌和拇短展肌都是由正中神经支配，但它们的皮质代表区不同，且术后的重塑过程也不相同，根据 TMS 和 fMRI 的整合结果，指屈肌的运动代表区部分回到了对侧半球原来的皮质区域，一般认为这是一个比较好的皮质控制模式且恢复相对更好。而拇短展肌的运动代表区仍在同侧半球，并未表现出跨两半球重塑的皮质控制模式。指屈肌和拇短展肌皮质控制模式的差异从中枢可塑性的角度解释了术后屈指和拇对掌功能恢复不一致的原因。

　　本章阐述了臂丛神经移位术后粗大和精细运动功能的不同模式，也是第一篇运用多模态的研究方法，结合电生理和功能影像技术，深入探讨了顾老师所述的"手外科哥德巴赫猜想"——手内肌恢复，对手内肌功能恢复时脑功能变化进行了更详细的阐述，研究结果有重要的启发。

　　本研究中，臂丛损伤患者在健侧颈七神经移位术后瘫痪上肢运动功能改善，TMS 和 fMRI 研究显示指屈肌和拇短展肌恢复有不同的皮质重塑模式，瘫痪侧的指屈肌的皮质代表区在双侧的运动皮质，而拇短展肌的代表区在同侧的运动皮质，粗大和精细运动功能有不同的皮质重塑恢复过程。

　　健侧第七颈神经移位至正中神经后，手粗大和精细运动功能恢复的皮质重塑过程并不相同，这个适应性的皮质重塑模式或许可以预测臂丛损伤患者的神经功能结果，半球间重塑的缺失可能和精细运动功能恢复较差有关。

▨ 总结

　　综上，我们得出结论，大脑总是试图启用原有运动功能区来恢复对患肢的控制，即使外周通路已经通过手术发生了改变，原有沉寂功能区的激活对患肢控制是功能有效重建的标志，甚至会跨大脑半球恢复原有功能区对患肢的控制。

　　我们对臂丛损伤及健侧颈七神经移位术后脑功能重塑的系列研究成果被海德堡大学医学中心神经科教授 Christoph Stippich 主编的教科书 *Clinical Functional MRI*（2015 年第 2 版）中 *Brain Plasticity in fMRI and DTI* 收录，以及西雅图科学基金会首

一侧大脑半球管双手——左右颈七交叉移位治偏瘫

席科学家 R. Shane Tubbs 主编的教科书 *Nerves and Nerve Injuries*（2015 年第 1 版）第 64 章 *Cortical Plasticity after Peripheral Nerve Injury* 重点收录。世界神经外科联盟的周围神经外科专委会的副主席 Debora Garozzo 在神经科学权威杂志 *Neurology & Neurophysiology* 对我们的发现专门撰写了述评：臂丛损伤后的脑重塑很重要，需要在手术和康复过程中充分促进其功能恢复。

另外，本研究更重要的是团队开始将 TMS 和 fMRI 联合使用以研究神经移位术后功能恢复的中枢机制，fMRI 可以高空间分辨率的视角探究手功能和皮质代表区之间的功能联系，TMS 则可以探索整体的中枢外周通路。这对于学科的进一步发展打下扎实基础。

❖ 参考文献 ❖

［1］ 高歌军，冯晓源，徐文东，等. 外周神经损伤后大脑运动皮质局部调整的功能磁共振研究［J］. 中华医学杂志，2005（25）：1752-1756.

［2］ Jiang S, Li ZY, Hua XY, et al. Reorganization in motor cortex after brachial plexus avulsion injury and repair with the contralateral C7 root transfer in rats［J］. Microsurgery, 2010, 30(4): 314-320.

［3］ Zuo CT, Hua XY, Guan YH, et al. Long-range plasticity between intact hemispheres after contralateral cervical nerve transfer in humans［J］. Journal of Neurosurgery, 2010, 113(1): 133-140.

［4］ Hua XY, Zuo CT, Xu WD, et al. Reversion of transcallosal interhemispheric neuronal inhibition on motor cortex after contralateral C7 neurotization［J］. Clinical Neurology and Neurosurgery, 2012, 114(7): 1035-1038.

［5］ Hua XY, Liu B, Qiu YQ, et al. Long-term on going cortical remodeling after contralateral C-7 nerve transfer［J］. Journal of Neurosurgery, 2013, 118(4): 725-729.

［6］ Li T, Hua XY, Zheng MX, et al. Different cerebral plasticity of intrinsic and extrinsic hand muscles after peripheral neurotization in a patient with brachial plexus injury: a TMS and fMRI study［J］. Neuroscience Letters, 2015, 604: 140-144.

第 3 阶段

一侧大脑半球可以管双手

（2005—2008 年）

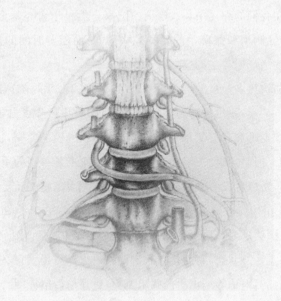

第6章
健侧颈七神经移位术后一侧
大脑半球可以接受双手感觉

早前对健侧颈七神经移位术后
感觉变化规律的认识是不足的

当时，我们在临床上对于健侧颈七神经移位术后患者，主要还是关注于运动功能的变化情况，而忽略了对于感觉变化的观察。当时，"感觉和运动的恢复规律一致"的观点占主流，且该点在我们的综述中和我申请的国家自然科学青年基金项目中都是这样描述的。即一开始健侧手和瘫痪手的感觉是联动的，而随着时间的推移，脑重塑逐步建立，瘫痪手能够逐渐产生自主的感觉。

但是，随着随访患者数量的增多，我发现这个规律似乎与临床结果不相匹配，因为即便到了术后5～7年，我也没有发现一个患者的瘫痪手产生了自主感觉。我那时心里没底了，请教了顾老师和有健侧颈七神经移位术丰富经验的专家，收集研究瘫痪手产生自主感觉的时间。但是，我发现不同专家切取健侧第七颈神经的手法技术有差异，这导致干扰因素很多，所以我没有办法从中找到明确的答案。这时，天公作美，借由一位特殊患者——1986年接受世界第一例健侧颈七神经移位术的患者，26岁的吴国英——我找到了突破口。因为那时他已经术后16年，此时他身体的变化已经很稳定，如果可以得知他此时的感觉恢复状态，将对指导我们的科研方向有很大意义。

在2005年前后，电话等通信手段并未流行，更遑论微信等即时通信，那时联系患者只能靠给患者寄信。然而，20世纪末适逢国内的高速发展期，城市面貌更替迅速。我在2005年寄出的信，却只能送到吴国英在1986年登记的地址，因此很遗憾，我寄的信石沉大海，没有回音。但天无绝人之路，无意间我看到了一封患者的来信，落款正是吴国英，他在信中向医院征求进一步治疗方案。我大喜过望，连忙细细阅读他的来信，也注意到他的地址早已不是 1986 年的那个,也不能确定此"吴国英"是不是就是我要找的那个吴国英。我立刻马不停蹄地给他写信,让他尽快来上海进行系统的随访评估。那时的吴国英住在哈尔滨,被我的诚意打动,在绿皮火车上熬过了三天三夜才来到上海。一见到他,我非常激动,在火车站就握住他的两只手,检查他健侧手和瘫痪手的感觉。我发现,即使是术后近 20 年,触摸他的患侧手,他的健侧手还是感觉同时被触摸! 也就是说快 20 年了,患侧手的感觉也没有完全同健侧手感觉分离! 健侧颈七神经移位术后的患肢感觉不会完全分离! 我敏锐地察觉到,感觉和运动在健侧颈七神经移位术后的脑重塑模式应该是不一样的,我们以前的认识可能错了。就这样,针对健侧颈七神经移位术后,感觉中枢的相应脑区是否能分离的研究由此展开。我和吴国英也开启了 20 年的医患友谊。

对健侧颈七神经移位术后感觉中枢的研究:动物试验结果

EXPERIMENTAL STUDY

Meng Wang, MD*

Department of Hand Surgery,
Huashan Hospital,
Shanghai Medical College of Fudan
University,
Shanghai, People's Republic of China

Zhan-Yu Li, MD*

Department of Orthopaedics,
Renji Hospital,
Shanghai Jiaotong University,
Shanghai, People's Republic of China

Wen-Dong Xu, MD

Department of Hand Surgery,
Huashan Hospital,
Shanghai Medical College of Fudan
University,
State Key Laboratory of Medical
Neurobiology,
Fudan University,
Shanghai, People's Republic of China

Xu-Yun Hua, MD

Department of Hand Surgery,
Huashan Hospital,
Shanghai Medical College of Fudan
University,
Shanghai, People's Republic of China

Jian-Guang Xu, MD

Department of Hand Surgery,
Huashan Hospital,
Shanghai Medical College of Fudan
University,
Shanghai, People's Republic of China

Yu-Dong Gu, MD

Department of Hand Surgery,
Huashan Hospital,
Shanghai Medical College of Fudan
University,
Shanghai, People's Republic of China

Sensory Restoration in Cortical Level After a Contralateral C7 Nerve Transfer to an Injured Arm in Rats

BACKGROUND: The restoration of sensory and motor function in brachial plexus root avulsion patients is a difficult challenge. The central nervous system plays an important role in sensory recovery after peripheral nerve injury and repair.

OBJECTIVE: To investigate the sensory restoration process after surgery at the cortical level in rodent models with a contralateral C7 nerve transfer.

METHODS: Thirty-five male Sprague-Dawley rats were used in this experiment, and both behavioral tests and somatosensory evoked potentials were used to investigate the sensory function recovery of the injured forepaws and the cortical reorganization in the rats postoperatively.

RESULTS: The results demonstrated a dynamic change in the ipsilateral somatosensory cortex, both in the shape and location, where overlapping sensory cortical representations of the healthy and injured forepaws were observed consistently. Behavioral tests show that the sensation first occurred only in the healthy forepaw and later in both when stimulating the injured one, which suggested a tendency of the sensation function to recover in the injured forepaws of the rats as time progressed.

CONCLUSION: The cortical reorganization occurred only in the ipsilateral hemisphere, which is different from the motor cortex reorganization using the same model as that described in a previous study. This reorganization pattern offers an interpretation of the unique sensory recovery process after the transfer of the C7 nerve to the contralateral median nerve, but also provides the basis for further sensory restoration in clinical practice.

KEY WORDS: Brachial plexus root avulsion injury, Contralateral C7 nerve transfer, Somatosensory evoked potentials

Neurosurgery 67:136-143, 2010　　DOI: 10.1227/01.NEU.0000370603.45342.6B　　www.neurosurgery-online.com

利用大鼠模型探究健侧颈七神经移位术后患侧手和健侧手感觉代表区发生了什么变化[1]

前期我们对健侧颈七神经移位术后患者的运动功能进行了研究。在健侧颈七神经移位术后，原本支配健肢的第七颈神经与患肢建立连接，由此患肢的同侧半球就可以通过这根第七颈神经支配患肢。术后患侧手的活动逐渐由需要健肢带动变为独立运动。相应的中枢可塑过程是通过跨半球的功能重塑，同侧半球中患侧手的原有运动代表区重新出现了激活，这样两侧手的功能区分开了，这是两手独立运动的基础。这一过程中跨两半球的功能重塑是关键机制。我们的动物模型研究结果也显示，在施行健侧颈七神经移位术的成年大鼠中，患侧上肢的运动代表区存在跨半球的动态重塑。患肢的运动代表区首先位于损伤同侧半球，然后同时出现在损伤同侧及对侧半球，最后完全位于损伤对侧半球。

但是，感觉的恢复似乎不是这样的……我前文提过找到了1986年顾老师主刀的世界第一例健侧颈七神经移位术患者。当我分别触摸吴国英右手（瘫痪手）的拇指、示指和中指，他同时感觉到自己的左手（健侧手）相对应的拇指、示指和中指有被触摸感，但是他无法分辨是哪个手指被触摸。而这时他已是健侧颈七神经移位术后的第16年了！这似乎提示：术后患者双手的感觉是始终无法分离的！

因此我们在文章中背景部分这样写道：

"随着健侧手同步运动的减少乃至消失，术后患者瘫痪手的手指可以实现自主运动。然而，尽管瘫痪手的感觉功能可以在术后出现一定程度的恢复，但在术后相当长的一段时间内，瘫痪手的精细浅触觉仍无法得到恢复。而且，对瘫痪手的刺痛觉测试会让患者的健侧手同步出现刺痛的感觉。因此，我们认为术后患者的感觉与运动功能恢复存在不同的神经机制。"

那没分离的感觉功能是否意味着两手的感觉代表区始终无法分开？有了这一科学猜想，我们便在大鼠上完全模拟了吴国英的手术（全臂丛损伤后行健侧颈七神经移位正中神经术），希望可以通过长期观察验证我们的猜想。在术后不同时间点，我们使用行为学测试来连续评估感觉功能的变化，同时通过SEP与MEG等方法，连续检测出双侧前爪（手）的感觉代表区变化。

患侧手与健侧手的感觉评估

首先，我们使用第5章中提到的健侧颈七神经移位术治疗全臂丛损伤的大鼠模型，并对大鼠的患侧爪子施加相同强度的机械刺激，观察大鼠的反应来明确它的感觉恢复情况。我们将大鼠放在一个铁丝网上，等大鼠两侧前爪掉下来后把两侧前肢固定住，用相同的、在固定力度下会弯曲的细丝(von Frey filament，一种在一定力刺激下会产生弯曲以保证其施加力度一致的设备)扎它的一侧前爪，观察它是否有爪子的回缩、发声，以及是否会因为疼痛啃咬自己的爪子①。

我们的行为学测试结果显示，对于正常大鼠，这种机械刺激会引起明显的疼痛反应。但是对于单纯一侧全臂丛损伤的大鼠，这种机械刺激不会引起大鼠任何的反应②。健侧颈七神经移位术后 3 个月，刺激患侧前爪仍不会引起任何反应③。但是到了术后 5 个月，在刺激大鼠患侧前爪时，5 只中的 4 只该爪有回缩反应，同时伴有健侧前爪的轻度动作④。到了术后 7 个月，同样是在这组 5 只大鼠中的 4 只，刺激患侧前爪可以同时引起两侧前爪的收缩现象，并且大鼠伴有对健侧前爪的啃咬行为⑤。而后随着时间的延长，在术后 10 个月，所有的大鼠在接受患爪刺激后，对健侧前爪的啃咬行为愈发剧烈。在术后 14 个月⑥，所有 5 只大鼠均像以前一样咬了健康的前爪，其中 2 只，刺激患侧前爪会使它在啃咬健侧前爪的同时，也存在一些对患侧前爪的啃咬行为⑦。这与我们先前的临床观察完全符合，证明了吴国英的表现不是偶然，这种患侧手和健侧手感觉不能完全分离的临床现象是可以利用大鼠模型模拟复刻的！

▓ 患侧手和健侧手的体感诱发电位检测和皮质感觉代表区绘图

行为学证据有了，相应的皮质发生了怎样的变化？我们采用了 SEP 检测方法。SEP 是指刺激肢体后在皮质记录到的电位，反映了皮质中对肢体感觉输入有反应的脑区范围，这个范围就是我们通常所说的感觉代表区。我们在健侧颈七神经移位术后的第 3、5、7、10、14 个月⑧，分别检测了大鼠两侧皮质 SEP 的分布情况，即刺激大鼠前肢，能在皮质记录到的电信号的性质及分布范围。我们将大鼠麻醉后用立体定位仪固定颅骨，去除大鼠一部分顶骨和额骨，范围包括从囟门前 6 mm 至囟门后 2 mm，颅中线外侧 0 mm 到外侧 5 mm。

---

① 观察大鼠的感觉比较麻烦，von Frey 触痛觉测试是比较公认的刺激诱发方法。

② 这个现象与患者的表现完全一致，瘫痪侧上肢丧失了所有感觉和运动功能。

③ 说明此时第七颈神经还没完成再生。

④ 说明第七颈神经已经基本完成再生，此时患爪可以收缩说明它的运动功能也有恢复。

⑤ 这代表它认为发生疼痛的是健侧的前爪而非患侧，这和临床患者表现"触碰患侧手，患者感觉健侧手被触摸"是一致的。

⑥ 对大鼠来说，2 月龄时手术，到术后 14 个月，已是 16 个月的老年鼠了。推演到人，这已是非常长的时间了，这是我们在实验设计时有意为之的。吴国英在 16 年后仍无法区分健侧手和患侧手的感觉，我们希望在动物模型中尽可能模拟，这一全世界可以观察到的最长临床随访观察时间，以便进行机制分析。

⑦ 这代表有一部分大鼠的患爪出现了某种程度的感觉，大鼠能够意识到患爪的存在，但是仍然无法完全与健爪分离。

⑧ 时间点的设置和行为检测的时间点是一致的。

正常对照中,电刺激一侧肢体只能在对侧体感皮质记录到 SEP[①]。我们首先确定躯体感觉皮质的位置(位于囟门前 0.5 mm 至囟门后 1.5 mm,中线外侧 3 mm 至外侧 4 mm)。接下来,我们使用银电极以 0.5 mm 的增量,记录囟门前 2 mm 至囟门后 0.5 mm,中线外侧 2.5 mm 至外侧 5.0 mm 范围内的 SEP 变化情况[②]。我们将一对间隔为 5 mm 的不锈钢针电极插入前爪背并进行电刺激(强度为 0.8 mA,频率为 200 Hz)。我们将 SEP 信号放大 200 倍,并以 1～1 000 Hz 进行滤波,平均进行 20 次实验。SEP 的潜伏期定义为从电刺激发生到每个 SEP 响应峰值的时间间隔(以毫秒为单位)。初级体感皮质的峰值定义为周期内信号最高值和最低值之间的差值。

在正常组的 5 只大鼠中,平均的 SEP 峰值的波幅和潜伏期分别为 $229.04 \pm 15.724\ \mu V$ 和 11.15 ± 0.59 毫秒。在单纯一侧全臂丛损伤的大鼠中刺激受伤的前爪,在体感皮质的任一侧均未诱导出 SEP 反应。在健侧颈七神经移位术后的 3 个月,我们同样也无法在手术组大鼠中诱发出 SEP[③]。在术后的 5～14 个月,刺激健侧或患侧前爪所诱发出的 SEP 只能在同(左)侧体感皮质中记录到[④]。我们也发现,患侧前爪的 SEP 潜伏期随着时间的延长逐渐缩短,SEP 的波幅随时间的增加而增大[⑤]。无论是 SEP 的波幅还是振幅均显示,术后 5～7 个月健侧前爪与患侧前爪之间存在显著差异。到健侧颈七神经移位术后 10 个月,两组之间的 SEP 差异已不显著。术后 14 个月,健康前爪的平均 SEP 潜伏期和幅度分别为 11.15 ± 0.49 毫秒和 $298.59 \pm 48.27\ \mu V$,而受伤前爪的平均 SEP 潜伏期和幅度分别为 14.99 ± 0.94 毫秒和 $214.86 \pm 11.04\ \mu V$。两者的各项指标之间的差异均不显著,这表明健侧颈七神经移位术后患侧前爪感觉功能有恢复的趋势,此后随着时间的推移逐渐达到了正常对照组的水平。

段落解读

这部分主要关注皮质 SEP 的参数变化。首先我们发现,与行为学结果一致,一侧全臂丛损伤后,大鼠的患侧肢体完全无法将感觉信息传递到皮质;健侧颈七神经移位术后 3 个月,感觉神经纤维未再生至患侧前爪,也无法将患肢的感觉信

---

① 正常情况下,一侧上肢的感觉仅会传递至对侧皮质。

② 我们选择的记录区域大于传统认为的感觉皮质,因为实验初期无法确定患侧肢体的感觉代表区究竟会位于什么位置。

③ 这与刺激全臂丛损伤及术后 3 个月的大鼠患侧前爪不会引起任何的行为学变化是相互对应的。

④ 这证实了我们的科学假设,患肢的感觉中枢的确不会出现跨半球的重塑,一直位于患肢同侧的皮质。

⑤ 潜伏期缩短、波幅增大是神经轴突再生逐渐成熟的表现。

息传递到中枢。在术后 5 个月,感觉神经纤维已经再生至前爪,开始能够将患肢的感觉信息传递到中枢,但是此时神经纤维再生的数目有限,传递的信息也不够多,所以患肢刺激引起的 SEP 波幅弱于健肢刺激,潜伏期长于健肢刺激。感觉纤维的再生随着时间的延长不断强化,神经纤维的传递效率不断升高。在术后 10 个月时,神经纤维的再生已经完成,患侧肢体刺激引起的 SEP 强度和潜伏期不再变化。说明移位的外周神经的再生已完成,神经纤维成熟度已达到正常对照组水平。我们明确了在健侧颈七神经移位术后,患肢的感觉代表区不会发生跨半球重塑,会一直位于患侧肢体同侧的感觉皮质。这些结果表明,触摸患侧手时健侧手有感觉,这是中枢的原因,不是外周的原因。

我们进一步设定 SEP 幅度为最大值的 80%～100% 的区域范围(以 mm 为单位),发现范围主要在前囟前 0.5～1.0 mm,以及正中线外侧 4.5～5 mm。在单纯一侧臂丛损伤的大鼠中,电刺激健侧正中神经分布区产生的 SEP 范围向内侧移动了约 0.5 mm。

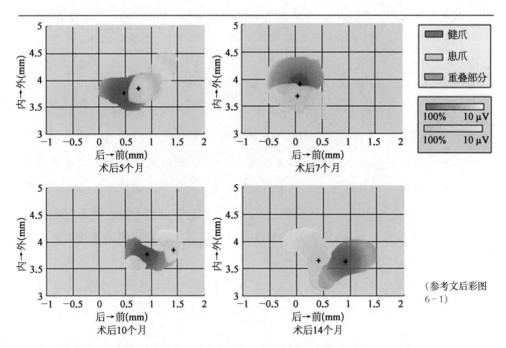

(参考文后彩图 6-1)

图 6-1·在健侧颈七神经移位术后,刺激患侧和健侧前爪能够在损伤同侧皮质诱发 SEP 的范围。紫色表示健侧前肢的 SEP 范围,黄色为患侧前肢的 SEP 范围。橘色表示两侧 SEP 范围的重叠区域。每个范围的中心的平均位置(标有叉号)显示了峰值所在的位置。颜色变浅代表 SEP 峰值的减小。我们对图形进行了标准化。在健侧颈七神经移位术后,随着功能的不断恢复,健侧前爪的 SEP 诱发区与患侧前爪的 SEP 诱发区重叠范围虽然逐渐减小,但始终有重叠。

不同时间点的 SEP 图显示出大致相似的形状，但随着时间的推移范围逐渐扩大。在术后 5 个月，刺激患侧和健侧的前爪，均可以在患侧的同侧皮质记录到 SEP 的激活。我们可以发现健侧前爪的感觉代表区与患侧前爪的感觉代表区存在着很大的重叠范围，而且这两个区域都与正常情况下的一侧前爪的感觉代表区有很大的重叠。术后 7 个月，患侧前爪的感觉代表区与健侧前爪的感觉代表区重叠减少了很多，而且形状发生了明显改变。术后 10 个月，在同侧感觉皮质中记录到的患侧前爪感觉代表区与健侧前爪感觉代表区重叠范围很小。术后 14 个月，患侧前爪与健侧前爪的感觉代表区的形状和位置仍处在动态变化中，但全部局限在患侧同侧的体感皮质中。患侧前爪与健侧前爪的感觉代表区一直有少量的重叠（图 6-1）。

段落解读

这部分是文章的精华，结果揭示了为什么触摸患侧手，健侧手有感觉的中枢机制。

从皮质的感觉代表区分布图可以看到，大脑发生了动态的可塑。健侧前爪和患侧前爪的代表区始终集中在了一侧半球内的感觉区，两者从大范围重叠逐步发展到小范围重叠。但是，即使到了术后 14 个月，两者仍然无法完全分开，还是有部分的重叠。这表明大脑在试图分开两者的感觉区，以获得更好的感觉支配，但是始终无法达到。这解释了临床现象，为什么即使在术后 16 年，触摸吴国英的患侧手，他仍然觉得健侧手也在被触摸。

那么为何感觉代表区不发生跨半球的重塑呢？在文中我们是这样分析的：从神经解剖来看，连接两半球的胼胝体内含有丰富的神经纤维，其中连接两侧初级感觉皮质的胼胝体纤维的数量与身体部位紧密相关。大量的纤维连接了两侧躯干及近端肢体的感觉代表区，而连接两侧手部感觉代表区的纤维基本为零，因此解剖上两侧半球的手部感觉代表区在结构上是相互孤立的。在健侧颈七神经移位术后，患爪的感觉信息通过损伤同侧皮质相连的健侧第七颈神经，传递到损伤同侧的感觉皮质。但是，由于缺乏与损伤对侧感觉皮质的胼胝体纤维连接，患爪的感觉信息无法传递至损伤对侧感觉皮质，导致跨半球重塑无法启动。大脑只能选择在损伤同侧半球内同时处理来自患爪与健爪的感觉信息。

文章发表后的同行评价

　　"这是一项出色的、经过精心设计的研究,首次阐释了臂丛损伤后感觉皮质重塑的过程。尽管文章的发现暂时无法直接应用于临床,但这篇文章丰富了我们既有的知识体系,得出的结论增加了我们对神经损伤诊治的理解。"

Katheen Khu

Rajiv Midha

卡尔加里,艾伯塔,加拿大

对健侧颈七神经移位术后感觉中枢的研究:临床研究结果

　　我们的动物实验结果很好地描述了健侧颈七神经移位术后患侧手感觉区的动态变化规律,但是在临床的患者身上能否得到同样的规律呢?

　　健侧颈七神经移位术已被广泛应用于臂丛损伤和中枢神经损伤的患者身上,首例患者即我们之前提及的吴国英。从神经解剖学的角度来看,这种手术通过周围神经移位,将受伤的手连接到同侧大脑半球。之前我们谈到,经过两年的重塑和适应,患侧手可以获得独立的运动能力,皮质的运动代表区也可以分离。然而,同步感觉现象持续存在,即触摸受伤的手时会引起健侧手的异样感觉。

　　了解这种同步感觉现象的机制对治疗的改进很有必要。通过先前提到的动物研究,模拟吴国英全臂丛损伤后所行的健侧颈七神经移位正中神经术。我们发现,随着术后时间的延长,大脑感觉皮质内发生了动态重塑,但健侧前爪和患侧前爪的代表区始终无法完全分开,仍然有部分重叠。然而,我们还需要进一步的临床证据,评估健侧颈七神经移位术对同步感觉中枢可塑性的影响。因此我们将探索的目光重新回到患者身上。

　　当提到中枢可塑性,fMRI这一临床脑科学研究利器将大显身手。为了深入探索健侧颈七神经移位术后,脑可塑改变与感觉恢复之间的联系,我们借助 fMRI 来进一步验证我们之前的科学猜想,并希望获得与基础试验相得益彰的结果。此外,我们还想阐明健侧颈七神经移位术在臂丛损伤患者的中枢可塑性中发挥的作用,从而证实"改变外周

Received: 24 August 2020 | Revised: 29 November 2020 | Accepted: 17 January 2021

DOI: 10.1002/brb3.2064

ORIGINAL RESEARCH

Brain and Behavior | WILEY

Aberrant central plasticity underlying synchronous sensory phenomena in brachial plexus injuries after contralateral cervical seventh nerve transfer

CAI ET AL. **Zeyu Cai**[1] | **Gaowei Lei**[1] | **Jie Li**[1] | **Yundong Shen**[1] | **Yudong Gu**[1,2] | **Juntao Feng**[1,2] | **Wendong Xu**[1,2,3]

[1]Department of Hand Surgery, Huashan Hospital, Fudan University, Shanghai, China

[2]Department of Hand and Upper Extremity Surgery, Jing'an District Central Hospital, Fudan University, Shanghai, China

[3]The National Clinical Research Center for Aging and Medicine, Huashan Hospital, Fudan University, Shanghai, China

Correspondence

Juntao Feng, Department of Hand Surgery, Huashan Hospital, Fudan University, 12# of middle Wulumuqi road, Shanghai, 200040, China.
Email: jtfeng08@fudan.edu.cn

Funding information

Supported by grants from the National Natural Science Foundation of China (81702228, 81672257 and 81873766), Shanghai Chenguang Project (18CG08), Youth foundation of Research Project from Shanghai Municipal Health Committee (20174Y0212)

Abstract

Backgrounds: Contralateral cervical seventh (C7) nerve transfer aids motor and sensory recovery in total brachial plexus avulsion injuries (TBPI), but synchronous sensation often persists postoperatively. The mechanism underlying synchronous sensory phenomena remain largely unknown.

Objective: To investigate the role of central plasticity in sensory recovery after contralateral C7 nerve transfer.

Methods: Sixteen right TBPI patients who received contralateral C7 nerve transfer for more than 2 years were included. Sensory evaluations included Semmes–Weinstein monofilament assessment (SWM), synchronous sensation test, and sensory evoked action potential (SNAP) test. Smaller value in the SWM assessment and larger amplitude of SNAP indicates better tactile sensory. Functional magnetic resonance imaging was performed while stimulations delivered to each hand separately in block-design trials for central plasticity analysis.

Results: The SWM value of the injured right hand was increased compared with the healthy left side (difference: 1.76, 95% confidence interval: 1.37–2.15, $p < .001$), and all 16 patients developed synchronous sensation. In functional magnetic resonance imaging analysis, sensory representative areas of the injured right hand were located in its ipsilateral S1, and 23.4% of this area overlapped with the representative area of the left hand. The ratio of overlap for each patient was significantly correlated with SWM value and SNAP amplitude of the right hand.

Conclusion: The tactile sensory functioning of the injured hand was dominated by its ipsilateral SI in long-term observation, and its representative area largely overlapped with the representative area of the intact hand, which possibly reflected a key mechanism of synchronous sensation in patients with TBPI after contralateral C7 transfer.

KEYWORDS

central plasticity, contralateral c7 transfer, brachial plexus injury, synchronous sensation, total brachial plexus avulsion injury

利用 fMRI 探究健侧颈七神经移位术后感觉刺激诱发的脑活动模式及其与全臂丛损伤患者瘫痪手感觉恢复的关系[2]

神经，中枢随之应变"的观点。

▨ 患者纳入标准

首先，我们回顾性纳入了接受健侧颈七神经移位术的全臂丛损伤患者。我们的纳入标准如下。

（1）存在创伤性损伤病史、电生理检查明确臂丛损伤、手术探查记录确诊第五颈神经至第一胸神经根性损伤。

（2）手术策略：健侧第七颈神经通过尺神经桥接移位至患侧手正中神经。

（3）右侧损伤，年龄 18 周岁以上（成人），无性别限制[①]。

（4）手术和 fMRI 之间的间隔超过 2 年[②]。

（5）该研究得到了复旦大学附属华山医院伦理审查委员会（IRB）的批准，并获得了研究中所有患者的知情同意。

在这项研究中，我们共纳入 13 例男性和 3 例女性，且均是右侧全臂丛损伤患者；患者平均年龄为 26.7±5.4 岁；健侧颈七神经移位术至 fMRI 扫描的平均间隔为 4.2±0.9 年。

▓ 感觉评估

在本次实验中，我们使用了三种测试来评估双侧示指的感觉功能，包括触觉阈值评估（SWM）、同步感觉测试和感觉电生理测试[③]。

我们采用一组 Semmes - Weinstein 单丝触觉[④]来进行 SWM 评估。健侧手先接受测试，患侧手后接受测试[⑤]。然后，我们在 SWM 评估后进行同步感觉测试。将比触觉阈值高两级的细丝放在患侧示指指腹上，以诱导同步感觉现象。我们将同步感觉分为三个水平：明显、轻微或无。每个患者都重复进行了 3 次测试。感觉电生理情况采用肌电图来评估。我们在正中神经给予电刺激，在示指上放置环形表面记录电极，记录 3 次感觉神经动作电位（SNAP）[⑥]的潜伏期和波幅，取平均值。

我们发现，与健侧手相比，患侧手（右手）[⑦]的触觉阈值明显升高，这表明感觉恢复不完全。此外，我们发现所有 16 例患者均出现同步感觉现象，其中 10 例为"明显"，6 例为"轻微"[⑧]。并且，感觉同步现象评估为"明显"的亚组患者，其触觉阈值高于评估为"轻度"的亚组患者，尽管差异在统计学上并不显著。在完成体格检查以后，我们进一步评估了其感觉神经的电生理功能。这批患者的感觉神经生理学检查显示，患侧手（右

---

① 我们仅选择右侧损伤，以排除左右脑之间差异的混杂因素。

② 我们对术后恢复的程度做了限定。

③ 由于患侧示指的指腹是引起同步感觉的最典型的部位，所以在这个部位进行评估。

④ 该测试是国际公认的一种检测触压感觉障碍十分有效的方法。

⑤ 为了排除患侧手感觉对健侧感觉输入的干扰，我们先评估健侧手再评估患侧手。

⑥ 在感觉神经传导测定时，记录感觉神经动作电位的波幅，一般被应用于评估感觉神经功能。

⑦ 即患侧手，同吴国英。

⑧ 这种同步感觉现象在所有纳入的患者上均存在，且不会随时间消失。

手)SNAP 的平均波幅为 15.5±4.7 μV，健侧手为 45.0±6.2 μV[1]。患侧手（右手）SNAP 的潜伏期为 9.2±1.7 毫秒，健侧手为 3.1±0.4 毫秒。

　　这部分主要关注患侧手感觉功能恢复情况。首先，与我们前期的动物实验结果类似，我们发现，健侧颈七神经移位术后 2 年以上的患者，其患侧手的感觉功能有所恢复，触觉阈值降低，患侧手的感觉信息可以被传入至健侧皮质。同时，我们可以看出，感觉同步现象在所有被纳入的患者中均存在。这说明：感觉同步且不分离的现象不是偶发个例，而是一种普遍的现象。我们明确了这种临床现象，并根据其严重程度进行了量化分级。借助于感觉神经生理学检查，我们检测到健侧颈七神经移位术 2 年后的感觉功能有所恢复，并与触觉阈值结果有所关联。

■ 感觉皮质的 fMRI 评估

　　临床试验设计好了，患者行为学数据都采集到位，那么接下来如何获得更直观的感觉皮质变化资料呢？我们将借助无损且高空间分辨率的 fMRI，评估患侧感觉皮质状态变化。我们采用 3T 及 32 通道线圈进行数据采集。为了保证数据采集质量，参与被试的头部被牢靠固定。我们将采用两组序列模块来采集数据，第一组为区块设计 fMRI 数据；第二组为结构 fMRI 数据。对于区块设计的 fMRI，每个患者都进行了两次试验。每个实验范式都包含 30 秒机械刺激和 30 秒休息间隔，重复 3 次。第一个试验是机械刺激受伤右手的示指，第二个试验是刺激完好的左手示指[2]。在第一次刺激之前，有一个 12 秒的预扫描期，以获得稳定的基线血氧水平依赖信号，并将预扫描数据排除在分析之外。

　　接下来，借助于算法对采集到的磁共振数据进行分析，采用 SPM12[3] 进行成像数据前处理和后处理步骤。使用典型的血流动力学响应函数，模拟一个活动状态和一个静息状态（基线），并获得了活动期与静止期的对比图。为了分析，我们将任务数据分为两个亚组：右手刺激（A 组）和左手刺激（B 组）。

---

① 一般情况下，左右手的感觉神经动作电位波幅相似，在全臂丛损伤患者中，患侧 SNAP 一般很难测出。

② 此处顺序与感觉行为学数据采集相反，因为刺激患侧手时，在皮质内引发的血氧浓度变化程度较小，而刺激健侧手时，在感觉皮质内引发的血氧浓度变化较明显。

③ 这是一种基于 MATLAB 软件的数据处理程序，被广泛应用于磁共振数据预处理和数据分析。

结果发现,在所有 16 名患者中,刺激右手会激活同侧中央后皮质,而不激活对侧(左侧)中央后皮质①。此外,其他区域包括右侧中央前回②、双侧额叶回和左侧颞中回也表现出激活。

既然刺激患侧手可在健侧皮质诱发皮质激活,那么刺激健侧手会激活哪里呢? 我们发现,刺激未受伤的左手激活其对侧(右侧)中央后回③,以及右侧中央前回、右侧额叶回和右侧颞中回④。

我们进一步分析了每个患者的重叠率及其与感觉功能评估结果的关系。SWM 评估的触觉阈值、SNAP 波幅及其归一化值与重叠率显著相关。我们进一步探索刺激患侧手和健侧手时皮质激活区域的重叠情况,并在组分析中发现,分别刺激右手和左手,左侧 S1 激活区域重叠率为 23.4%。结果表明,重叠率与潜伏期无显著相关性($r = 0.49, P = 0.053$),重叠率与归一化潜伏期无显著相关性。

段落解读

　　这部分是文章的精华。研究结果表明:当感觉同步现象较为明显时,其感觉皮质的重叠率更高。这一临床观察结果和我们前期的动物实验研究发现的规律基本一致。同时,从结果中我们可以看出,通过单丝触觉评估患侧手的感觉阈值时,感觉阈值越高(即感觉恢复越差),其皮质代表区域的重叠率越高。换言之,当双侧感觉输入的重叠率降低时,其患侧手的感觉恢复较好。与患者体格检查类似,当我们将患者感觉神经动作电位的波幅和皮质代表区的重叠率进行归一化计算时,可以看出,患者的感觉动作电位波幅越高,其皮质代表区域的重叠率越低,因此感觉动作电位的波幅有潜力成为感觉功能恢复的神经生物标记物。

▓ 总结

　　这两篇文章从机制上回答了"为何健侧颈七神经移位术后患侧手和健侧手的感觉无法分开"这一长期困扰全世界手外科医生的临床难题。更重要的是,给了我们一个启示:

---

① 正常情况下,右侧上肢的感觉仅会传递至对侧皮质;在我们进行健侧颈七神经移位术后,刺激右侧示指,发现右侧中央后回激活即感觉皮质激活。

② 即运动皮质代表区。

③ 即感觉皮质代表区。

④ 整个皮质均被激活。

一侧半球的感觉皮质是可以接受双侧手的感觉的！并且具有把两手感觉区逐渐分开的强大可塑能力！那么运动皮质呢？是否具有同样的可塑能力？

至此，我们踏上"一侧大脑半球可以管双手"的研究征程。

❖ 参考文献 ❖

［1］ Wang M，Li ZY，Xu WD，et al. Sensory restoration in cortical level after a contralateral C7 nerve transfer to an injured arm in rats［J］. Neurosurgery，2010，67(1)：136－143.

［2］ Cai Z，Lei G，Li J，et al. Aberrant central plasticity underlying synchronous sensory phenomena in brachial plexus injuries after contralateral cervical seventh nerve transfer［J］. Brain and Behavior，2021，11(4)：e02064.

第7章

中断大脑两半球联系，健侧颈七神经移位术可诱发一侧半球支配双手运动

健侧颈七神经移位术后感觉代表区的重塑模式提示我们，一侧大脑半球能够处理双手的感觉。这是一个很重要的发现。顺理成章的，那么运动呢？一侧大脑半球能不能同时管理双手的运动呢？

■ 健侧颈七神经移位术后连接大脑两半球的通路如果中断，大脑会发生何种可塑性变化

Research Report

Interhemispheric functional reorganization after cross nerve transfer: Via cortical or subcortical connectivity?

Xu-Yun Hua[a,c,1], Zhan-Yu Li[d,1], Wen-Dong Xu[a,b,c,*], Mou-Xiong Zheng[a,c], Jian-Guang Xu[a,c], Yu-Dong Gu[a,c]

[a]Department of Hand Surgery, Huashan Hospital, Shanghai Medical College, Fudan University, 12 Wulumuqi Middle Road, Shanghai 200040, China
[b]State Key Laboratory of Medical Neurobiology, Fudan University, 138 Yi Xue Yuan Road, Shanghai, China
[c]Shanghai Key Laboratory of Peripheral Nerve Microsurgery, Shanghai, China
[d]Department of Orthopedics, Ren-Ji Hospital, Shanghai Jiaotong University, Shanghai, China

ARTICLE INFO

Article history:
Accepted 11 June 2012
Available online 6 July 2012

Keywords:
Interhemispheric functional reorganization
Cross nerve transfer
C7 transfer
Cortical
Subcortical

ABSTRACT

It has been demonstrated that there could be long range interhemispheric reorganization between bilateral hemispheres after peripheral cross nerve transfer. Our previous studies found a striking dynamic process of interhemispheric functional reorganization in adult rats with cross seventh cervical nerve transfer. But it remains a question whether the extensive interhemispheric functional reorganization after cross nerve transfer depends on connectivities at the cortical or subcortical level. In the present study, 18 rats with cross C7 transfer were concurrently treated with corpus callosotomy while the other 18 were not. Intracortical microstimulation was performed in the primary motor cortex (M1) at intervals of 5, 7, and 10 months postoperatively. The neural electrophysiology study showed that the representation of the injured forepaw appeared in the ipsilateral cortex at 5 months after the cross nerve transfer combined with corpus callosotomy, and it shared great overlapping zones with the representation of the health forepaw. And then, at 7–10 months, the cortical representation of the paralyzed forepaw was still located in the ipsilateral motor cortex, although significantly contracted. In contrast, rats with mere cross nerve transfer still presented interhemispheric reorganization. The results indicated that corpus callosotomy in the early stage after cross C7 transfer may had interrupted the interhemispheric functional reorganization. Combined the present study with our previous research findings, we explored the possible pathway and mechanisms of the interhemispheric functional reorganization. Thus we came to the conclusion that interhemispheric connectivity at the cortical level was essential in establishing the new contralateral control of the paralyzed limb at the initial stage after cross nerve transfer.

健侧颈七神经移位术切断胼胝体后，一侧半球能否控制双手的运动[1]

通过前面针对感觉区重塑机制的研究,我们发现一侧半球可以同时接受两侧上肢的感觉,并能够在一定程度上分别进行响应。那么是否一侧半球可以分别控制双侧上肢的运动呢?我们先前的动物实验与临床研究已经明确,健侧颈七神经移位术后患肢运动代表区会出现跨半球重塑。那么这种重塑出现的内在机制是怎样的呢?我们是这样认为的:

"在健侧颈七神经移位术后,原本支配健肢的第七颈神经与患肢建立连接,控制这根第七颈神经的损伤同侧半球可以通过第七颈神经支配患肢。患肢运动时会产生持续的感觉反馈信号,这些信号通过各种通路(包括胼胝体通路)到达原本支配患肢的损伤对侧皮质。起初这个信号很弱,但足以增强损伤对侧皮质的活性。随着时间的延长,损伤对侧皮质增强了对同侧脊髓中与移位第七颈神经相连的运动神经元的支配。这种支配的增强使损伤对侧半球能够通过第七颈神经支配患肢。"

那么如果阻断这种重塑,是否就可以使一侧半球控制两侧上肢?这种控制又是否足够有力?

为了解决这些问题,我们在健侧颈七神经移位术后的全臂丛损伤大鼠上进行了胼胝体切断手术。胼胝体是连接两侧大脑半球的关键通路,而切断胼胝体则能够阻断两侧半球的联系。我们认为这种阻断能够使到达损伤同侧半球的感觉反馈信号无法传递至损伤对侧半球,对侧半球的重塑无法启动,最终使损伤对侧半球无法重新支配患侧手。在术后不同时间点,使用行为学测试连续评估患侧手运动功能变化,通过皮质内微电刺激评估与记录双侧前爪(手)的运动代表区变化。

▨ 大鼠胼胝体切断模型的建立与运动功能评估

首先,我们按照前文所述,建立了大鼠的健侧颈七神经移位术治疗一侧全臂丛损伤模型,同时将大鼠的胼胝体切断。我们将大鼠用立体定位仪固定颅骨,而后移除部分颅骨,范围包括从囟门前 3 mm 至囟门后 6 mm,以及从颅中线一侧 5 mm 到另一侧 5 mm①。然后切除皮质的硬脑膜,并用 37℃矿物油浇灌保持皮质湿润。而后切除大鼠的软脑膜,用特制的厚板将左额叶拉出,然后切断胼胝体②。

---

① 胼胝体切断手术的难度很高,大脑暴露的范围一定要足够,不然后续无法将大脑较为完整地拉出,导致胼胝体切断不够干净。

② 这一系列操作需要术者动作尽可能地快,并且尽可能轻柔,不然可能会导致大鼠的死亡。

我们在健侧颈七神经移位术后 10 个月时，取大鼠脑冰冻切片进行尼氏染色，发现胼胝体被破坏，这表明大脑中的半球-半球通路被破坏①。

我们根据前人的方法，测量了患侧前爪的握力。将大鼠放在连接有电子天平的铁架台上，抓住大鼠的尾巴，大鼠的爪子会抓住铁架台的边缘，从而在天平上显示大鼠的拉力情况②。结果发现，无论是否切断胼胝体，接受健侧颈七神经移位术的大鼠都会在术后 5 个月开始出现握力，在术后 10 个月时能够恢复到正常的 60% 左右。术后 10 个月，所有大鼠手指握力均恢复良好③。两组大鼠瘫痪前爪的恢复进程相似，说明在术后 10 个月内，两组大鼠的运动功能恢复情况无明显差异。

段落解读

这部分主要关注胼胝体切断模型对运动功能的影响。借助于精细的显微外科手术技巧，我们成功建立了稳定的胼胝体切断模型。紧接着的行为学随访结果显示，胼胝体切断并不影响健侧颈七神经移位术治疗全臂丛损伤的效果。这里的机制我们猜测有以下两种：一种是跨半球重塑可能并不依赖于胼胝体，胼胝体切断后患肢运动区的跨半球重塑仍然可以完成；另一种是胼胝体切断后跨半球重塑的确无法完成，但是仅凭损伤同侧半球，就能在控制健爪运动之余，很好地控制患爪。那么为了验证我们的猜测，我们紧接着通过皮质内微电刺激连续观察患爪运动区在术后的动态变化情况。

■ 胼胝体切断阻断了健侧颈七神经移位术后患肢运动区的跨皮质重塑，患侧半球出现两侧手的运动区

紧接着，我们用皮质内微电刺激的方法探究胼胝体切断是否会影响患肢运动代表区在皮质的可塑性变化。与之前动物实验的结果相似，未进行胼胝体切断的大鼠中，在健侧颈七神经移位术后的 5 个月，损伤同侧皮质运动区出现患侧前肢的运动代表区，此时该运动代表区，即刺激能引起患侧前肢运动的皮质刺激点的数目为 20.60 ± 1.82。

---

① 任何干预实验后都需要紧接着进行验证实验，不然就无法证明干预实验的有效性。验证实验一般选用大家最公认的方案，比如在这里，为了证明胼胝体切断的效果，我们使用了神经生物学实验中常用的尼氏染色来进行验证。

② 这是公认的测试大鼠握力的方法。由于全臂丛损伤后患爪几乎完全无法运动，所以术后患爪的抓握能力可以认为全部来自移位的第七颈神经。握力的大小能够用于量化患爪运动能力的恢复情况。之所以测量握力而不是其他指标，是由于第七颈神经桥接至正中神经，而正中神经的功能与握力大小息息相关。

③ 对大鼠来说，2 月龄时做手术，到术后 10 个月，已是 12 月龄，相当于大鼠整个生命的一半。我们认为此时大鼠的第七颈神经已经完全再生，大脑重塑已经完成。所以我们并未对术后 10 个月之后的数据进行分析。

术后 7 个月时,双侧的运动皮质均出现患侧前肢的运动代表区,平均刺激点数目分别为 14.80±0.84 和 16.80±1.64。然而,在术后第 10 个月时,患侧前肢的运动代表区仅位于患侧前肢对侧的运动皮质,此时平均刺激点数为 3.80±0.45[①]。

而在健侧颈七神经移位术 + 胼胝体切断术的大鼠中发现,在术后 5 个月,损伤同侧皮质运动区出现患侧前肢的运动代表区,同时该区域也是健侧前肢的运动代表区,刺激可以引起健侧前爪强烈伸展和内收运动[②]。此时在同侧运动皮质刺激能引起患侧前肢运动的皮质刺激点数为 24.40±1.14,且与健侧前肢的运动代表区重叠。在术后 7 个月,患侧前肢的运动代表区仍仅位于同侧皮质运动区,此时平均刺激点数为 18.00±1.58。有趣的是,我们发现患侧前肢与健侧前肢的运动代表区的重叠区域减少了[③]。术后 10 个月,患侧前肢的运动代表区还是位于同侧皮质运动区,此时平均反应点数为 3.60±0.55,重叠面积较小[④]。结果强烈提示此时大脑半球间的动态功能重组被破坏,仅在同侧运动皮质发生局部的重塑。

段落解读

这部分是文章的核心,首先验证了胼胝体切断的确可以有效阻断术后患肢运动区的跨半球重塑。我们原本假设切断胼胝体后会导致患侧上肢的功能恢复受限,但出乎意料的是,即使无法跨半球重塑,仅依靠损伤同侧半球,便足以有效支配患侧上肢。结合之前对于术后患爪感觉区的研究,我们可以确定,一侧半球拥有支配双侧上肢的潜能!此外,与感觉区的变化情况类似,位于损伤同侧半球的两侧上肢运动区的重叠面积也会随着时间的延长逐渐减少。

我们已经明确胼胝体在患肢运动区跨半球重塑中发挥着重要作用,那么在跨半球重塑完成后,胼胝体是否仍然发挥作用呢?实际上我们已经对这个问题进行过研究,发现在重塑完成后破坏损伤同侧半球运动皮质(实际上与切断胼胝体效果一样)并不会影响患爪的运动功能。也就证明,胼胝体并不参与患爪运动控制,仅能驱动跨半球重塑过程。

[①] 这里我们采用了对照实验,将同一批大鼠分为胼胝体切断组与非胼胝体切断组。这一批大鼠都接受了左侧全臂丛损伤 + 健侧颈七神经移位术。我们对非胼胝体切断组的皮质微电刺激结果与我们之前的动物实验结果及临床观察现象一致,患爪运动区出现了跨半球可塑。尽管这个实验我们之前也做过,但是为了保证整个实验的严谨性,我们将非胼胝体切断组作为对照组重复进行了实验。

[②] 此时的皮质重塑模式与非胼胝体切断组基本保持一致。

[③] 这时皮质重塑模式开始与非胼胝体切断组出现差异,只局限在损伤同侧皮质,代表切断胼胝体的确可以有效阻止患爪运动区的跨皮质重塑。

[④] 这种重叠面积减小的现象与我们前面对于术后双侧爪感觉代表区重塑的变化情况相似。

那随之而来的一个新问题就是,对于非胼胝体切断组,损伤对侧半球是如何控制与健侧脊髓相连的第七颈神经呢? 前面的研究已经排除了胼胝体的作用,那剩下的就是皮质下通路。我们认为,健侧颈七神经移位术后上行的感觉反馈信息能够借由胼胝体通路传递至损伤对侧半球,诱发对侧半球的可塑性变化,通过增强各种同侧皮质下通路(如皮质脊髓束)对损伤对侧脊髓中与第七颈神经相连的运动神经元的支配,控制患爪的运动。

全 文 解 读

这篇文章利用一个十分新颖的动物模型——胼胝体切断模型,阐释了胼胝体通路在健侧颈七神经移位术后患肢运动区跨半球重塑中的作用。更重要的是,这篇文章的研究结果明确地告诉我们:一侧半球完全具备控制双侧肢体感觉运动功能的潜力!

不过,目前我们只是在大鼠中初步发现了这一现象。这一理论是否真正可靠,还需要更多的基础与临床试验证据。于是,我们随之继续开展了一系列研究。

■ 总结

其实在 2002 年我申请国家自然科学青年基金时就提出了胼胝体切断的设想,由于难度太高,一直没有开展研究。终于,我们建立了"健侧颈七神经移位 + 胼胝体切断"这一高难度的动物实验! 结果令人振奋:胼胝体切断后,运动区无法跨半球重塑,一侧半球完全接管了两侧上肢的运动控制。这代表一侧半球的运动中枢具备支配双侧上肢运动的潜能。我们的科学假设是正确的!!

· 参考文献 ·

[1]　Hua XY, Li ZY, Xu WD, et al. Interhemispheric functional reorganization after cross nerve transfer: via cortical or subcortical connectivity? [J]. Brain Research, 2012, 1471: 93 - 101.

第8章
一侧大脑半球损伤，健侧颈七神经移位术可诱发另一侧半球支配双手

健侧颈七神经移位术后一侧半球的感觉中枢可以接收双侧上肢的感觉，表现出半球内重塑模式。运动中枢表现为跨两侧半球的重塑模式，即还是回到患肢对侧的原有运动中枢支配，而当我们把胼胝体切断，中断了两侧半球间的通路，患肢对侧半球原有运动中枢无法被兴奋时，患肢同侧半球表现出一侧半球可以支配双侧上肢运动的能力。

我们已证明了如果没通路，患肢对侧运动中枢无法被唤醒，大脑就可以用一侧半球支配双侧上肢。那么，如果通路是完整的，但是患肢对侧的运动中枢已经损伤或破坏，也无法被唤醒呢？一侧半球可以支配双侧上肢吗？

这个设想让我兴奋不已。因为一侧运动中枢神经损伤的患者太多了！卒中、脑外伤及脑瘫的大部分患者都可以归为一侧运动中枢损伤，患者数千万，如果此设想可行，无疑会给这些患者带来巨大希望！

我开始思考如何实施这个设想。

健侧神经还是取第七颈神经，这没问题，关键是在患侧如何选择受区神经呢？治疗臂丛损伤时我们选择的是单根神经，至多两根神经，指导思维是哪根神经坏了就换一根，是"换神经"的思路。但针对一侧半球损伤的卒中患者来说，可不是哪根神经坏了的概念，而是"大脑坏了"，所以我们的思维要迭代，应该要完成"换大脑"！

怎么能实现"换大脑"？我选择了第七颈神经。至于为什么选择第七颈神经，请参考第9章。事实上，在我们不断的实践中才发现，大脑和第七颈神经比我们想得更神奇，这是后话了。很幸运，当时我们的直觉是对的。

动物实验：一侧半球损伤后，
健侧颈七神经移位术能诱发一侧半球支配双手

这部分的动物实验研究其实是我们第一次投稿 *NEJM* 中的基础研究部分，2013年我们收到拒稿信时，编辑部让我们再次投稿时可以把动物实验部分删除。我们雪藏了多年的动物实验结果，很好地阐述了我们的创意（idea）是从哪里来的，也保证了这个"idea"的新颖性（未发表）。在完成这个目标后，我们把动物实验部分按照"scientific reports"的格式进行了整理投稿。

www.nature.com/scientificreports

SCIENTIFIC REPORTS

OPEN

Enhancement of Contralesional Motor Control Promotes Locomotor Recovery after Unilateral Brain Lesion

Received: 28 October 2014
Accepted: 25 November 2015
Published: 06 January 2016

Xu-Yun Hua[1,*], Yan-Qun Qiu[1,2,*], Meng Wang[3,*], Mou-Xiong Zheng[1], Tie Li[1], Yun-Dong Shen[1], Su Jiang[4], Jian-Guang Xu[1], Yu-Dong Gu[1], JoeZ. Tsien[4,5] & Wen-Dong Xu[1,2,6]

There have been controversies on the contribution of contralesional hemispheric compensation to functional recovery of the upper extremity after a unilateral brain lesion. Some studies have demonstrated that contralesional hemispheric compensation may be an important recovery mechanism. However, in many cases where the hemispheric lesion is large, this form of compensation is relatively limited, potentially due to insufficient connections from the contralesional hemisphere to the paralyzed side. Here, we used a new procedure to increase the effect of contralesional hemispheric compensation by surgically crossing a peripheral nerve at the neck in rats, which may provide a substantial increase in connections between the contralesional hemisphere and the paralyzed limb. This surgical procedure, named cross-neck C7-C7 nerve transfer, involves cutting the C7 nerve on the healthy side and transferring it to the C7 nerve on the paretic side. Intracortical microstimulation, Micro-PET and histological analysis were employed to explore the cortical changes in contralesional hemisphere and to reveal its correlation with behavioral recovery. These results showed that the contralesional hemispheric compensation was markedly strengthened and significantly related to behavioral improvements. The findings also revealed a feasible and effective way to maximize the potential of one hemisphere in controlling both limbs.

增强对侧运动控制，促进偏瘫肢体运动恢复[1]

 导读

我们在文章中的背景部分是这样写的：

"卒中、脑外伤或脑瘫等造成的脑损伤致残率极高，常导致肢体痉挛性偏瘫，消耗了大量社会资源。这类偏瘫患者肢体功能恢复很大程度上依赖健侧脑的代偿，但学术界对健侧半球所起的代偿能力存在争议,特别是患侧半球损伤范围过大时常导致代偿有限,功能自发恢复极差。这可能与健侧半球与瘫痪肢体的连接不足有关。那么,是否可以通过增加健侧半球与瘫痪肢体之间的'桥梁',来增加外界刺激条件与健侧脑之间'良性'的反馈互动,从而提高功能恢复呢?

一些学者报道,轻度脑损伤保留了大部分对侧(同侧)皮质运动投射,从而能表现出对患者最有利的功能恢复。与之相反,仅激活对侧大脑只能产生令人失望的功能恢复结果。然而对于较大范围的脑损伤,损伤半球皮质运动投射大部分受损,只能依靠增强激活对侧大脑来获得功能恢复。然而皮质运动投射的解剖学特点决定了同侧下行纤维只占所有皮质脊髓投射的极少部分。因此,对侧健康半球对患肢的自发代偿极其有限。然而目前还没有出现有效的方法来直接加强同侧运动控制(健侧大脑-患侧肢体)。因此需要一种新的外科手术来解决这个问题。"

如前文所述,我们提出了一个设想,即通过左右颈七交叉移位的方式来增强一侧健康半球与同侧瘫痪上肢的连接,绕开受损半球功能恢复不确定的问题,重建患肢的运动功能。为验证该设想,我们建立了一侧脑损伤后左右颈七交叉移位大鼠模型,通过行为学观察患肢功能恢复情况,以及神经生理学和神经影像学观察脑功能重塑情况。

动物实验的结果是否如我们的预期呢?

▓ 动物模型设计及分组

· **单侧运动皮质损伤(TBI)模型** · 将麻醉的大鼠置于俯卧位。剃毛和头部皮肤消毒后进行中线切口,使颅骨从前囟暴露至人字缝,然后进行 5 mm 的颅骨切开术(前后 −0.5～4.5 mm,中外侧 0～5 mm)。使用手术刀片切除距皮质表面下方 4 mm 深度的左侧运动皮质。

· **左右颈七交叉移位术模型** · 大鼠置于仰卧位。从胸骨上窝开始,做一个约 1.5 cm 长的颈正中切口,并进行逐层解剖。将双侧锁骨向远端拖动并暴露,并确认两侧的第七颈神经(包括背根和腹根)。接下来,双侧第七颈神经完全暴露并切断。左侧第七颈神经的近侧断端通过移植自体腓肠神经与右侧第七颈神经的远侧断端相连。在每个随访时间点,刺激颈部的移植神经以确认颈七-颈七通路再生,同时使用针电极从右侧肱三头肌记录动作电位[①]。

---

① 这是我们早期的动物模型,通过皮下通路移植腓肠神经来实现第七颈神经移位。随着我们对手术方法的不断更新,目前所有模型均可通过食管后椎体前通路,实现双侧第七颈神经的直接无张力缝合。

为了进行组织学分析,我们将 72 只成年雌性 SD 大鼠分为两组:A 组(TBI-对照组)36 只大鼠进行单侧运动皮质损伤。B 组(TBI-颈七移位组)36 只大鼠进行单侧运动皮质损伤,随后在 1 个月后接受了左右颈七交叉移位术。在 A 组(TBI-对照组)和 B 组(TBI-颈七移位组)中,根据术后观察的时间间隔(0.5、2、4、6、8、11 个月)将大鼠分为 6 个亚组(每亚组 6 只大鼠),两组中的亚组(11 个月)均用于行为学观察。

为了进行 Micro-PET 研究,我们将 12 只成年雌性 SD 大鼠分为两组:C 组(TBI-对照组)6 只大鼠进行单侧运动皮质损伤;D 组(TBI-颈七移位组)6 只大鼠进行单侧运动皮质损伤,并在 1 个月后接受了左右颈七交叉移位术。

对于皮质内微电极刺激部分,我们将 72 只成年雌性 SD 大鼠分为两组:E 组(TBI-对照组)36 只大鼠进行单侧运动皮质损伤。F 组(TBI-颈七移位组)36 只大鼠进行单侧运动皮质损伤,随后在 1 个月后接受了左右颈七交叉移位术。在 E 组(TBI-对照组)和 F 组(TBI-颈七移位组)中,根据术后观察的时间间隔(前 2、4、6、8、11 个月)将大鼠分为 6 个亚组(每个亚组 6 只大鼠)。

■ 行为学观察

手术前 2 周,每周对所有动物进行 5 天训练。在训练期间,用一条橡皮筋将左前肢与同侧后肢固定在一起,以防止大鼠将前肢穿入窗户抓食物。每次训练均包括使用正确的前肢每天抓握 20 颗食物颗粒,持续 10 分钟。然后使用以下公式计算每只大鼠的能力:成功率 = (抓取到的食物颗粒数量 ÷ 尝试的次数) × 100。所有测试均录制了视频,以进行后续分析。

进行圆筒试验(肢体不对称使用测试)以检查探索行为期间前肢为主的功能障碍。将大鼠放置在透明的圆柱体中,并根据试验过程中保持的运动程度录制视频(3~10 分钟)。两个镜子以 90°的角度放置在玻璃圆柱体的后面。记录了玻璃圆柱体自发探查过程中的前肢运动障碍次数,以确定脑损伤的效果。对于使用左前肢或使用右前肢或同时使用前肢沿墙进行直立和探索时的行为进行了分析:a. 首先与墙接触;b. 沿墙的垂直和水平运动;c. 每个前肢在圆筒壁上的滑动。前肢活动度(FLA) = (初次接触 + 水平运动 + 垂直运动) ÷ 直立次数。滑动分数(%) = 滑动 ÷ (第一次接触 + 水平运动 + 垂直运动) × 100。

结果显示,两组大鼠左侧运动皮质均有损伤,仅 B 组(TBI-颈七移位组)接受了左右颈七交叉移位术。在抓取任务中,A 组(TBI-对照组)和 B 组(TBI-颈七移位组)在脑损伤后立即出现严重的右前肢运动功能受损,但 4 个月后所有动物均有自发的功能恢复。脑损伤 8 个月时评分稳定，A 组（TBI -对照组）和 B 组（TBI -颈七移位组）分别达到 $33\% \pm 4\%$ 和 $61\% \pm 5\%$，差异有统计学意义（$P < 0.05$）[1]。

在圆筒试验中，所有的脑损伤后大鼠在开始直立和探索时都喜欢使用左前肢，受伤的右前肢沿着圆柱壁滑动。实验显示，A 组（TBI -对照组）和 B 组（TBI -颈七移位组）在 0.5 个月时 FLA 评分显著下降，右侧前肢滑动评分增加。

8 个月后恢复趋于稳定。A 组（TBI -对照组）能完成右前肢探查，但仍慢于左前肢。此外，A 组（TBI -对照组）右前肢仍有严重的运动功能障碍。A 组右前肢滑动评分（TBI -对照组）显著高于 B 组（TBI -颈七移位组）（$P < 0.05$）。A 组（TBI -对照组）和 B 组（TBI -颈七移位组）大鼠左前肢行为评分在 7 个月后均达到基线水平（$P > 0.05$）。

段落解读

段落解读

这部分首先关注大鼠模型的行为学结果。大鼠在 TBI 后立即失去受伤的半球和对侧痉挛性偏瘫的前肢之间的连接。我们发现，尽管 TBI 大鼠在受伤后 4 个月内存在自发恢复的过程，但缓慢且效果有限。TBI -颈七移位组的大鼠尽管前 4 个月与 TBI -对照组大鼠行为评分相似，但评分在术后 6 个月显著增加，这与神经通路完成再生的时间一致。因此，我们认为这种进一步的行为改善很可能归因于左右颈七交叉移位术后神经通路再生，使健侧半球通过新增的神经通路逐渐恢复对瘫痪前肢的功能控制。

▓ Micro - PET 研究

为了研究脑功能差异的脑活动基础，我们采用微型正电子发射计算机体层摄影（Micro - PET）技术对 C 组（TBI -对照组）、D 组（TBI -颈七移位组）和正常对照组 6 只大鼠感觉运动皮质的葡萄糖代谢进行检测。

使用异氟烷将大鼠麻醉约 1 分钟。注射前制备比活度为 500 Ci/mmoL 的 FDG。然后对大鼠进行静脉内注射。用 0.5 mCi FDG 注入静脉，等待约 30 分钟，以充分摄取 ^{18}F FDG。示踪剂摄取阶段结束后，麻醉下使用 Micro - PET R4 进行扫描，固有分辨率为 1.8 mm。在 3D 模式下，所有静态采集持续 15 分钟。所有成像数据均由指定技术

---

[1] 大鼠在脑损伤后即会出现自发的运动恢复，但这种恢复往往受到限制，并且最终的运动功能结局非常差。相反，TBI 后接受左右颈七交叉移位术的大鼠行为表现在 4 个月时持续改善，并在最终观察时恢复显著。

一侧大脑半球管双手——左右颈七交叉移位治偏瘫

人员使用最大后验概率算法分析,像素大小为 $0.4\,\text{mm}\times0.4\,\text{mm}\times1.2\,\text{mm}$。使用 SPM 8 软件进行基于体素的统计分析:配对 t 检验以比较同一组中不同时间点,并使用从抓取任务获得的分数作为协变量进行多元回归进行纵向分析。统计阈值设置为 $P=0.05$(FDR 校正)。

结果显示,脑损伤后 3 天,C 组大鼠左侧感觉运动皮质的持续葡萄糖代谢(CGM)显著降低。在脑损伤后 0.5 个月,观察到残留的患侧大脑半球和健侧大脑半球的 CGM 显著增加[①]。残留患侧大脑半球的高代谢逐渐减少,但在 0.5～11 个月仍存在。在纵向分析中,残留患侧大脑半球的高代谢与瘫痪前肢的自发功能恢复呈正相关。

D 组(TBI-颈七移位组)在脑损伤后 0.5 个月时,Micro-PET 显示残留的患侧和健侧大脑半球的 CGM 均增加。关键是,健侧半球的高代谢区域在脑损伤后 2 个月(即左右颈七交叉移位术后 1 个月时)消失,在 4 个月重新出现,然后在脑损伤后 8 个月达到峰值。与 C 组(TBI-对照组)相比,D 组(TBI-颈七移位组)残留患侧大脑的半球高代谢在 4 个月时消失。在横断面研究中,健侧大脑半球的高代谢区域是与行为恢复有关的主要因素[②]。

段落解读

　　这部分内容从功能影像学入手解读脑功能重塑的变化。Micro-PET 成像显示脑激活区域与瘫痪前肢的行为学恢复密切相关。TBI 后 0.5 个月时的 Micro-PET 图像显示:局灶性大脑损伤后不久,残余的患侧半球出现了激活,这意味着 TBI 大鼠的自发功能恢复,这是损伤半球功能重组的关键机制。我们观察到 D 组(TBI-颈七移位组)健侧半球较对照组出现了显著的激活状态,我们考虑此现象是由于左右颈七交叉移位术增强了健侧半球与患肢的功能连接。在横断面分析中,患侧残存皮质有助于 TBI 大鼠的自发恢复,健侧半球的重组可能有助于 TBI 大鼠在左右颈七交叉移位术后的功能恢复。这些结果提示,左右颈七交叉移位术后健侧半球的适应性可塑是新形成的,这可能有助于瘫痪前肢的运动功能恢复。

[①] 0.5 个月时的 Micro-PET 图像显示局灶性大脑损伤后不久,残余的患侧半球的激活意味着自发的功能恢复,这是同侧重组的关键机制。

[②] 此结果与前述行为学结果相印证,第七颈神经移位后,中枢发生重塑,提示很可能 4 个月后健侧半球越来越多地参与瘫痪肢体的支配。

皮质内微电极刺激

在手术后(2、4、6、8、11 个月)的每个间隔,将大鼠置于立体定位仪中。然后,在前囟前 6 mm 至后 4 mm 之间切除部分左顶颅骨。它对应于 Horsley - Clarke 坐标 A9.0, L0,并且在中线外侧 0～4.5 mm。我们将尖端阻抗为 0.2～1.0 MΩ 的微电极用于皮质刺激,测试覆盖前囟前 5 mm 和后 1 mm 之间及中线外侧 0.5～4 mm 区域的皮质表面,以 0.5 mm 的步长绘制运动代表区。将电极放置在皮质表面以下 1.8 mm 的深度。根据文献,发现该深度对应于额叶皮质的 V 层。通过查看使用组织学手段明确了电极穿透的位置。通过恒流激励器生成单相阴极脉冲序列(序列长度为 75 毫秒,脉冲时间为 0.25 毫秒,时间频率为 200 Hz),用于唤起前爪或身体的运动。运动皮质中可能引起前爪可见运动的测试点定义为响应点。

我们使用 Origin 6.1 进行数据分析,在 M1 区域的前后坐标(AP)和内侧横向坐标(ML)中绘制响应点,记录的响应点表示从前头部和矢状缝线到刺激位置的距离。运动皮质图是通过描记电刺激引起可见或明显运动的位置来绘制的。我们还构造了在皮质中与前肢相邻的其他身体部位(如嘴或触须)的运动代表区分布图,计算不同部位对皮质刺激的响应点数。

结果显示,F 组术后 6 个月,仅刺激右侧(健侧)M1 区域才能诱发右侧瘫痪前爪运动。同时,刺激右侧(健侧)M1 区域可以引起健康左侧前肢肘部、腕部或爪伸内收的运动。左右颈七交叉移位术后第 6 个月,在右侧(健侧)M1 区中右侧(患侧)前肢的平均反应点为 1.85±0.75。8 个月时,刺激右半球 M1 区可诱发右前爪运动,皮质代表区显著扩大,在 M1 区中右侧前肢的平均反应点数为 6.33±1.03。在第 10 个月时,刺激左侧 M1 区也能诱发前爪运动,皮质代表区减少,此时平均反应点为 3.17±1.17。同时,对照组(E 组)刺激右侧 M1 区不能诱发右前爪运动①。

段落解读

这部分运用神经科学经典的电生理技术皮质内微电极刺激进行皮质代表区的绘图。结果表明,瘫痪前爪在左右颈七交叉移位术后 6 个月后开始由健侧运动皮质控制;术后 8 个月,健侧运动皮质瘫痪前爪代表性区域扩大;术后 11 个月,健侧运动皮质瘫痪前爪最终代表区面积缩小,客观地体现出皮质重塑的演

---

① 左侧瘫痪前爪在左右颈七交叉移位术后 6 个月时直接由左侧(健侧)初级运动皮质控制;术后 8 个月,代表性区域扩大;术后 11 个月,最终代表区面积缩小。

变规律,具有重要参考价值。在健侧半球出现瘫痪前爪的代表性区域提示,外周神经再生的完成有助于在中枢神经和外周神经之间建立新的通路。

▨ 皮质内分子变化

小鼠微管关联蛋白2(MAP-2)是一种重要的结构蛋白,不仅用于维持细胞骨架的完整性,还参与神经元的生长、可塑性及再生过程,并已被用于标记脑损伤后细胞骨架的重组,大脑中MAP-2的变化提示了相关的突触重组。突触蛋白(SYN)是一种位于突触小泡表面的特定膜蛋白,在诸如神经递质释放和突触可塑性等生理事件中起着至关重要的作用。SYN表达的增加预示着新突触的形成。另外,神经元生长相关蛋白43(GAP-43)是一种神经特异性的蛋白质,参与神经细胞外生长及突触发育形成和神经细胞再生,在神经元发育和再生过程中以高水平表达。脑损伤后0.5个月,在患侧损伤半球中观察到MAP-2、SYN和GAP-43的表达上调,这表明损伤半球在发生功能和结构的重组。随后,患侧损伤半球中SYN、MAP-2和GAP-43的表达开始降低,可能因为损伤半球与患肢之间仅剩极小部分的初始连接。与Micro-PET结果相似,我们观察到对侧健康半球MAP-2、SYN和GPA-43表达从4~11个月开始增加,这与左右颈七交叉移位术后的神经成功再生进程同步。因此,我们得出结论,外周神经再生的完成有助于在大脑和外周神经之间建立新的神经通路,大量的外周信号输入可能有助于对侧健康半球的重组并诱导突触形成。

全文解读

我们通过大鼠模型证实了通过左右颈七交叉移位术可以增强一侧健康半球与同侧瘫痪上肢的连接,进而促进患肢功能的恢复。这项研究通过行为学观察、功能影像学检查、神经电生理检测和组织学检查,层层递进,结果初步揭示,在TBI大鼠的慢性平台期,左右颈七交叉移位术可大大增强健侧半球的支配代偿,这是一个令人振奋的结果!

在严格的动物实验论证后,我们将目光转向了临床研究。

总　　结

这一章主要围绕健侧半球,证实了在一侧大脑损伤后,对侧健康半球能够承担起支配双侧的责任。这一结论初步验证了 1872 年在 *NEJM*（当时刊名 *Boston Medical and Surgical Journal*）中发表的美国科学院院士、神经科学家 Brown Sequard 的"Sequard 脑科学猜想"，那就是"成人可以完成一侧半脑对双侧肢体的控制，能产生双侧的运动并接受双侧的感觉"。作为"一侧半球可以管双手"这一阶段的终章，我们使用动物实验初步探索，并通过临床研究深化证明，推开了"一侧半球管双手"这一新领域的大门。后续我们将在这个新领域开疆扩土，不断深化这种通过神经移位手术"换大脑"的方案。

参考文献

［1］ Hua XY, Qiu YQ, Wang M, et al. Enhancement of contralesional motor control promotes locomotor recovery after unilateral brain lesion[J]. Sci Rep, 2016, 6(6): 18784.

第 **4** 阶段

左右颈七交叉移位术
换大脑半球

(2008—2013 年)

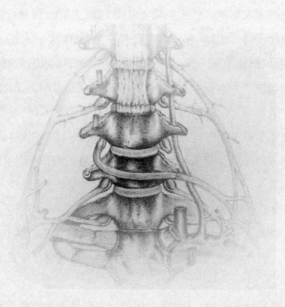

第9章
为什么选择第七颈神经

现在,"左右颈七交叉移位术"可以实现"换中枢",这一点大家都已经认可并接受。但是,在十五年前,设计"把健侧手的第七颈神经移位到患侧手的第七颈神经"是需要理论提升才可能提出的。

第七颈神经特色鲜明,在整个臂丛是处于最中间的一根。我们发现,第七颈神经有一个特点:全而不专。它既有支配感觉的功能,又有支配上肢多块肌肉运动的功能;但都不"专业"。也就是说,第七颈神经虽然"全能",但"不太重要",少了它,肢体的运动和感觉功能不会受到太大影响。顾玉东院士正是利用了第七颈神经的这个特点,在不影响健侧上肢的情况下将其切断,并移植到瘫痪手上,使瘫痪手恢复运动和感觉功能。所以,第七颈神经可以被认为是一根"富余"的神经"备份",切断后对肢体也没有什么影响。所以在我提出这个手术设计设想时,有专家问我:患侧的第七颈神经切断后也不会对上肢造成什么影响,你现在把两侧的第七颈神经切断了,然后把健侧的第七颈神经移位到患侧。有什么意义呢? 理论上它最多恢复到你没切之前的状态。

单从第七颈神经外周支配肌群的角度来看,这点也许没错。但是我们还需考虑以下几个方面。

(1) 第七颈神经有丰富的感觉纤维数,根据 2017 年 *Annals of Neurology* 的文献,第七颈神经根包含的神经轴突数量为 84 008 ± 10 578,臂丛总共包含神经轴突数量为 349 876 ± 43 226。因此,第七颈神经所包含的神经轴突在臂丛中的比例约为 24%,其中感觉纤维占 90% 以上。

(2) 在组成臂丛的五根神经中,第七颈神经支配肌肉的数量最多(12 块)。

(3) 第七颈神经是唯一全覆盖肩、肘、腕、指四大关节的运动功能及手桡侧感觉功能的神经。

(4) 只有第七颈神经可以和支配整个上肢的臂丛上、下干形成交叉互通。

（5）更重要的是，我们测量了第七颈神经单一感觉支配区在大脑感觉皮质上肢代表区里占的面积比例，竟然达到了 33％！也就是说，对上肢而言，左右颈七交叉移位术 24％ 转移的是神经纤维，但是传递的却是 33％ 的信号！可以说换了 1/3 的大脑。

第七颈神经在大脑的特殊投射

NEUROSCIENCE

RESEARCH ARTICLE

F. Wang et al. / Neuroscience xxx (2018) xxx–xxx

The Recognition of the Distribution Features of Corticospinal Neurons by a Retrograde Trans-synaptic Tracing to Elucidate the Clinical Application of Contralateral Middle Trunk Transfer

Fei Wang, [a] Jun Shen, [b] Su Jiang, [b] Yanqun Qiu, [a] Xuan Ye, [b] Chengpan Wang, [g] Chunmin Liang [a,g] and Wendong Xu [a,b,c,d,e,f*]

[a] *Department of Hand and Upper Extremity Surgery, Jing'an District Central Hospital of Shanghai, Fudan University, Shanghai 200040, China*

[b] *Department of Hand Surgery, Huashan Hospital, Fudan University, Shanghai 200040, China*

[c] *Institutes of Brain Science, Fudan University, Shanghai 200032, China*

[d] *State Key Laboratory of Medical Neurobiology, Collaborative Innovation Center of Brain Science, Fudan University, Shanghai 200032, China*

[e] *Priority Among Priorities of Shanghai Municipal Clinical Medicine Center, Shanghai 200040, China*

[f] *National Clinical Research Center for Aging and Medicine, Huashan Hospital, Fudan University, Shanghai 200040, China*

[g] *Department of Anatomy and Histology & Embryology, Shanghai Medical College, Fudan University, Shanghai 200032, China*

Abstract—Corticospinal neurons (CSNs) undertake direct cortical outputs to the spinal cord and innervate the upper limb through the brachial plexus. Our previous study has shown that the contralateral middle trunk transfer to the paralyzed upper extremity due to cerebral injury can reconstruct the functional cerebral cortex and improve the function of the paralyzed upper extremity. To interpret the cortical reconstruction and the motor improvement after the middle trunk transfer, we explored the distribution of CSNs connecting to the middle, upper, and lower trunk of the brachial plexus by retrograde trans-neuronal tracing using pseudorabies virus (PRV-EGFP or PRV-mRFP). We show that, rather than an individual specific area, these CSNs labeled by each trunk of the brachial plexus were widespread and mainly assembled within the primary motor cortex (M1), secondary motor cortex (M2), primary somatosensory cortex (S1), and slightly within the secondary somatosensory cortex (S2). The three trunk-labeled CSNs were intermingled in these cortices, and mostly connected to more than two trunks, especially the middle trunk-labeled CSNs with higher proportion of co-labeled neurons. Our findings revealed the distribution features of CSNs connecting to the adjacent spinal nerves that innervate the upper limb, which can improve our understanding of the corticospinal circuits associated with motor improvement and the functional cortical reconstruction after the middle trunk transfer. © 2019 IBRO. Published by Elsevier Ltd. All rights reserved.

Keywords: Corticospinal neurons (CSNs), Brachial plexus, Cerebral cortex, Retrograde trans-neuronal tracing, Pseudorabies virus (PRV).

支配臂丛上干、中干和下干 CSN 的分布特征[1]

我们设计的"换大脑"是通过左右颈七交叉移位术实现的，假设第七颈神经可以反馈大量的感觉信号到大脑。为了验证这一点，利用啮齿类动物模型，我们观察了臂丛上干、中干和下干在大脑皮质的分布和相互关系。

位于大脑皮质的 M1 区、前运动区（PMC）和次级运动区（M2），以及初级躯体感觉区(S1)等区域第 V 层的皮质脊髓神经元(CSN),能够发出轴突投射,汇聚成皮质脊髓束(CST),直接投射到脊髓,将皮质的指令传输到脊髓,控制肢体的随意运动和精细的肢体运动。以前的研究主要根据特定的肌肉和特定的运动描述大脑皮质中 CSN 的功能分布,但对于支配不同周围神经(如第五颈神经-第一胸神经)的 CSN 在大脑皮质中如何分布,相互间有怎样的关系还不清楚。

在人和灵长类的大脑皮质,一些 CSN 的轴突投射可直接投射到脊髓前角的运动神经元,也有一部分 CSN 的轴突先投射到脊髓中间神经元,再通过脊髓中间神经元投射到第五颈神经-第一胸神经等周围神经的前角运动神经元(成年小鼠 CSN 的轴突绝大部分是先投射到脊髓中间神经元,再通过中间神经元投射到前角运动神经元)。因此要示踪标记支配第五颈神经-第一胸神经等周围神经的 CSN,需要从这些神经逆行跨一级以上的突触才能标记到 CSN。因此在这项研究中,我们选择了使用伪狂犬病毒(PRV)这一逆行跨多级突触的病毒为载体,通过在不同的外周神经进行显微注射来特异性标记支配这一神经的 CSN。

因此,在这项研究中,我们使用 PRV-EGFP 或 PRV-mRFP 在不同神经干进行显微注射,分别标记了支配臂丛上干、中干和下干的 CSN,并分别描述了它们在大脑皮质的分布和相互关系。

▨ 支配上干、中干和下干 CSN 在大脑皮质的分布

我们首先确定了利用 PRV 在臂丛的神经干注射逆行示踪 CSN 合适的时间。在病毒注射后第 5 天,我们观察到大脑皮质大量 PRV-mRFP 标记的神经元,位于皮质 V 层。为了验证 PRV 标记的 V 层神经元为 CSN,我们将 AAV-Retro-EGFP 和 AAV-Retro-EBFP 分别注射到脊髓第七颈椎节段的腹侧和背侧,以标记投射到该脊髓节段的 CSN。我们观察到绝大多数 PRV-mRFP 标记的 V 层神经元和 EGFP 或/和 EBFP 共标[①]。这些结果证实,通过 PRV-mRFP 标记大脑皮质的 V 层神经元主要是 CSN[②]。

为了分别标记支配臂丛上干、中干和下干的 CSN,我们分别在 3 个神经干注射 PRV-EGFP 或 PRV-mRFP。示踪标记后,我们观察了这些标记的 CSN 在大脑皮质(前囟前-2.3~2.5 mm)的分布[③]。通过上述的逆行示踪,我们标记了 3 组不同的

---

① AAV-Retro-EGFP 和 AAV-Retro-EBFP 不能跨突触,因此在脊髓注射示踪的皮质神经元就是从皮质投射到脊髓的 CSN,所以 PRV-mRFP 示踪标记的皮质神经元与 AAV-Retro-EGFP 或 AAV-Retro-EBFP 示踪共标,就可判定 PRV-mRFP 示踪标记的皮质神经元为 CSN。

② 通过这些结果我们验证了通过在神经干注射 PRV-mRFP 可以特定地示踪与注射神经干有投射连接的 CSN。

③ 覆盖了大脑皮质的肢体运动和感觉代表区。

CSN,即由上干示踪的 EGFP 阳性的 CSN、由中干示踪的 mRFP 阳性的 CSN 和由下干示踪的 EGFP 阳性的 CSN。这些由 EGFP 或 mRFP 标记的神经元为大脑皮质 V 层的锥体神经元,有丰富的树突延伸到皮质的表层。我们通过对这些标记神经元进行空间区域计数统计,观察了它们在皮质的分布[①]。这 3 组 CSN 均广泛分布于额叶和顶叶皮质,主要聚集在 3 个区域,其中数量最多的 CSN 分布于双侧 M1 和 S1 后内侧区域(对应于后部的上肢代表区,CFA),其次是分布在 M2 区前侧(相当于前部上肢代表区,RFA),少数 CSN 分布在 S2 区。此外,对侧大脑皮质上述脑区的 CSN 数量远多于同侧大脑皮质[②]。

这些结果表明,支配一侧臂丛上干、中干和下干的 CSN 均广泛分布于双侧大脑皮质运动和感觉的多个脑区,包括覆盖 M1 和 S1 广大区域的 CFA、覆盖 M2 区前部的RFA 及 S2 区。

段落解读

这部分的结果显示,支配上干、中干和下干的 CSN 在大脑皮质并未像躯体的感觉和运动代表区一样形成各自特定的脑区分布。它们具有相似的分布,均广泛分布在 M1、M2、S1、S2 等运动和感觉区,主要集中在前、后的上肢代表区RFA(M2 区前侧)和 CFA(覆盖 M1 和 S1 后内侧区),少部分在 S2 区。不同脑区的 CSN 在运动控制中有不同的作用,如 M1 区的 CSN 主要参与运动产生,S1 区的 CSN 可调控感觉。对于上干、中干和下干等每一神经支配的 CSN 均来自M1、M2、S1、S2 等不同脑区,这使大脑皮质对每一神经均可进行感觉、运动等多种不同功能的调控,使每一神经均可传递大脑皮质各种不同功能的指令,这为健侧颈七神经移位术提供了理论基础,说明健侧颈七神经移位术不单是感觉或运动单一功能的转移,而是将大脑皮质感觉、运动等各方面功能都移位到患侧上肢,使患肢运动、感觉等各方面功能都可得到整体恢复。

■ 支配上干、中干和下干 CSN 在皮质分布的关系

我们接下来研究了支配臂上干、中干和下干 CSN 之间的关系,首先研究了支配中干和下干 CSN 的关系。通过将 PRV-CMV-mRFP 注射到中干,同时将 PRV-CMV-

---

[①] 观察在各个脑区内与不同神经连接的 CSN 分布的密度。

[②] 这与对侧交叉支配的规律一致,即左侧臂丛主要由右侧大脑半球支配,右侧臂丛主要由左侧大脑半球支配。

EGFP 注射到同侧下干，以同时分别示踪标记支配中干的 CSN(mRFP 阳性的 CSN)和支配下干的 CSN(EGFP 阳性的 CSN)。我们发现，mRFP 阳性的 CSN 和 EGFP 阳性的 CSN 均广泛分布在 M1、M2 区。此外，我们在双侧 M1 和 M2 区观察到大量共标的 CSN[①]。在双侧 M1 和 M2 中，超过 50%mRFP 阳性的 CSN 与 EGFP 共标(对侧 M1 为 58.14%±7.6%，同侧 M1 为 61.20%±5.44%；对侧 M2 为 61.4%±6.63%，同侧 M2 为 65.38%±6.72%)[②]。在 EGFP 阳性的 CSN 中也有约 40% 的共标 CSN(对侧 M1 为 40.32%±7.51%，同侧 M1 为 45.31%±17.14%；对侧 M2 为 41.46%±18.86%，同侧 M2 为 41.79%±16.64%)[③]。

同样，我们还观察了感觉皮质 S1 和 S2 区示踪标记的 CSN。mRFP 阳性的 CSN、EGFP 阳性的 CSN 均广泛分布在 S1 和 S2 区。在 mRFP 阳性的 CSN 和 EGFP 阳性的 CSN 中也有很高比例的共标 CSN(mRFP 与 EGFP 双阳性的 CSN)。在 S1(对侧 64.54%±4.52%，同侧 62.18%±7.16%)和 S2(对侧 59.80%±6.25%，同侧 57.62%±20.25%)均有超过 50% 的 mRFP 阳性的 CSN 为共标神经元[④]。EGFP 阳性的 CSN 在 S1(对侧 44.72%±14.01%，同侧 42.27%±17.44%)和 S2(对侧 36.13%±6.52%，同侧 36.68%±20.53%)也都有很高比例的共标神经元[⑤]。这些发现表明，在 M1、M2、S1 和 S2 中均有相当高比例的 CSN 共同支配中干和下干。

我们进一步比较了支配中干和下干的 CSN 中共标记神经元的比例。mRFP 阳性 CSN 中共标 CSN 的百分比高于 EGFP 阳性的 CSN，尤其是对侧 M1($t_{10} = -4.085$，$P = 0.002$)、M2($t_{10} = -2.433$，$P = 0.035$)、S1($t_{10} = -3.297$，$P = 0.008$)和 S2($t_{10} = -6.418$，$P = 7.000E-05$)，以及同侧 M2($t_{10} = -3.218$，$P = 0.009$)、S1($t_{10} = -2.568$，$P = 0.027$)、M1($t_{10} = -2.165$，$P = 0.056$)和 S2($t_{10} = -1.778$，$P = 0.106$)。因此，与支配下干的 CSN 相比，支配中干的 CSN 中有更高的比例是同时支配中干和下干的共标 CSN[⑥]。

此外，我们观察了 mRFP 阳性但是 EGFP 阴性的 CSN(仅支配中干的 CSN，不包括同时支配中干和下干的共标 CSN)，以及 mRFP 与 EGFP 双阳性 CSN(共标 CSN，同时支配中干和下干)和 EGFP 阳性但是 mRFP 阴性的 CSN(仅支配下干的 CSN，不包括同

---

① 此处共标的 CSN 即为同时支配中干和下干的 CSN。

② 说明支配到中干的 CSN 中有超过一半的 CSN 同时支配到下干。

③ 说明支配到下干的 CSN 中有不到一半的 CSN 同时支配到中干。

④ 在感觉皮质也有超过一半的支配到中干的 CSN 同时支配到下干。

⑤ 大约 40% 支配到下干的 CSN 同时支配到中干。

⑥ 与前面结果一致，支配中干的 CSN 中又同时支配下干的超过 50%，而支配下干的 CSN 中同时支配中干的约为 40%。

时支配中干和下干的共标 CSN)①。这 3 组 CSN 没有分别集中分布在各自特定的区域,这些 CSN 是混合分布在 M1、S1、M2 和 S2 区。这些发现表明,这些支配一侧中干和下干的 CSN 在 M1、M2、S1 和 S2 内以混合方式分布,并且有很多共同标记的 CSN 同时支配两个神经干。

通过上述同样的方法,我们进一步示踪标记和分析了分别支配中干(mRFP 阳性)和上干(EGFP 阳性)的 CSN 分布的关系。与中干和下干示踪的结果类似,mRFP 阳性的 CSN 和 EGFP 阳性的 CSN 也广泛分布在 M2 和 M1 中,并且在双侧 M1、M2 区都有很高比例的共标 CSN。在 S1 和 S2 区,mRFP 阳性的 CSN 和 EGFP 阳性的 CSN 中也有很高比例的共标 CSN。这些结果表明,在支配中干和上干的 CSN 中也有很高比例神经元同时支配中干和上干②。

对 mRFP 阳性的 CSN 和 EGFP 阳性的 CSN 中共标 CSN 的比例进行比较显示,在对侧 M1($t_4 = -24.596$,$P = 1.600E-05$)、M2($t_4 = -5.570$,$P = 0.005$)、S1($t_4 = -3.804$,$P = 0.019$)和 S2($t_4 = -3.380$,$P = 0.028$),以及同侧 M1($t_4 = -3.110$,$P = 0.036$)、M2($t_4 = -6.801$,$P = 0.002$)和 S2($t_4 = -9.483$,$P = 0.001$),mRFP 阳性的 CSN 中有更高比例的共标 CSN,在同侧 S1 无显著差异($t_4 = -2.288$,$P = 0.084$)③。

此外,我们同样观察了 mRFP 阳性但是 EGFP 阴性的 CSN(只支配中干)、EGFP 阳性但是 mRFP 阴性的 CSN(只支配上干)和 mRFP 与 EGFP 双阳性 CSN(共标 CSN,同时支配中干和上干)的分布,这 3 种 CSN 也相似地分布在 M1、S1、M2 和 S2 中,并且是混合分布在这些脑区。这表明,支配中干和上干的 CSN 也以混合方式分布在大脑皮质,并且也有很高比例的 CSN 同时支配上干和中干两个神经干。

我们用同样的方法示踪和观察了支配上干(EGFP 阳性)和下干(mRFP 阳性)CSN 的分布关系。结果显示,EGFP 阳性的 CSN 和 mRFP 阳性的 CSN 也广泛分布在 M2 和 M1,并且在 EGFP 阳性的 CSN 和 mRFP 阳性的 CSN 中均有大量共标 CSN。在 S1 和 S2 区,EGFP 阳性的 CSN 和 mRFP 阳性的 CSN 中也有相似的分布和很高比例的共标 CSN。这表明,支配上干和下干的 CSN 中很多都同时支配这两个神经干。

然而,在 EGFP 阳性的 CSN 与 mRFP 阳性的 CSN 中共标 CSN 的比例相当④。此

---

① 主要观察和分析同时支配中干和下干 CNS 与经支配中干或下干 CSN 的分布是否有所不同。

② 这说明在 M1、M2、S1 和 S2 中均有很高比例的 CSN 共同支配中干和上干。

③ 与支配到中干和下干 CSN 中结果一致,支配中干的 CSN 比支配上干的 CSN 有更高比例的 CSN 为同时支配中干和下干的共标 CSN。

④ 这说明在支配上干、中干和下干的 CSN 中,支配中干的 CSN 中共标 CSN 比例更高,这些共标 CSN 在支配中干的同时也支配上干或下干,同时也说明大脑皮质对中干支配的功能有很大部分与支配上干或下干的功能重叠,可同时通过对两个或更多神经干同时调控而发挥作用。

外,EGFP 阳性但是 mRFP 阴性 CSN(只支配上干)、mRFP 阳性但是 EGFP 阴性 CSN(只支配下干)或 mRFP 与 EGFP 双阳性 CSN(共标 CSN,同时支配上干和下干)也相似地混合在分布 M1、S1、M2 和 S2 中①。

段落解读

　　这部分重点研究了支配上干、中干和下干的 CSN 在大脑皮质分布的相互关系。主要表现在以下两个方面。

　　(1) 支配上干、中干和下干的 CSN 混合分布在大脑皮质各个脑区(如 M1、M2、S1、S2 等),并未各自聚集形成特定的脑区,这和前一部分的结果也是一致的。这说明大脑皮质对上干、中干和下干等臂丛的功能调控可能不是各自单独调控的,而是根据功能统一调控的。这种混合分布使大脑皮质在每个脑区较小的空间区域内都汇聚支配上干、中干和下干的 CSN,使大脑皮质在很小的功能区就可以同时对上干、中干和下干神经进行统一的调控,再通过上干、中干和下干各自特定的神经纤维支配,产生特定的运动。

　　(2) 支配的三组 CSN 中均有近一半或超过一半的神经元同时支配到两个甚至两个以上的神经干。这些 CSN 可能同时对两根及以上的神经进行调控,以整合多根神经干的功能,实现对肢体的统一控制。此外,在外周,中干对肢体支配很多是和上干或下干重叠的,我们这篇文章的结果从中枢证实大脑皮质对中干的支配和对上干或下干支配也有很多的重叠,这从外周和中枢都支持了中干(第七颈神经)是作为神经移位最合适的神经。

全文解读

　　在这项研究中,我们系统描述了支配臂丛上干、中干和下干的 CSN 在大脑皮质的分布特征和相互关系。结果显示,大脑皮质支配每根臂丛的 CSN 均广泛分布在从额叶到顶叶的大脑皮质运动和感觉等多个不同的功能脑区,主要聚集在 CFA(M1 和 S1 后内侧区)、RFA(前侧 M2 区),少量在后外侧的 S2 区,不同功能脑区 CSN 对每个神经干进行不同功能的调节。换句话讲,每一个神经干接受的是大脑皮质多个不同功能脑区的指令,这对解读左右颈七交叉移位术后的

一侧大脑半球管双手——左右颈七交叉移位治偏瘫

---

① 综合以上结果说明,这些支配上干、中干和下干的 CSN 在大脑皮质中以混合方式分布,并且在支配上干、中干和下干的 CSN 均有很高比例的 CSN 同时支配两个及以上的臂丛干。

功能重塑有很大帮助。左右颈七交叉移位术不仅是运动或感觉单一功能的移位,其诱发的功能重塑也不仅是运动或感觉单一功能的重塑,而将是包括 M1、M2 和 S1、S2 等多个脑区不同感觉、运动等多功能的整体重塑。

此外,我们的研究结果显示,每个神经干标记的 CSN 都有很大的比例支配两个或两个以上神经,特别是中干标记的 CSN,这种支配多根神经的 CSN 比例更高。根据这一规律,在左右颈七交叉移位术后,这种支配多根神经的 CSN 也会随之转为支配患侧手,并且可能不仅对移位的第七颈神经进行调控,也有潜能对患侧的上干或下干神经进行调控,以实现对患肢更好的控制。

第七颈神经对上肢功能的贡献

 SPINE

CLINICAL ARTICLE

Contralateral C7 to C7 nerve root transfer in reconstruction for treatment of total brachial plexus palsy: anatomical basis and preliminary clinical results

*Guo-Bao Wang, MM,[1,2] Ai-Ping Yu, MB,[1,2] Chye Yew Ng, FRCS,[3] Gao-Wei Lei, MB,[1] Xiao-Min Wang, MB,[2] Yan-Qun Qiu, MD,[2] Jun-Tao Feng, MD,[1] Tie Li, MD,[1] Qing-Zhong Chen, MD,[4] Qian-Ru He, PhD,[5] Fei Ding, PhD,[5] Shu-Sen Cui, MD, PhD,[6] Yu-Dong Gu, MD, PhD,[1] Jian-Guang Xu, MD, PhD,[1] Su Jiang, MD,[1] and Wen-Dong Xu, MD, PhD[1,2,5,7-9]

[1]Department of Hand Surgery, Huashan Hospital, Shanghai Medical College, Fudan University, Shanghai, China; [2]Department of Hand and Upper Extremity Surgery, Jing'an District Central Hospital, Shanghai, China; [3]Upper Limb Unit, Wrightington Hospital, Wigan, United Kingdom; [4]Department of Hand Surgery, Affiliated Hospital of Nantong University, Nantong, Jiangsu Province, China; [5]Key Laboratory of Neuroregeneration of Jiangsu and Ministry of Education, Co-Innovation Center of Neuroregeneration, Nantong University, Nantong, Jiangsu Province, China; [6]Department of Hand Surgery, China-Japan Union Hospital of Jilin University, Changchun, Jilin Province, China; [7]State Key Laboratory of Medical Neurobiology, Collaborative Innovation Center of Brain Science, Fudan University, Shanghai, China; [8]Priority Among Priorities of Shanghai Municipal Clinical Medicine Center, Shanghai, China; and [9]National Clinical Research Center for Aging and Medicine, Huashan Hospital, Fudan University, Shanghai, China

OBJECTIVE Contralateral C7 (CC7) nerve root has been used as a donor nerve for targeted neurotization in the treatment of total brachial plexus palsy (TBPP). The authors aimed to study the contribution of C7 to the innervation of specific upper-limb muscles and to explore the utility of C7 nerve root as a recipient nerve in the management of TBPP.

METHODS This was a 2-part investigation. 1) Anatomical study: the C7 nerve root was dissected and its individual branches were traced to the muscles in 5 embalmed adult cadavers bilaterally. 2) Clinical series: 6 patients with TBPP underwent CC7 nerve transfer to the middle trunk of the injured side. Outcomes were evaluated with the modified Medical Research Council scale and electromyography studies.

RESULTS In the anatomical study there were consistent and predominantly C7-derived nerve fibers in the lateral pectoral, thoracodorsal, and radial nerves. There was a minor contribution from C7 to the long thoracic nerve. The average distance from the C7 nerve root to the lateral pectoral nerve entry point of the pectoralis major was the shortest, at 10.3 ± 1.4 cm. In the clinical series the patients had been followed for a mean time of 30.8 ± 5.3 months postoperatively. At the latest follow-up, 5 of 6 patients regained M3 or higher power for shoulder adduction and elbow extension. Two patients regained M3 wrist extension. All regained some wrist and finger extension, but muscle strength was poor. Compound muscle action potentials were recorded from the pectoralis major at a mean follow-up of 6.7 ± 0.8 months; from the latissimus dorsi at 9.3 ± 1.4 months; from the triceps at 11.5 ± 1.4 months; from the wrist extensors at 17.2 ± 1.5 months; from the flexor carpi radialis at 17.0 ± 1.1 months; and from the digital extensors at 22.8 ± 2.0 months. The average sensory recovery of the index finger was S2. Transient paresthesia in the hand on the donor side, which resolved within 6 months postoperatively, was reported by all patients.

CONCLUSIONS The C7 nerve root contributes consistently to the lateral pectoral nerve, the thoracodorsal nerve, and long head of the triceps branch of the radial nerve. CC7 to C7 nerve transfer is a reconstructive option in the overall

健侧颈七神经移位患侧颈七神经在全臂丛损伤中的临床应用[2]

我们通过对第七颈神经的解剖研究、电生理研究和临床观察，基本厘清了第七颈神经的功能，但是这些都是间接证据，我们希望找到直接证据，尤其是希望了解健侧颈七神经移位术后第七颈神经的再生规律。

由此，我们设计并开展了相应研究：先通过尸体解剖观察人类第七颈神经及其分支，以及相关主要肌支的神经成分来源和走行方式，描绘了支配特定上肢肌肉的第七颈神经纤维的解剖。接着，通过对 6 例全臂丛损伤患者施行健侧颈七神经移位患侧颈七神经手术，临床随访观察第七颈神经对上肢功能的贡献及第七颈神经的再生规律。

■ 解剖学研究

我们对 5 具经过防腐处理的成年尸体标本进行解剖[①]。臂丛各神经均使用显微镜头进行仔细解剖，清除周围的脂肪组织，然后对各神经干进行分离。仔细解剖第七颈神经及其肌支，追踪具有第七颈神经来源的主要肌支；分别找出胸大肌、背阔肌、前锯肌和肱三头肌等肌支入肌点，通过显微镜头和显微器械进行肌支的显微分离和追踪，观察各肌支臂丛干的来源[②]。解剖未见变异臂丛标本，解剖第五至第八颈神经根及第一胸神经根共 5 根神经组成的臂丛，可见后者分为根、干、股、束、支等几个部分，均可清晰辨别。

在臂丛根部，椎动脉位于自椎间孔发出臂丛的前方，是锁骨下动脉的第一根分支，它自第六颈神经水平穿入椎体的横突孔内，继续向上走行，直至从第一颈神经椎体横突孔出来，随后向内转折进入枕骨大孔入颅。在这一路径中，椎动脉由下向上分别跨过了第七、第六及第五颈神经[③]。臂丛各干穿过上、下横突，由横突间肌之间向外侧走行，其中第五至第七颈神经自同名椎体横突的上方穿出，第八颈神经根、第一胸神经根分别自第七颈椎、第一胸椎椎体横突下方穿出[④]。各神经经斜角肌间隙到达锁骨区，锁骨区后

---

① 要求标本上肢、颈部和胸部结构完整，标本死亡年龄＜85 岁，身高 150～179 cm。

② 胸大肌锁骨部、背阔肌、前锯肌和肱三头肌是临床已经证实的由第七颈神经参与支配的靶肌肉，并且是按照由近端到远端的顺序支配，通过解剖研究可以判断健侧颈七神经移位术后神经再生的位置和速度。同时，随着周围神经移位手术的不断拓展，包括靶向肌肉再支配 TMR 手术的开展，都需要对胸大肌的支配神经有扎实的解剖经验，获得这些臂丛来源的神经走行和长度对手术至关重要。

③ 在健侧颈七神经移位术中，获得足够长的第七颈神经可减少腓肠神经移植的概率，缩短神经再生的距离，更早地实现对靶肌肉的再支配；在对第七颈神经进行分离时，安全暴露椎动脉是十分有必要的：一方面，损伤椎动脉会造成灾难性的医源性损伤，近椎间孔水平的术区出血会造成术野不清晰，大大增加手术难度；另一方面，游离出椎动脉以后，可安全地将第七颈神经移位至对侧，实现神经移位。

④ 在向近端解剖第七颈神经时，横突是十分关键的骨性标志，分离神经到近端时，可由手指触摸横突，进而判断已经分离到满意的深度。解剖操作时需谨慎，避免损伤椎动脉。

方的锁骨下动脉位于臂丛各干的前、下方①。臂丛各神经在锁骨区开始分为前、后股，然后进入腋窝部。所有标本各神经在前斜角肌后方穿出后，于中斜角肌的前部外侧，分别由第五、第六颈神经组成臂丛上干，第七颈神经单独延续成为臂丛中干，第八颈神经、第一胸神经合成下干，属于正常臂丛解剖。臂丛外侧束由上干与中干的前股组成，后束由各干的后股合成，下干的前股单独延续为内侧束②。

我们分别对第七颈神经来源的各主要肌肉及肌支进行了解剖，验证了第七颈神经来源的成分，并对相关肌支进行测量。胸大肌主要由胸外侧神经支配，胸内侧神经的分支作为补充。胸大肌远段的近端及上 1/3 分别由胸外侧神经和胸内侧神经的腹侧及胸外侧神经的背侧连续发出分支支配。胸外侧神经常发自中干和上干的前股，也会见到在两股合成的外侧束后发出的分支。胸外侧神经多根肌支常呈现鸦爪样分布抵达胸大肌入肌点。本例胸外侧神经发自中干前股和上干前股，跨过腋动静脉，于胸大肌的锁骨部入肌，在胸大肌深面分布。它发出一细支与胸内侧神经联合成襻，位于腋动脉第一段前方。发现胸外侧神经主要存在以下 3 种肌支来源模式：直接来自中干和上干的前股；中干前股分支上再次发出的分支；中干前股分支和上干前股分支合干后发出的分支，但以中干前股为主。胸外侧神经是测量得到的第七颈神经来源肌支到达入肌点的最短的第一站肌支（$P<0.01$），选取抵达入肌点最短距离的一支进行测量，它自第七颈神经至胸外侧神经入肌点的路径距离平均为 10.3 ± 1.38 cm（范围 7.9～12.0 cm）③。

另外，追踪到胸背神经、胸长神经及肱三头肌肌支也具有显著的第七颈神经来源成分。胸背神经常发自臂丛后束（6/9，66.67%），也有由中干后股及下干后股发出分支合干而成（3/9，33.33%）。胸背神经支配背阔肌的外侧部。胸背神经发自中干后股及下干后股，可见中干来源分支较粗，于肩胛下神经旁发出，发出后与肩胛下动脉伴行，沿腋后壁下行，至背阔肌深面入肌并分布。测得第七颈神经至胸背神经入肌点距离平均为 21.7 ± 1.77 cm（范围 18.5～25.0 cm）。

胸长神经主要支配前锯肌，起自第五至第七颈神经，第七颈神经的纤维经中斜角肌前面至前斜角肌上部，与第五、第六颈神经来的纤维相联合为一干。可见胸长神经由第六及第七颈神经刚出椎间孔处发出，经臂丛及腋动脉第一段的后面入腋窝。沿前锯肌

---

① 前斜角肌切断以后，可以暴露出臂丛的上干、中干和下干，是十分重要的结构；在做斜颈矫形术时，存在臂丛损伤的风险，就是因为切断斜角肌时没有顾及臂丛的走行。

② 正常的臂丛结构占大多数，但仍存在臂丛结构变异的概率，如上移型臂丛和无中干型臂丛；熟悉臂丛的解剖结构对手术的安全进行至关重要。

③ 此前并未有文献报道胸外侧神经的走行及分支模式，本文基于解剖结果提出胸外侧神经的 3 种分支模式，强调胸外侧神经自上、中干前股起源的特点，提示术者在向远端分离第七颈神经时要暴露其前股的胸外侧神经组成分支，在其远端进行切断并同前后股同时进行移位，保证运动神经纤维的数量，提供更多的动力支，提高神经的支配能力。

的腋窝面下降，分布于前锯肌各肌支。第七颈神经的纤维支配前锯肌下部，入肌点约第七肋水平；第五、第六颈神经的纤维，支配前锯肌上部和中部，入肌点约第四肋水平。测得第七颈神经至胸长神经入肌点距离平均为 24.1±3.26 cm（范围 20.5～30.0 cm）。

所有标本中，肱三头肌肌支均由后束桡神经发出。肱三头肌肌支中，肱三头肌长头肌支从桡神经干内后侧发出后向内下行走。内侧头及外侧头支在背阔肌腱外侧缘水平自桡神经后侧发出。对肱三头肌长头肌支进行显微游离并向近端追踪，发现其来自中干和下干。测得第七颈神经至肱三头肌入肌点距离平均为 23.4±1.82 cm（范围 19.5～26.0 cm）。

> **段落解读**
>
> 　　这部分分别对第七颈神经来源的各主要肌支进行解剖，发现胸外侧神经、胸背神经、胸长神经及肱三头肌肌支均存在第七颈神经来源成分，其中胸外侧神经、胸背神经的第七颈神经来源占主要成分；而胸长神经第七颈神经来源的入肌点主要集中在前锯肌下部，为第七肋或以下水平占次要成分。这些结果提示第七颈神经具有多重支配属性。
>
> 　　通过对第七颈神经至肌支入肌点的路径测量，提示胸外侧神经可作为健侧颈七神经移位术后首个观察及评估的对象，以快速评估手术效果及判断神经再生的时间与预后，达到早期介入针对性康复治疗的目的。

■ 第七颈神经作为受体神经在治疗全臂丛损伤中的效用

我们对 2012 年 11 月至 2014 年 1 月 6 例接受健侧颈七神经移位术的患者进行了随访[①]。

健侧颈七神经移位患侧颈七神经术的手术过程：患者取仰卧位，肩胛区下放置砂袋。经锁骨上横切口显露受伤的臂丛。一旦确定全臂丛损伤，分离第七颈神经的受体神经。未受伤的一侧也做锁骨上切口。术中通过肌电图确认健侧第七颈神经。在分离第七颈神经时，保护膈神经的同时切开前斜角肌[②]。为了获得最大的神经长度，分离神经直至椎间孔，然后将健侧第七颈神经与前后股向远端分离。用利多卡因阻滞（1%）后，在远端将第七颈神经分离至各分支[③]。测量供体神经的长度。将两侧胸锁乳突肌

[①] 5 例为男性，1 例为女性，平均年龄为 27.2±9.0 岁（范围为 18～43 岁）。从损伤到手术的平均间隔为 2±0.6 个月（范围为 1～3 个月）。

[②] 行健侧颈七神经移位术时，一定要保护膈神经；分离锁骨上窝的脂肪组织后，可以在前斜角肌表面发现膈神经，用彩条或橡皮条轻轻牵开，不要过度牵拉防止压伤；拉钩牵拉颈部肌肉时也要时刻注意膈神经是否存在挤压；为了更好地牵开膈神经，建议术者要向远近端尽量分离神经以获得更大的活动度。

[③] 既往的研究证实，在切断神经前进行外膜内注射利多卡因，可以更好地降低因神经切断的操作对神经组织的损伤，减小轴突近端神经元凋亡的概率，起到更好的神经保护作用。

向前牵开,3～4股自体腓肠神经移植桥接供区及受区第七颈神经之间的间隙。在手术显微镜下使用8-0缝线实现无张力显微缝合。所有患者都接受了副神经转位肩胛上神经手术,4根肋间神经的Ⅲ～Ⅵ运动支移位到肌皮神经①。在3例患者中,通过胸腔镜获取全长膈神经并移位到腋神经前支②。

术后使用预制支具将头部固定在中立位,固定上肢4周。4周后对患者进行健侧肩内收训练,同时对患侧进行肩内收、肘关节伸展和腕/指伸展的被动训练。建议每天做500个周期运动,经皮电刺激健侧第七颈神经至少6个月③。

同时,我们在术后的不同时间进行了电生理研究,记录肌肉复合动作电位。

(1)肩部:胸大肌(PM)和背阔肌的新生肌肉电位分别在术后6.7±0.8个月(范围6～8个月)和9.3±1.4个月(范围8～12个月)时可以检测出,所有患者在术后平均10个月(范围9～12个月)出现明显的肩内收。

(2)肘部:在术后11.5±1.4个月(范围10～14个月)时可检测到肱三头肌的新生动作电位,所有患者在术后平均14个月(范围12～17个月)时明显有肘关节伸直。

(3)腕部和手指运动:所有患者伸腕肌的新生电位在术后17.2±1.5个月(范围16～20个月)时可检测到,伸指肌和伸拇肌的新生电位在术后22.8±2.0个月(范围20～26个月)时可检测到。据报道,有4例有明显的伸腕动作,只有1例在最近的随访中报告了明显的伸指/拇动作。3例患者桡侧腕屈肌的明显运动,并在17.0±1.1个月(范围16～19个月)时可检测到桡侧腕屈肌的新生电位。

关于运动功能恢复,平均恢复程度:胸大肌为M2-,背阔肌为M3,肱三头肌为M3+,腕伸肌为M2,桡侧屈腕肌为M1+,伸指肌为M1+。所有患者肩内收和伸肘均达到良好或以上的结果,6名患者中有5名评分达到M3或更高④。3例患者的平均肩外展为25°～30°,而膈神经同时移位至腋神经患者的平均肩外展为75°～90°。肘关节屈曲中,4例被评为优秀,2例良好。2例患者伸腕肌力达M3,而屈腕和伸指功能恢复较差。尽管术后2年内,两侧第七颈神经支配的肌肉存在共同收缩,但患侧的独立运动仍得到了加强,特别是收缩健侧肌肉时,定量估计为M1。

对于感觉恢复,所有患者最近一次随访时,患肢示指达到S2级(除1名患者仅达到S1级)。两点分辨觉测试结果平均为12 mm(范围10～15 mm)。对于并发症,未有供体肢体功能的永久性损伤。所有患者均有麻木症状,以及拇指、示指和中指指腹两点分

---

① 副神经移位到肩胛上神经以恢复部分肩外展,肋间神经移位到肌皮神经以恢复屈肘。
② 这样操作的目的是重建三角肌的神经支配,进一步提升肩外展、外旋。
③ 规律、可靠的术后康复对肢体功能恢复至关重要;电刺激是为了促进周围神经再生,更好地对肌肉形成再支配。
④ 这些功能表明第七颈神经对背阔肌、胸大肌和肱三头肌具有稳定和主导作用,这与我们的解剖研究结果一致。

辨觉的降低;其中5例在3个月内恢复,另1例在6个月内恢复。3例患者的示指疼痛均在3个月内明显减退。1例患者肱三头肌力量下降至M3+,并在1个月内完全恢复。

　　这部分通过对全臂丛损伤患者的靶肌肉新生电位检测和运动功能恢复评估报道了健侧颈七神经移位术后各靶肌肉的恢复情况。其中,腕部和手部功能的恢复没有达到预期,而且手指功能比腕更难恢复。最新的随访(术后平均30个月)显示,只有2名患者的伸腕肌力达到M3级,1名患者伸指达到M2级。虽然最长的随访时间达到40个月,但患者在过去10个月中没有改变,表明伸腕和伸指的恢复并不稳定。一方面可能是因为第七颈神经到肩部和肘部的纤维总数大于到远端小关节的纤维总数,另一方面也可能与持续的屈腕拮抗有关。

　　这篇文章分别从尸体解剖和临床随访研究了第七颈神经对特定上肢肌肉神经支配的贡献及模式,并探索了健侧颈七神经移位患侧颈七神经术在全臂丛损伤修复中靶肌肉恢复的效果。研究发现,第七颈神经对背阔肌、胸大肌和肱三头肌具有主导作用。第七颈神经作为受体神经,对于术后肩关节内收、肘关节伸直及远端肢体的部分感觉功能恢复是稳定有效的,但伸腕和伸指运动的恢复相对不稳定。

　　在全臂丛损伤患者中进行的健侧颈七神经移位患侧颈七神经术,实际上就是我们后来在偏瘫患者中进行的左右颈七交叉移位术,可以看到术后神经再生时间很长,明显长于我们在 NEJM 文章中报道的再生时间。为什么呢?可以肯定的是,与是否神经移植有关;那么,还有其他原因吗?请参考第17章的相关内容。

◆ 参考文献 ◆

［1］ Wang F, Shen J, Jiang S, et al. The recognition of the distribution features of corticospinal neurons by a retrograde trans-synaptic tracing to elucidate the clinical application of contralateral middle trunk transfer[J]. Neuroscience, 2020, 424: 86 - 101.

［2］ Wang GB, Yu AP, Ng CY, et al. Contralateral C7 to C7 nerve root transfer in reconstruction for treatment of total brachial plexus palsy: anatomical basis and preliminary clinical results[J]. Journal of Neurosurgery, Spine, 2018, 29 (5): 491 - 499.

一侧大脑半球管双手——左右颈七交叉移位治偏瘫

第10章
仅切断患侧的第七颈神经是否足够

这是一个非常紧要的问题。因为左右颈七交叉移位术其实包含了两个手术,首先是患侧的第七颈神经根切断,然后是健侧第七颈神经移位到患侧第七颈神经。因为切断患侧第七颈神经会阻断部分 γ 通路,对于降低痉挛是有帮助的。那么手术后患者的功能提升是不是就来自患侧第七颈神经切断带来的痉挛降低,而不需要再进行健侧颈七神经的移位? 这个问题是我们投稿 *NEJM*,编辑部问的第一个问题。换言之,我们应该再设一个对照组,就是仅切断患侧的第七颈神经根而不进行健侧颈七神经移位。那么,我们是怎么回答的呢?

早在 1997 年及 1998 年,复旦大学附属华山医院手外科先后在相关学术杂志及会议上报道,应用切断第八颈神经根治疗脑瘫后上肢痉挛,术后短期(10~30 天)尺侧腕屈肌、掌长肌、指深屈肌、手内肌的肌力均明显减弱,腕及手指屈曲畸形有明显好转。

此后,顾老师等又开展此类手术 4 例,并同期对 2 例脑瘫患者进行肌腱切断及肌腱移位术[1]。1997 年 3 月至 2005 年 1 月,共收治脑瘫患者 8 例(男性 5 例,女性 3 例),年龄 13~19 岁(平均 14.75 岁)。其中 7 例为分娩过程中脑缺氧所致,1 例为脑外伤后遗症。对于接受神经根切断术的患者,于术前、术后 10 天、术后 1 个月、术后 3 个月、术后 6 个月、术后 5 年,对腕及手外形、肌张力进行随访。对于接受肌腱切断及肌腱移位术的患者,我们于术前、术后对腕及手指外形、功能及主观满意度进行随访。

6 例患者选择第八颈神经根切断术,2 例选择腕、指屈肌腱切断及肌腱移位术,其中 1 例行尺侧腕屈肌切断术,另 1 例行尺、桡侧腕屈肌移位至腕伸肌,掌长肌移位至拇长伸肌术,指浅、深屈肌腱交叉延长术。

在 6 例行第八颈神经根切断术的患者中,肌力的变化见表 10 - 1。2 例行痉挛肌腱切断与肌腱移位术的患者,术前、术后随访情况见表 10 - 2。

表 10 - 1 第八颈神经根切断术前、术后肌张力情况（腕屈肌与指屈肌）

病例	年龄	性别	术前		术后							
					1~10 天		1 个月		3 个月		6 个月	
			肌张力	体位	肌张力	体位*	肌张力	体位*	肌张力	体位	肌张力	体位
1	18	男	+++	屈腕屈指	0	正常	0	正常	0	腕轻屈指正常	+	屈腕屈指轻屈
2	13	女	+++	屈腕屈指	0	正常	0	正常	0	腕轻屈指正常	+	屈腕屈指轻屈
3	15	男	+++	屈腕屈指	0	正常	0	正常	0	腕轻屈指正常	+	腕指屈曲
4	13	女	+++	屈腕屈指	0	正常	0	正常	+	屈腕屈曲	++	腕指屈曲
5	13	男	+++	屈腕屈指	0	正常	0	正常	+	腕指屈曲	++	腕指屈曲
6	14	男	+++	屈腕屈指	0	正常	+	屈腕	++	腕指屈曲	+++	腕指屈曲

续表

病例	5 年		满意度
	肌张力	体位	
1	+++	屈腕屈指	
2	+++	屈腕屈指	
3	+++	屈腕屈指	
4	+++	屈腕屈指	
5	+++	屈腕屈指	
6	—	—	

注：* 体位正常表示腕平伸指微屈位。

表 10 - 2 腕屈肌腱切断与移位术前、术后肌张力情况

病例	年龄	性别	术前		随访时间（月）	术后		
			肌力（腕屈与指屈）	体位		体位	功能	满意度
7	13	女	+++	腕指屈曲位	12	腕指屈曲位	未改善	无效
8	19	男	+++	腕指屈曲位	72	腕背伸 10°手指功能位	腕关节背伸 10°，屈曲 20°，活动度 30°，拇对掌达健侧 80%，拇能与示中指对捏	满意

经过长达 5 年的随访观察,结论十分明确:第八颈神经根切断治疗脑瘫导致的上肢功能障碍,短期(1～3 个月)虽然能减弱肌张力、改善畸形,但 6 个月后,肌张力逐渐增加,最终仍恢复至术前状况,因此该手术治疗脑瘫后上肢功能障碍(腕、手屈肌群挛缩)是无效的。其中肌张力在 6 个月内恢复至术前水平可能与邻近神经根的功能再支配有关。其他团队的专家也得到了相同的结果。因此,第八颈神经根切断治疗脑瘫后痉挛手这个手术慢慢就不做了。

所以我们在回复 *NEJM* 编辑部时,就把这篇文章翻译成英文,进行了解释。因为第八颈神经主要支配屈肌,所以第八颈神经切断治疗痉挛手理论上是效果最好的,既然第八颈神经切断都没有效果,第七颈神经切断理论上更加没有效果,所以从伦理高度保护患者的权利来说,单纯的第七颈神经根切断不应该作为对照组,*NEJM* 编辑部接受了我们的观点。

· 参考文献 ·

[1] 顾玉东,陈亮,王涛,等.C8 神经根切断治疗上肢脑瘫的重新评价[J].中华手外科杂志,2005(6):350 - 352.

第11章
最 初 的 尝 试

意料之外的脑瘫患儿

2008 年 3 月，机缘巧合下，我接连为两位脑瘫患儿进行了左右颈七交叉移位术，其中一例于 2001 年在 *Microsurgery* 上发表。我们当时之所以选择先从脑瘫患儿开始尝试，是因为孩子的大脑可塑性强，神经也长得快。至今我们已为上千位患者实施了左右颈七交叉移位术，我印象最深的仍旧是这两例患儿。

第一例患者是一名 4 岁的小女孩，她的故事请看下文（"2011 年的病例报道"）。

第二例患者是一名 12 岁的小女孩，她现在每年都会来我的门诊进行定期随访，同时不断地在做康复训练。她在接受手术后，手的变化并不是很明显，还是没法直接打开，仅拇指与示指对捏功能有提升。当时我们对脑瘫的认识还是不够，仍旧习惯性地从臂丛损伤修复的角度看问题。因此我们随访时还比较失望，觉得这个孩子进步不大。但就是凭着这个对捏功能的提升，让她可以捏东西、拧毛巾，实现生活完全自理。在术后第六年，她还拿了全国手工作业治疗作品比赛的一等奖，这让我非常惊讶。

那时，我们关于神经修复后疗效的认识是基于臂丛术后随访的认识，一般把 2 年当作终点，但是第二例患儿却打破了我的固有认知，术后 6 年还在进步。可以说颠覆了我对大脑可塑和手功能的认识。

2011 年的病例报告

最开始的 2 例患者完成手术并进行了一段时间的随访后，我们发现手术的效果非常好，前景看起来很不错。所以我们除了在学术会议上和同行交流，也想以学术文章的形式让更多的人看到。于是，我将实验数据整理成文，投稿到了显微外科顶级期刊

Microsurgery，结果很快就被接受了。下面我们来回顾一下，这第一篇有关左右颈七交叉移位术治疗脑瘫的文章，究竟是如何表述的。

CONTRALATERAL C7 NERVE ROOT TRANSFER IN TREATMENT OF CEREBRAL PALSY IN A CHILD: CASE REPORT

WEN-DONG XU, M.D., Ph.D.,[1,2,3*] XU-YUN HUA, M.D.,[1,3] MOU-XIONG ZHENG, M.D.,[1,3] JIAN-GUANG XU, M.D., Ph.D.,[1,3] and YU-DONG GU, M.D.[1,3]

A 4-year-old girl who sustained the hemiplegic cerebral palsy and subsequent spasticity in the left upper extremity underwent the C7 nerve root rhizotomy and the contralateral C7 nerve root transfer to the ipsilateral middle trunk of brachial plexus through an interpositional sural nerve graft. In a 2-year follow-up, the results showed a reduction in spasticity and an improvement in extension power of the elbow, the wrist, and the second to fifth fingers. Scores from both Quality of Upper Extremity Skills Test and Modified Ashworth Scale tests had been significantly improved during follow-up. The outcomes from this case provided the evidence that combined the C7 nerve root rhizotomy and contralateral healthy C7 nerve root transfer to the ipsilateral middle trunk of brachial plexus not only partially released flexional spasticity but also strengthened extension power of the spastic upper extremity in children with the cerebral palsy. ©2011 Wiley-Liss, Inc. Microsurgery 31:404–408, 2011.

左右颈七交叉移位术治疗小儿脑瘫的病例报告[1]

这是我们在 2008 年 3 月开展的第一例手术。这个患者我的印象很深，是由她父亲从西安带来就医的一个脑瘫小女孩，我记得她是左侧偏瘫，小女孩不爱说话，体格检查也不配合，所以我们和她的父亲进行了深入交流。小女孩的父亲痛苦地求助："为了救女儿，我已经跑遍全中国了，希望你们救救她。"小女孩的表现就是左手不能抓握，做任何事情都是用右手，左手是摆设。所以我们为她设计了左右颈七交叉移位术，随访了 2 年多，做这个病例报告是基于一个考虑：尽管我们已经在不同的学术会议上做过分享，仍需尽快在国际权威期刊上发表，占领世界上第一位报道者的地位。

■ 病例摘要及手术方案

患者，4 岁女童，围生期出现中枢神经系统感染①，出生后逐渐发现存在单侧脑瘫，表现为左上肢痉挛。体格检查结果显示，患儿的语言能力及视力正常，上肢存在屈曲畸形，累及肘关节、手腕和手指，拇指握于手掌中，前臂处于旋前位。患儿肘关节活动度为 70°（60°～130°），手腕的活动度为 20°（-80°～-60°）。当患儿左手屈腕超过 20°时，手指能够伸直，提示她存在Ⅱ型手痉挛②。根据改良 Ashworth 评分（MAS），这位患儿的左手功能情况被归类为"手功能差"。患儿出生后就开始接受系统的康复治疗，但效果很有限。我们认为，切除患侧第七颈神经能够解除患侧上肢的痉挛，而将健侧第七颈神

---

① 这是患者父亲的自述，详细病史其实不是很清晰。
② 大家可以看到，那时我们对于痉挛手的理解还是很基础的，用了Ⅱ型手痉挛、关节活动度等手段进行了评价。而在后期的研究中，我们更多的是采用了量化的功能评分、量化的痉挛评分，这些容易被大家接受的直观评价方法。

经移位至患侧臂丛中干,能够改善肢体的伸展能力①。

在手术中,我们取锁骨上方 1.5 cm 处横行切口,首先探查两侧第五、第六、第七和第八颈神经根及第一胸神经根。通过解剖结构及术中肌电检查确定双侧第七颈神经。于靠近椎间孔位置切断患侧(左侧)第七颈神经,将健侧(右侧)第七颈神经尽可能分离,于最远端切断,长度约为 4 cm。然后将健侧第七颈神经的远端与患侧臂丛中干近端吻合,中间的间隔约为 4 cm。这 4 cm 由四股腓肠神经作为移植物经皮下通路桥接②。

▧ 术后随访结果

术后患儿的病情平稳,主要的不适感是双手的拇指、示指、中指麻木,但是这种情况在术后 1 个月逐渐好转,术后 3 个月时完全消失③。

我们利用改良 MAS 评分评估患儿静息状态时的肌张力。在最后一次随访时,她的左手功能被评估为 MAS 评分中的"良好"。术后患儿左上肢的痉挛明显缓解。术后 1 年时,患儿的左侧上肢出现伸展运动,并在术后 2 年时持续改善。她的肘部和腕部的活动度分别增加到 150°(0°~150°)和 130°(-80°~50°)。患侧手的抓取功能也得到了明显的改善。患侧肘部和腕部的屈伸肌力都达到了 M4。另外,患侧第 2~5 指可以在手腕不弯曲的状态下伸直④。但是,她的拇指仍被握在手掌中,没有得到改善。在两年的随访中,这位患儿的上肢技巧质量评定量表评分(QUEST)的 4 个分项得分和总分都在不断提高(表 11 - 1)。

由于患儿的依从性很差,我们仅在术后 12 个月时对她进行了一次肌电图检查。此时,她第一次能够进行手腕伸展运动。刺激颈部移植的腓肠神经穿过的位置,能够在桡侧腕伸肌处记录到复合肌肉动作电位(CMAP)⑤。

---

① 第七颈神经是桡神经主要纤维来源,所以对这个患儿来说,她伸腕、伸指功能差。增强桡神经的功能,逻辑上是合理的。所以也可以看到,我们最早选择第七颈神经,就是希望加强患儿桡神经功能。

② 最早我们采用的是皮下隧道,可以看到即使对于 4 岁的小儿,也有 4 cm 的神经间隔,所以需要用 4 股腓肠神经进行移植。

③ 这是非常重要的一点临床资料,虽然健侧颈七神经移位术已经在臂丛损伤的患者(成年与小儿)得到了广泛的应用,但应用于脑瘫患儿,还是第一次。我清晰地记得,当麻醉患者苏醒后第一次查房时,我的心情是多么忐忑。而当我看到患儿双侧上肢的功能和术前没什么两样时,我是非常高兴的。

④ 在文章中我们主要还是集中在对伸展这个动作的描述,其实患儿的整体上肢功能在不断改善。但是,我们考虑到这是第一个病例报道,读者能够接受的可能还是伸展动作的恢复。

⑤ 从电生理检测角度,桡侧腕伸肌是第七颈神经的代表肌肉,所以我们以桡侧腕伸肌的记录反映第七颈神经纤维的生长情况。我们在所有的临床研究中,都采用了这个观察方法,包括在 NEJM 发表的文章中,也采用了在桡侧腕伸肌记录的方法。

表 11-1　术前与术后的 QUEST 评分

时　间	分离运动(分)	抓握(分)	负重(分)	保护性伸展(分)	总分(分)
术前 3 天	21.88	20	3.85	0	11.43
术后 6 个月	25	26.67	16	0	16.92
术后 12 个月	46.88	46.67	34.62	16.67	36.21
术后 18 个月	59.38	40	64.38	22.22	46.50
术后 24 个月	62.5	46.67	69.23	33.33	52.94

注：QUEST 评分量表是由加拿大作业治疗师 DeMatteo 等在 1992 年制定的，用于评估痉挛性脑瘫患儿的上肢功能，主要适用于 18 个月到 8 岁的患儿。这个量表将上肢运动分为 4 个测试项，以具体得分表示。这 4 个项目分别是分离运动(独立地完成肩部、肘部、腕部、手指的伸展屈曲运动)、抓握(坐位下评估抓积木、豆子、笔等精细运动)、负重(俯卧位/四点撑位下手支撑、坐位下伸手取物)、保护性伸展(用手臂保护自己防止从前方、后方、侧方倾倒)。4 个计量分测试的原始分满分分别为 128 分、54 分、100 分和 72 分。此外，还包含手功能分级、痉挛分级和合作性分级 3 个测试项。这 3 个分项不评分，医生仅给一个初步的主观评估。

全 文 解 读

　　术前可见患儿的左侧肘关节伸直功能差，术后可见患儿的肘关节伸直功能明显改善。不同于臂丛损伤的患者，脑瘫患儿存在痉挛。所以一张照片可能不能全面反映她的功能情况，而应该以一个过程来评估。因为这是 2011 年发表的文章，还只能是刊登照片，无法用视频进行展示。在我们以后发表的文章，在杂志社提供的附件中，都可以看到有带视频的附加材料。

　　我刚才说过，这个患儿依从性很差，我们尝试了很久，也无法让其安静地按照我们的要求进行拍摄。我们只能采用抓拍，所以，虽然无法用常规标准来评估患儿手腕及手指活动，也无法提供视频。但是，我们的图片清晰地反映了这个患儿的伸腕能力差，而术后可以看到其伸腕功能提高了至少 30°。要知道，痉挛手最难恢复的就是伸腕和伸指功能。

　　另外，尽管术后患儿左手的拇指还藏在手心中，有明显的拇指内扣，但是，她已经具有了打开手指抓握东西的能力。并且，可以抓取小块的巧克力。

　　患儿父亲兴奋地告诉我们："孩子愿意用左手做事了。"这些进步，有些超出了我们的预期，因为无法用桡神经功能的恢复来解释她的这些进步。这些发现增强了我们对手术的信心，也给了我们更强的使命感，希望用这个手术帮助更多的痉挛性偏瘫患者。

文章发表后的同行评价

> "这个手术是治疗婴幼儿期痉挛性偏瘫残障的未来方向,首次提供了通过周围神经移位攻克中枢神经损伤后遗症的证据。"

Mitchel Seruya

洛杉矶,美国

参考文献

[1] Xu WD, Hua XY, Zheng MX, et al. Contralateral C7 nerve root transfer in treatment of cerebral palsy in a child: case reports[J]. Microsurgery, 2011, 31(5): 404-408.

一侧大脑半球管双手——左右颈七交叉移位治偏瘫

第❺阶段

冲击并荣登
《新英格兰医学杂志》

（2013—2018 年）

　　从这章开始，我将把冲击并荣登《新英格兰医学杂志》（*The New England Journal of Medicine*，NEJM）的经历跟大家分享一下。我的感悟是，科研成果要想在国际顶级期刊发表，需要沉谋研虑，做好长远规划。幸运的是，我获得了几位世界顶级专家的指点，他们目光如炬、站位高远，对我的研究设计和策划给予了诸多指导和帮助。

第12章
2013年第一次投稿

我们的基础研究一直是雪藏着，没有报道。目的就是把基础研究和临床病例合在一起。我考虑到，这是一个全新的概念，没有基础研究的论证会显得是突发奇想，说服力是不够的，在伦理上也靠不住，所以2013年投稿的基础部分是在2006年就开始做的研究。我们于2013年3月14日投稿到 *NEJM*，下面回顾分析第一次投稿时的原稿。第8章解读的 *Scientific Reports* 文章，这是我们2013年在 *NEJM* 投稿的动物实验部分，所以在下面的解读中就删去动物实验部分。

第一次投稿 *NEJM*（动物实验部分见第8章）

交叉转移对侧的皮质脊髓束可促进痉挛性偏瘫的功能恢复

· 摘要 ·

（1）背景：卒中与脑外伤等一侧大脑半球的神经损伤性疾病往往会导致对侧上肢的瘫痪，损伤对侧的大脑半球在瘫痪后的功能代偿中发挥了重要的作用。然而，如果病变程度相当严重，那么这种对侧半球的代偿效果会很有限，这可能是因为对侧半球与瘫痪手的直接连接太弱。在本文，我们开创了一种交叉转移对侧神经纤维的手术方案，能够增强损伤对侧的健康半球与瘫痪上肢之间的同侧连接强度，从而提高对侧半球的代偿能力。

（2）方法：首先，我们使用创伤性脑损伤的大鼠模型，对它们进行了颈部的左右颈七交叉移位术。然后，使用 Micro - PET 和神经生理学研究证实这种手术可以增强损伤对侧的健康半球与瘫痪上肢之间的同侧连接，并发现这种连接的增强与运动恢复密切相关。随后，通过免疫印记法与组织化学法探究了脑内发生的突触与生物化学改变。

最后，招募了 5 名年轻的偏瘫患者，并使用 TMS、fMRI 与 PET 评估了他们在术后的脑活动变化情况。

（3）结果：动物实验显示，术后大鼠的对侧健康半球的代偿能力明显增强，伴随着瘫痪上肢功能的明显改善，同时在对侧半球的感觉运动皮质存在 NR2B、MAP－2 及 SYN 等蛋白质的表达上调。另外，在临床试验中，5 例手术患者的屈肌痉挛都得到了明显的缓解，同时存在明显的运动功能改善。我们的电生理与神经影像学研究显示，对侧健康半球（也就是瘫痪肢体同侧的半球）的激活与瘫痪上肢的运动恢复存在明显的相关性。

（4）结论：我们提出的左右颈七交叉移位术可能为痉挛性偏瘫患者的偏瘫上肢功能恢复打开了一扇新的大门。

·引言·中枢神经系统损伤，如卒中、创伤性脑外伤、脑瘫等，往往会导致上肢功能的持续性损伤。尽管积极的治疗与康复锻炼可促进部分功能恢复，但是这种恢复能力有限，患者往往会遇到功能恢复的平台期。到目前为止，物理康复治疗仍然是慢性平台期患者最主要的治疗手段。然而，对于遗留有严重上肢瘫痪的患者，即使接受精心设计的高强度康复锻炼，功能恢复的效果也不尽如人意。研究发现，在中枢神经系统损伤后，损伤部位的邻近脑区及远隔脑区均出现了一定程度的可塑性变化。对于损伤面积比较大的个体，由于邻近区域已经剩余不多，所以损伤对侧的健康皮质的激活可能是发生功能重塑的关键区域。对侧皮质能够通过原本未交叉的同侧神经连接通路，控制瘫痪上肢，恢复运动功能。这被认为是一种富有前景的治疗方案。

然而，在正常情况下，这种未交叉的同侧神经通路中包含的神经纤维（也就是皮质脊髓束）数目较少，仅为对侧神经通路中的 10% 左右，且大部分都用来控制我们身体近端的肌肉（主要位于躯干，如胸肌、腹肌等）。同侧通路的解剖学特点决定了它不能为一侧半球提供控制同侧上肢的足够物质基础，这使得在中枢神经损伤后，健侧半球无法发生强烈的可塑性变化以支配同侧的瘫痪上肢。人们已经尝试了各种方案，包括经颅直流电刺激、经颅磁刺激等，但是对健康半球的激活效果一直不佳[①]。在本文，我们猜想，如果能够将原本支配健侧上肢、交叉的皮质脊髓束直接转移到同侧的瘫痪上肢，是否就能够使对侧健康半球拥有更为强大的代偿能力？脊神经是从脊髓发出的混合神经。在脊神经中，有 5 根主要负责控制上肢，我们称之为臂丛，它们的名字按照位置从上到下依次是第五、第六、第七和第八颈神经根及第一胸神经根，它们总共含有 40 000～

---

① 这前面都属于文献综述，相当于我们这篇文章的背景。我们在这里强调了痉挛性偏瘫后，损伤对侧半球拥有很强大的潜力，能够参与偏瘫肢体运动恢复。但是现有手段无法有效开发损伤对侧半球，从而引出我们的手术。

69 000 根神经纤维①。第七颈神经位于臂丛的中间,内含上肢大概 20% 的神经纤维。我们及其他研究者通过大量研究发现,第七颈神经的功能可以被其他 4 根神经代偿,单纯切断第七颈神经并不影响上肢的功能。于是,我们设计了一个新手术,将支配健侧上肢 20% 的神经纤维(也就是第七颈神经)切断并交叉转移到瘫痪侧上肢。动物实验显示,这种手术方式可以有效促进大鼠痉挛性偏瘫上肢的功能恢复。更重要的是,这种手术方案能够有效改善痉挛性偏瘫患者的瘫痪上肢功能。这种功能恢复伴随着健侧半球运动皮质内 NR2B 等可塑性相关蛋白质的上调。

■ 初步临床试验研究

·**患者招募**·为了将动物实验结果转化到临床实际应用,我们选择了一批 11～13 岁的患者进行了一项初步的临床试验②。

所有接受手术的患者及对照组患者全都接受了至少 5 年的常规康复治疗。所有的患者都拥有正常的智力与语言功能(智商大于 70 分),全部能够独立地行走。我们在术前通过影像学检查及评分确定了他们的损伤对侧皮质都是完好的。而且他们都处于康复的平台期,特别是上肢功能的恢复已经到达了瓶颈③。在术后 2 年的随访过程中,5 名对照组患者虽然接受了规律的康复锻炼,但是上肢功能并未得到明显的改善。这进一步确定了这些患者已经到达了康复的平台期。

·**手术方法**·在手术中,我们将患侧的第七颈神经在靠近椎间孔水平切断,而健侧的第七颈神经在椎间孔以远 4～6 cm 处切断。通常,健侧第七颈神经近端与患侧第七颈神经远端有 4～6 cm 的间隙,这部分空缺我们采用腓肠神经移植。我们一般将 3～4 股腓肠神经作为移植物,穿过皮下隧道,连接两侧的第七颈神经。术后患侧的上肢用头肩人字形绷带固定 1 个月④。然后继续进行与术前一样的常规康复锻炼。

术后这 5 例患者会出现健侧肘关节和腕关节的轻度肌力下降,并伴有双侧拇指、示指与中指的一过性麻木。这些症状在术后 1 个月时逐渐减轻,并在术后 3 个月完全消失⑤。

---

① 受限于技术手段,那时我们对臂丛纤维数目的认识还不够深入。后来我们发现,整个臂丛含有近 35 万根神经纤维。

② 对于患者的选择,我们还是按照之前的理论,选择了青少年。因为他们的大脑处于快速发育阶段,脑重塑相对更好、更快。

③ 我们在这里强调了平台期的概念,就是为了说明传统的康复手段对这些患者已经不起作用,处于无医可救的境地。

④ 固定是为了防止神经撕裂,我们后来设计了专门的颈托,可以起到相同的效果,而且患者会感觉更舒适。

⑤ 这个现象与之前的病例报告结果一样。

·**瘫痪上肢的临床评估**·在手术之前,5 例患者中有 4 例存在肘关节的屈曲畸形;所有患者都存在前臂旋前、拇指内扣及严重的手腕和手指的屈曲畸形;术前他们都不能独立地完成手腕和手指的伸直。我们使用 QUEST 评分(评分越高代表功能越好)及MAS 评分(评分越高代表痉挛程度越大)来评估患者瘫痪手的运动功能。发现患者术前的 QUEST 评分很低,而 MAS 评分结果显示瘫痪侧的肘部、腕关节与掌指关节存在明显的痉挛畸形。患者几乎无法完成伸展及抓握动作。5 例对照患者的 QUEST 评分与 MAS 评分结果与 5 例手术患者术前的结果基本一致。

在左右颈七交叉移位术后,患者的瘫痪上肢功能逐渐出现改善,同时伴有 MAS 评分的降低。在术后 2 年的最后一次随访中,这 5 例患者的肘关节、腕关节和前臂的旋转角度,相较于术前均有明显的增加。那 4 例术前存在肘关节痉挛和前臂旋前畸形的患者在术后都有明显的痉挛下降和畸形改善。所有的患者在术后都可以用手掌实现更好的抓握,而且可以更流畅自然地完成伸展与抓握动作[1]。相反,对照组患者在整个观察周期内没有出现明显的临床功能改善。

·**瘫痪上肢功能恢复的神经电生理评估**·术后 2 年,刺激 5 例手术患者移位的第七颈神经,都可以在瘫痪侧的桡侧腕伸肌(ECR)激发出 MEP,这意味着我们移位的第七颈神经可以有效地发挥作用。在术前的 TMS 检查中,刺激 4 例患者的对侧健康半球都可以引起健侧上肢中 ECR 的收缩[2]。但是无论我们刺激哪一侧半球,都不会引起患侧上肢 ECR 的收缩。

在术后 2 年的随访过程中,5 例患者都接受了 TMS 检测。在他们当中,磁刺激激活健侧大脑半球均可引起双侧上肢中 ECR 的收缩;但是激活患侧大脑半球则不能引起任何一侧的 ECR 收缩[3]。在对照组的 5 例患者中,无论我们刺激哪一侧大脑半球,都无法引起瘫痪侧上肢 ECR 的收缩。

·**瘫痪上肢功能恢复的神经影像学评估**·为了更精确地了解术后患者的皮质反应模式,我们使用 fMRI 技术检测大脑的激活模式。我们让患者在进行腕背伸动作的同时扫描其脑内的激活情况,但是在术前并未进行这项检查[4],所以只有术后 2 年的 fMRI随访结果。术后 2 年,当这 5 例患者的健侧手做腕背伸运动时,损伤对侧健侧半球的初

---

[1] 这篇文章中,尽管我们已经开始使用量表对患者的运动功能进行量化分析,但是还是不太习惯直接用数据说话。所以我们对患者术后运动功能改善的描述还是比较感性,主要体现的是动作改变。但是这种描述不够直观,后面我们还是选择直接陈述数据,这会更有说服力。

[2] 还有一位患者术前不想接受这项检查,所以这位患者的结果缺失。

[3] 这个结果和我们在术后大鼠上进行的功能成像结果相似。术后,健侧半球代替了患侧半球,负责控制瘫痪上肢的运动。

[4] 这是一个明显的失误,在后面的研究中我们都很注意采集患者术前的数据。

级运动皮质(PMC)明显激活,但是辅助运动皮质(SMA)激活不明显。然而,当瘫痪手做腕背伸动作时,损伤对侧健康半球的 PMC 与 SMA 都出现了明显的激活。通过比较我们发现,对侧健康半球的 SMA 在瘫痪侧腕背伸时激活强度明显高于健康侧腕背伸[1]。

此外,我们也用 PET 在术前及术后 6、12、18、24 个月时检查手术患者的大脑代谢变化情况。结果可以明显地看到,在所有患者的损伤对侧健康半球中,PMC 及 SMA 的糖代谢明显增加,且与瘫痪上肢的运动功能恢复情况(QUEST 评分)呈紧密的正相关[2]。在 5 例对照组患者中,我们也在同样的时间点进行了 PET 随访,但是并未在损伤对侧半球发现任何一个区域的代谢变化能够与运动功能改变密切相关。

▧ 讨论

之前已经有大量的临床研究证实了损伤对侧的健康大脑半球在中枢神经系统损伤后的恢复中发挥着重要作用,但是对侧半球的自发代偿能力十分有限。因此,无数的临床医生与科学家想方设法去增强中枢神经系统损伤后对侧半球的神经可塑性。

为了攻克这一难题,我们尝试了通过增加损伤对侧皮质与瘫痪上肢之间的第七颈神经连接来提高对侧皮质对瘫痪上肢的运动控制能力。通过我们的手术方案,瘫痪上肢在损伤对侧皮质的控制下逐渐恢复了运动能力。在左右颈七交叉移位术后,起自损伤对侧半球 PMC 的皮质脊髓束首先在椎体交叉处到达对侧,然后笔直向下与脊髓中连接第七颈神经的运动前神经元形成突触连接,而后又通过移位的第七颈神经连接到患侧上肢。

通过移位第七颈神经,位于健侧脊髓的运动神经元能够支配瘫痪侧上肢,恢复伸展的功能(因为第七颈神经主要支配伸肌)。瘫痪肢体伸肌功能的恢复可以有效对抗屈肌的痉挛,从而改善了瘫痪上肢的伸展与抓握功能。这也可以解释在我们之前的研究中,双侧第七颈神经切断会导致伸展功能的一过性下降。例如,伸腕、伸指功能在整个伸展功能中起了重要的作用。

术后 2 年,随着移位第七颈神经的再生完成和同侧通路的建立,我们发现磁刺激激活损伤对侧半球可以引起双侧上肢肌肉的收缩。因此,损伤对侧半球在左右颈七交叉移位术后拥有了更强的支配瘫痪上肢的能力。另外,我们在激活损伤对侧大脑半球时,

---

① 这可能意味着在健侧半球的辅助运动区,重塑出了一个控制患侧手的新生功能脑区。

② 这篇文章中我们广泛使用了相关性分析,就是为了证明手术、脑重塑、偏瘫上肢运动恢复三者关联密切。

在患侧 ECR 记录到的 MEP 的潜伏期明显长于健侧。这可能是由于移位第七颈神经的传导通路延长，以及再生的神经纤维传导能力下降。总之，这证明术后损伤对侧半球出现了适应性的可塑性变化，主要位于 PMC 与 SMA。这种可塑性变化能够增强其对瘫痪上肢的运动控制。

在 fMRI 的研究结果中，伸展健侧手腕可以引起对侧（也就是损伤对侧）PMC 的明显激活，但是 SMA 变化不大。然而，伸展患侧手腕可以引起同侧（同样也是损伤对侧）PMC 与 SMA 的同时激活，从而更加证实了术后皮质发生了十分有趣的可塑性变化。

由于第七颈神经实际上是一根混合神经，内含丰富的感觉纤维与运动纤维，所以我们猜想，在同侧通路建立以后，持续不断的正反馈效应可能会促进该通路的不断强化。另外，我们还发现作为 NMDA 受体亚基的 NR2B 在术后的脑功能重塑中发挥关键作用。具体来讲，我们发现了 NR2B 而非 NR2A，能够在术后损伤对侧的健康半球的感觉运动区发生持续性的上调。另外，我们的结果还证明，外周的信号输入是 NR2B 表达升高所必需的。如果我们把双侧第七颈神经切断，那么 NR2B 在健侧半球中的表达就不会在脑损伤后增加。鉴于此，我们认为通过左右颈七交叉移位术增加来自外周的信号输入，可以增加损伤对侧皮质的突触形成，进而促进脑可塑，恢复运动功能。我们的研究有力地证实了在运动技巧学习中出现的脑可塑变化中，来自外周的感觉输入发挥了重要的调控作用。

我们对患者的长期 PET 随访结果及 fMRI 显示，术后患者损伤对侧半球 PMC 与 SMA 的激活与患侧上肢功能的恢复呈现明显的正相关。值得注意的是，我们特地招募了年轻的患者来参与我们的初步临床试验。因为年轻个体脑内 NR2B 的表达更高，所以可以形成更多的 NMDA 受体，从而可以在周围神经再生时更好地进行脑可塑。我们很期待可以把这项手术技术推广到广大成年患者中。此外，有研究表明，铝酸镁补剂可以使成年乃至老年个体脑内的 NR2B 表达增加，形成更多的 NMDA 受体。那么在未来，通过饮食上调 NR2B 的表达，同时结合左右颈七交叉移位术及术后干预治疗，或许能够使成年患者的恢复效果达到最佳①！

综上所述，我们在动物模型与临床试验中的结果都显示，在中枢神经系统损伤后的慢性期，左右颈七交叉移位术能够增加同侧连接的神经纤维，增强损伤对侧半球的代偿能力。这一创新性的方法可以广泛应用于各种类型的偏瘫患者，如卒中、脑外伤、脑瘫等，给这些痉挛性偏瘫患者带来了功能恢复的希望。

---

① 我们那时已经在思考如何利用各种干预手段，提高左右颈七交叉移位术的疗效。

编辑部的意见

很幸运,我们这篇文章很快送了外审,要知道 *NEJM* 送外审的比例是非常低的。这可以看出编辑很喜欢我们这篇文章,也证明我们的策划设计是对的。我记得共送了 5 个外审,两个多月后我们收到了回信,编辑部把编辑和审稿专家的意见进行了整合。我把我认为"暗藏玄机"的问题与各位分享。

(1)知情同意书的内容需要进一步描述。我们想知道你们到底告知了患儿及其父母什么内容[①]?

(2)评估者是否双盲[②]?

(3)请使用更多的评分与量表进行功能评估,单纯使用关节活动度评估运动功能是不充分的。你们最好能够提供每一位实验组患者或对照组患者的术前和术后功能评估的视频[③]。

(4)第七颈神经移位后健侧上肢中多少功能会丧失?患侧上肢的功能改善能够在多大程度上恢复运动能力?我们希望研究者能够比较不同干预措施对每个参与者的双侧上肢运动功能的影响[④]。

(5)你们的研究资料之前是否有过报道[⑤]?

(6)你们是否对除了这 5 例之外的患者进行了该手术[⑥]?

如果你们能够根据意见进行修改,我们愿意对重新提交的全新稿件进行评估。请务必考虑编辑的评论,并按照要求添加新的实验数据。请记住,此时我们不能对你们做出任何承诺。此外,如果你们准备重新提交新稿件,请重新考虑标题,并将动物实验的描述删除[⑦]。

---

① 国外对于涉及未成年患者的临床研究要求非常严格,知情同意要详之又详。这一点我国是近些年才逐渐接轨的。

② 这是核心问题,外科手术患者做不到双盲,那么评估者是否设计了双盲。

③ 要求非常严格,我们 2016 年再投稿时被要求提供每一位患者术前和术后的评估视频。

④ 这是技术问题。

⑤ 这个问题涉及研究的新颖性,若已报道就会被拒,顶级期刊对这点没有商量的余地。这时我们整个设计策划的智慧就体现出来了,只发了一篇案例报告,其他研究资料全部雪藏。

⑥ 这条不好回答,回答不好就掉坑里去了,因为这项手术难度不小,如果只做了这 5 例,伦理不好回答,手术熟练程度不好控制。但是如果做了不止 5 例,那么其他患者的效果如何? 是不是报道的 5 例是效果好的,效果不好就不报道了……处处是坑。

⑦ 动物实验的使命完成。

修回了，拒稿，但有希望

经过近两个月的仔细推敲和修改后，一份长达64页的点对点回复的返修信及重新修改过的文章，在2013年7月24日再次寄回 *NEJM*。

接下来的日子里，我们紧张地看到文章状态不断在更新，学生们根据变化的状态产生各种猜测，非常有意思，可以整理成一部推理小说。

等了近三个月，终于，我们还是收到来自杂志社主编的拒稿信。当时编辑的拒稿信是这么写的：

"我们很遗憾地通知你，你们的文章已被拒绝出版。虽然我们认为这项研究十分有趣并且很有前景，但是很抱歉，你们提供的数据不足以证明这个手术能够有效地改善瘫痪上肢的运动功能及肌力。你们也没有描述如何使用 BMRC 肌力评分评估移位第七颈神经如何再支配患肢。非常感谢你们把文章提交给我们期刊。请将来再次投稿时仍然考虑我们期刊。我们对患者随机化、对照、盲法评价的 II 期临床试验很感兴趣。"

我们这时亲身体会了 *NEJM* 是怎样的分量，它为什么是定位要改变人类医疗行为的期刊：它喜欢你的思路新颖，也承认转化研究的结果，但是它就是需要你用正规的临床研究来验证！

至此，我们面临一个巨大的抉择：是放弃改投其他期刊，还是坚持下去进一步开展临床研究？抱着力争在全世界最顶尖杂志推广"中国原创科研成果"的信念，失败了也是学习经历的平常心，我们愿意再花五年时间，用最为客观、严苛的随机对照试验（RCT）研究，证明手术的有效性。

第13章
做好铺垫工作

　　外科的 RCT 研究是非常艰巨的挑战。如何做到随机、对照和盲法,非常考验设计者的功力。我们别无选择——只有不断学习,才能应对这一挑战。同时,在这段时间里,我们在领域内权威杂志也发表了多篇相关文章,并开展了全国学习班进一步推广手术技术。所有这些努力,都被证明在后来的投稿过程中起到了很好的铺垫作用。

铺垫一,临床研究文章

RESEARCH—HUMAN—CLINICAL STUDIES

Xu-Yun Hua, MD*‡

Yan-Qun Qiu, MD*‡§

Tie Li, MB‡

Mou-Xiong Zheng, MD‡

Yun-Dong Shen, MD‡

Su Jiang, MD‡

Jian-Guang Xu, MD‡

Yu-Dong Gu, MD‡

Wen-Dong Xu, MD‡§¶

‡Department of Hand Surgery, Huashan Hospital, Shanghai Medical College, Fudan University, Shanghai, China; ¶Department of Hand and Upper Extremity Surgery, Jing'an District Central Hospital, Shanghai, China; §State Key Laboratory of Medical Neurobiology, Fudan University, Shanghai, China

*These authors contributed equally to this article.

Correspondence:
Wen-Dong Xu, MD, PhD,
Department of Hand Surgery,
Huashan Hospital,
Shanghai Medical College,
Fudan University,
12 Wulumuqi Middle Road,
Shanghai 200040, China.
E-mail: wendongxu@fudan.edu.cn

Received, July 17, 2014.
Accepted, October 3, 2014.
Published Online, December 29, 2014.

Contralateral Peripheral Neurotization for Hemiplegic Upper Extremity After Central Neurologic Injury

BACKGROUND: Central neurological injury (CNI) is a major contributor to physical disability that affects both adults and children all over the world. The main sequelae of chronic stage CNI are spasticity, paresis of specific muscles, and poor selective motor control. Here, we apply the concept of contralateral peripheral neurotization in spasticity releasing and motor function restoration of the affected upper extremity.

OBJECTIVE: A clinical investigation was performed to verify the clinical efficacy of contralateral C7 neurotization for rescuing the affected upper extremity after CNI.

METHODS: In the present study, 6 adult hemiplegia patients received the nerve transfer surgery of contralateral C7 to C7 of the affected side. Another 6 patients with matched pathological and demographic status were assigned to the control group that received rehabilitation only. During the 2-year follow-up, muscle strength of bilateral upper extremities was assessed. The Modified Ashworth Scale and Fugl-Meyer Assessment Scale were used for evaluating spasticity and functional use of the affected upper extremity, respectively.

RESULTS: Both flexor spasticity release and motor functional improvements were observed in the affected upper extremity in all 6 patients who had surgery. The muscle strength of the extensor muscles and the motor control of the affected upper extremity improved significantly. There was no permanent loss of sensorimotor function of the unaffected upper extremity.

CONCLUSION: This contralateral C7 neurotization approach may open a door to promote functional recovery of upper extremity paralysis after CNI.

KEY WORDS: Central neurologic injury, Contralateral C7 neurotization

Neurosurgery 76:187–195, 2015　　DOI: 10.1227/NEU.0000000000000590　　www.neurosurgery-online.com

左右颈七交叉移位术治疗中枢神经系统损伤后的偏瘫上肢[1]

神经外科领域内影响因子(IF)最高的杂志是 *Neurosurgery*，*Neurosurgery* 也习惯对文章给予正面的评论，"如果能获得很好的评论"，代表专业领域的认可，这将为再次向 *NEJM* 发起冲击做很好的铺垫，但是 *Neurosurgery* 也是很难发表的期刊……

▓ 病例介绍与手术方案

我们共招募了 12 例中枢神经系统损伤后遗留单侧痉挛性偏瘫的成年患者，将他们随机分为手术组（接受左右颈七交叉移位术和常规康复治疗）和对照组（仅接受常规康复治疗）[①]。手术组患者和对照组患者的基本情况与病理学特征相似。我们的手术经过了伦理委员会的严格审核，并得到了每一位患者的书面知情同意授权[②]。在入院前，所有的患者至少接受了为期 1 年的规律康复治疗，但患肢运动功能均未得到明显改善。我们还对所有患者进行了 MRI 等影像学检查，证实这些患者都是只有一侧（瘫痪肢体对侧）半球受损。所有患者的精神情况正常，健侧上肢的感觉运动功能也都基本正常[③]。

术前有 6 位患者出现了典型的肘关节屈曲畸形。所有患者均有前臂的旋前畸形，以及严重的手腕和手指屈曲畸形。所有患者均不能独立进行手腕和手指的伸展。所有患者均有拇指内扣畸形[④]。

Fugl - Meyer 量表的评分显示所有患者在入组前的患侧上肢功能都非常差，而 MAS 评分显示所有患者患侧手的肘关节、腕关节和掌指关节都存在明显的痉挛。在实验组患者中，由于肘关节和手腕的伸展功能很差，他们几乎不能进行伸手或抓握动作，而且患侧指总伸肌（EDC）和桡侧腕伸肌（ECR）的肌力非常差[⑤]。在对照组患者中，所有患者都存在一定程度的肘关节、腕关节、指关节屈曲畸形，以及前臂旋前畸形和拇指内扣畸形。

手术中，患者于全身麻醉后取仰卧位。我们首先紧贴椎间孔切断患侧的第七颈神

① 随机和对照是基本要求。

② 这两点也是临床试验的必备条件。

③ 上述这些准入和排除标准，在我们 II 期的临床试验中，也进行了同样的设置。

④ 在术前患者的评估中，我们特意加上了 BMI 这个指标。即便是采用皮下隧道左右颈七交叉移位术，在分离健侧第七颈神经时，手术难度还是很大。当患者为肥胖时，我们测量过要缝合的深度超过 10 cm。所以我们把 BMI 作为肥胖指数，加入了临床试验的参考指标中。

⑤ 这里延续了我们病例报告中的关注点，就是了解患者伸腕和伸指功能。

经,然后将健侧第七颈神经在距离椎间孔远端 4～6 cm 处切断①。术中测量可见,健侧第七颈神经近端与患侧第七颈神经远端之间的间隙 4～6 cm。我们使用 3～4 股腓肠神经穿颈部皮下隧道作为移植物桥接(图 13-1)②。术后我们使用头肩绷带固定患侧上肢 1 个月,然后继续进行常规的康复治疗。

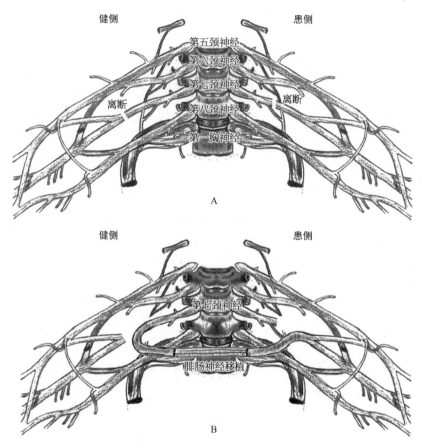

图 13-1·需要腓肠神经移植的左右颈七交叉移位术的手术步骤图。A. 在靠近椎间孔处切断患侧的第七颈神经,在离椎间孔 4～6 cm 处切断健侧的第七颈神经。B. 健侧第七颈神经近端与患侧第七颈神经远端之间的空隙为 4～6 cm,我们使用 3～4 股腓肠神经于皮下隧道桥接。

术后这 6 例患者的健侧上肢运动功能均未受到明显影响,他们感觉手术后拇指、示指和中指会出现一过性麻木。但是,这些症状在术后 1 个月内逐渐减轻,最后在大约 3 个月时完全消失③。

———————————————

① 这时候我们还没有刻意地把健侧第七颈神经取得足够长。
② 我们仍旧采用的是皮下隧道的方法。
③ 有了大量的臂丛损伤后健侧第七颈神经治疗的患者,以及脑瘫患儿行左右颈七交叉移位术的成功经验,确保了手术的安全性。

▨ 术后临床随访结果

我们使用 Fugl - Meyer 量表评估两组患者在术前与术后的患侧上肢运动功能，同时采用 MAS 评分评定患肢的痉挛状态，还使用经典的五级六分法（BMRC 肌力评估法）评估了上肢的肌力[1]。

在为期 2 年的术后随访中，我们观察到，接受手术的 6 例患者的患侧上肢运动功能均有明显改善。肘关节、腕关节和前臂旋转的活动范围显著增加。这 6 例患者的肘关节屈曲痉挛均得到明显缓解。6 例患者中有 5 例的运动功能恢复较好，前臂旋前畸形程度明显减轻。这 6 例患者的手腕和手指屈曲痉挛均得到了明显缓解，都能较好地完成抓握任务。有 1 例患者的拇指内扣得到明显缓解。所有患者的好手功能都保持正常。在术后 1.5～2 年，患侧上肢 EDC 和 ECR 的肌力明显增加。

6 例接受手术的患者 MAS 评分均明显降低，这表明患侧上肢所有关节的痉挛情况在术后都有不同程度的缓解。根据 Fugl - Meyer 量表的评分结果，6 例患者的患侧上肢运动功能在术后都得到了明显的改善。随着肘关节和腕关节功能的显著恢复，所有患者术后的伸手和抓握能力均有明显改善。他们在术后逐渐可以自己穿脱衣服，并能够独立地照顾自己[2]。

而对于对照组患者，经过 2 年的常规康复治疗后，所有患者的患肢运动功能均未出现明显的改善，患肢的畸形也未见明显的好转。

治疗前，6 例患者的患侧上肢均存在明显的肘关节、腕关节和指关节屈曲畸形及前臂旋前畸形；所有患者均不能独立进行患侧的伸腕和伸指；所有患者均有患侧手的拇指内扣畸形。术后 2 年，我们观察到 6 例患者瘫痪的上肢运动功能均有明显恢复。肘关节、腕关节和前臂旋转的活动范围明显增加，肘关节屈曲畸形明显好转，前臂旋前畸形程度降低。所有患者的腕、指屈曲畸形均有明显缓解[3]。

术前，6 例对照组患者的患侧上肢均存在明显的肘关节、腕关节和指关节屈曲畸形及前臂旋前畸形，并伴有患侧手的拇指内扣畸形。在常规康复治疗后 2 年，我们观察到所有患者均未出现运动功能的明显恢复和畸形的明显缓解。

---

① 采用 Fugl - Meyer 评分和 MAS 评分评估肢体的活动功能，BMRC 肌力评估法主要是评估术后肌力是否下降。

② 这就是日常生活能力，所以我们在设计 Ⅱ 期临床试验投稿 *NEJM* 时，把日常生活能力的改善作为一个次要结果。

③ 痉挛性偏瘫的临床表现各异，很难有统一的描述，所以可以看到对于前臂旋前畸形、腕和手指屈曲畸形及拇指内扣畸形，虽然许多专家都进行了这方面的研究，但是推广程度很差，很少有人了解这些分型。所以我们在 Ⅱ 期临床试验中没有再采纳这些分型。术后 2 年，手术组患者提升 17.8 分，与我们在投稿 *NEJM* 中的 Ⅱ 临床试验的提升分数基本相符。

我们尽可能详尽地评估了这12例患者术前、术后的功能变化,包括患肢关节的活动度、肌力、畸形情况、痉挛程度及功能评分,这既可以保证研究结果足够客观、真实、可靠,也能更好地筛选出合适的评价方法,为后续的进一步临床试验打下基础。

　　我们试验的结果还是很振奋人心的,左右颈七交叉移位术能够有效改善成年痉挛性偏瘫患者的患肢运动功能,效果明显好于单纯康复治疗。

▓ 移位第七颈神经的神经传导速度测试

　　我们在术后1.5～2年对患者进行了神经传导测试。将刺激电极放置在健侧颈部的移植神经上[①],记录电极放置在患侧的肱三头肌、桡侧腕伸肌和指总伸肌上。刺激持续时间为0.5～1.0毫秒,刺激强度为70～100 mA。

　　在6例术后患者中,刺激颈部的移植神经均可诱发患侧肱三头肌、桡侧腕伸肌和指总伸肌的复合肌肉动作电位(CMAP)。肱三头肌CMAP的平均潜伏期为6.9±0.93毫秒,平均波幅为1.21±0.27 mV;桡侧腕伸肌CMAP的平均潜伏期为9.7±0.81毫秒,平均波幅为0.72±0.19 mV;指总伸肌CMAP的平均潜伏期为10.9±1.25毫秒,平均波幅为0.43±0.10 mV。这些数据反映:此时来自健侧的第七颈神经能够很好地与患侧上肢建立联系。

文章发表后的同行评价

　　不出我们所料,文章发表后 *Neurosurgery* 给予了高度评价!

　　"这篇文章报道了左右颈七交叉移位术的治疗效果,接受手术的患者术前均遭受了严重的中枢神经系统损伤,遗留患侧上肢的无力和痉挛。这些患者在损伤后都接受了系统的康复治疗,一直到治疗的平台期后才接受了手术治疗。

　　在手术过程中,健侧第七颈神经(或中干)通过腓肠神经移植转移到患侧切断的第七颈神经。切断患侧第七颈神经可能会中断痉挛反射弧,尽管术后患侧第七颈神经支配肌肉的肌力并没有立刻下降。经过1.5～2年的康复锻炼,移位第七颈神经支配肌肉的运动功能有所恢复。

---

① 皮下通路有一个好处,就是移植神经在皮下很浅,很容易刺激。

左右颈七交叉移位术治疗痉挛性偏瘫的临床恢复进程，与健侧颈七移位术治疗臂丛损伤的恢复进程有相似之处。这两者之间的主要区别是，痉挛性偏瘫患者为痉挛性的单瘫，肌肉是完整的，与 α 运动神经元的连接未中断；臂丛损伤患者为松弛性单瘫，由于神经损伤导致肌肉萎缩严重。

这种新颖的手术方案能够减少偏瘫上肢的痉挛程度，提高偏瘫上肢的运动能力[①]。期待后续能够在更大的患者群体中进行深入研究，这将有助于确定这种方案是否普遍适用于所有痉挛性偏瘫的患者。"

Christopher J. Winfree

纽约，美国

铺垫二，脑重塑研究文章

我们关于脑重塑的研究能力也需要得到权威杂志的认可。*Scientific Reports* 隶

SCIENTIFIC REPORTS

OPEN **Electrophysiological evidence for pre-attention information processing improvement in patients with central hemiplegic after peripheral nerve rewiring: a pilot study**

Received: 1 November 2016
Accepted: 28 June 2017
Published online: 31 July 2017

Tie Li[1], Xu-Yun Hua[1], Mou-Xiong Zheng[1], Yu-Lan Zhu[2], Yan-Qun Qiu[3], Yun-Dong Shen[1], Jian-Guang Xu[1], Yu-Dong Gu[1] & Wen-Dong Xu[1,3]

Central neurologic injury (CNI) causes dysfunctions not only in limbs but also in cognitive ability. We applied a novel peripheral nerve rewiring (PNR) surgical procedure to restore limb function. Here, we conducted a prospective study to develop estimates for the extent of preattentive processes to cognitive function changes in CNI patients after PNR. Auditory mismatch negativity (MMN) was measured in CNI patients who received the PNR surgery plus conventional rehabilitation treatment. During the 2-year follow-up, the MMN was enhanced with increased amplitude in the PNR plus rehabilitation group compared to the rehabilitation-only group as the experiment progressed, and progressive improvement in behavioural examination tests was also observed. Furthermore, we found a significant correlation between the changes in Fugl-Meyer assessment scale scores and in MMN amplitudes. These results suggested that PNR could affect the efficiency of pre-attention information processing synchronously with the recovery of motor function in the paralyzed arm of the in chronic CNI patients. Such electroencephalographic measures might provide a biological approach with which to distinguish patient subgroups after surgery, and the change in MMN may serve as an objective auxiliary index, indicating the degree of motor recovery and brain cognitive function.

运用脑电事件相关电位探索左右颈七交叉移位术治疗痉挛性偏瘫患者认知与运动功能变化的相关研究[2]

---

① 既降低痉挛又提高运动能力的方法，这是第一次报道。

属 *Nature* 集团，符合我们的目标。

我们在文章中背景部分是这样写的：

"心理、生理和认知行为评估及训练方法在改善中枢神经系统损伤后患者认知功能受损方面得到了广泛的应用。在痉挛性偏瘫患者左右颈七交叉移位术后的康复过程中，脑的可塑性是功能恢复和周围神经再生的重要组成部分。我们假设这些患者术后康复过程中，高级中枢调控下认知功能的恢复参与了机体运动控制能力的提升并起到重要作用。"

在功能神经影像学中，脑电图具备高时间分辨率等特点。事件相关电位（event-related potential，ERP）是实时检测大脑正常或损伤后信息加工处理的有效工具，所以选择脑电图作为研究脑重塑的主要方法，重点观察神经移位术后患者的大脑前注意信息加工能力变化及其对认知功能改变的程度，并随访观察判断这种改变与肢体功能恢复的相关性。从这样一个侧面理解左右颈七交叉移位术后的脑重塑情况。

▧ 选择脑电方法探究左右颈七交叉移位术后患者脑认知功能的变化

有证据表明，经常接触音乐不仅能够增加听觉皮质的诱发电位的程度①，还可以增强大脑的学习、记忆等神经可塑性。此外，基于大鼠脑损伤的动物实验证实多模式感觉刺激也可减少大脑损伤范围，从而促进认知和运动功能的恢复。同样也有报道称，在中枢神经伤后，仅仅听音乐和说话就可以诱导早期感觉加工②的长期可塑性变化，这些都是有助于高级认知功能恢复的方法。然而，在我们对痉挛性偏瘫患者的研究队列中，尚不清楚患者在接受左右颈七交叉移位术后发生的大脑皮质可塑性变化是否能够影响认知功能③。

ERP 是实时检测大脑正常或损伤后信息加工处理的脑电方法，此类研究可能有助于开发运动和认知功能之间交互的理论模型。在神经科学领域，失匹配负波（mismatch negativity，MMN）被用来探索中枢神经损伤后康复训练及其他治疗方法后皮质可塑性变化④。MMN 采用的主要刺激方式可有听觉、视觉和体感，其中体感刺激

---

① 这种程度指大脑对于听觉刺激产生的电位强度，通俗来说就是对这种刺激调动的大脑资源更多。

② 这里指的感觉加工是指大脑对感觉等外界信息接收后处理。

③ 广义的认知是指人脑接受外界信息，经过加工处理转换成内在的心理活动，从而获取知识或应用知识的过程。它包括记忆、语言、视空间、执行、计算和理解判断等方面，是一种大脑的高级功能。

④ MMN 是听觉事件相关电位的一种重要范式，是一个分布在大脑前额及中央区的负波成分。它是由 oddball 范式获得的，oddball 范式中含有两种类型的声音刺激，标准刺激和偏差刺激。标准刺激是一种反复出现的大概率刺激，偏差刺激是随机出现的小概率刺激。

使所得 MMN 混杂了物理属性的加工,而痉挛性偏瘫患者无法长时间采集信号满足视觉刺激的重复叠加效益,因此这两者均不能准确反映运动执行信息改变后的大脑自动加工能力变化。对于一些可能会混淆高级认知功能评估的患者,如创伤性脑损伤患者,MMN 可以在排除注意及行为动机下判断早期大脑信息自动加工的能力;同样地,当被试者在无意识、不能取得主诉而给疾病的诊断带来困难时(如患者为婴儿或处于昏迷状态等),MMN 可以发挥独特的诊断作用。

MMN 已被广泛用于认知神经科学研究和临床科学研究。这种快速可测量的成分随着时间的推移高度稳定,可能反映了大脑对信息的自动处理过程,使研究者能够探究信息处理的早期阶段。本研究是首次直接测量听觉 MMN 以反映周围神经交叉移位后痉挛性偏瘫患者的认知功能。同样,国内外的研究结果与本试验的研究结果一致,在脑损伤和卒中患者中,MMN 振幅的衰减与认知能力的损害显著相关。即使这些患者因为后期康复计划而经过脑重塑改变,他们的认知功能也很难恢复到正常水平。一个经典的观点是,大脑皮质的损伤可能间接导致穹隆、杏仁核、海马和扣带回的损伤,以及额叶皮质神经细胞退化、神经元色素脱失和细胞凋亡。这些大脑区域的功能与识别、信息存储、学习和整合功能的紧密联系。

▓ 首次通过脑电生理方法证实构建外周神经通路可诱发中枢调控

早期研究表明 MMN 反映了前注意的、基于记忆的听觉辨别过程。然而,也有学者提出,MMN 可能反映了一个更为简单的神经系统适应过程。所以很多学者针对卒中、脑外伤和脑瘫等中枢神经损伤患者来记录听觉 MMN,用以研究大脑前注意的自动加工处理。在痉挛性偏瘫患者术后的康复过程中,脑的可塑性是功能恢复和周围神经再生的重要组成部分。我们假设在恢复良好的患者中,整个瘫痪上肢的协调性得到改善,那么运动控制能力的提高必然涉及认知功能的恢复。为了验证这一假设,我们分析了左右颈七交叉移位术后患者的听觉 MMN,随访时间为 2 年。本研究我们对接受左右颈七交叉移位术 + 康复治疗组的中枢神经损伤患者进行听觉 MMN 检测。在 2 年的随访中,与单纯康复组相比,左右颈七交叉移位术组的 MMN 幅度逐渐增加,潜伏期缩短;与健康对照组相比,患者左右颈七交叉移位术前后 MMN 波幅均显著降低。同样,在运动行为测试中也观察到了肢体功能进行性的改善。

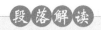

在该部分研究中，我们观察到与单纯康复组相比，左右颈七交叉移位术组的MMN成分得到增强，表现为波幅增大、潜伏期缩短，这是一种非常重要的脑电生理依据。有研究表明，MMN的改变与失语性卒中患者言语理解的恢复有关，如：Ilvonen等学者发现，左半球卒中的失语症患者皮质听觉辨别能力的恢复与卒中后10天至3个月的MMN振幅和言语理解能力的持续时间显著相关，表明MMN可作为听觉辨别能力恢复的指标。Särkämöet等报道，在神经损伤后仅仅听音乐和讲话可以诱导早期感觉加工的长期可塑性变化，这可能有助于高级认知功能的恢复，表现为同时接触音乐和有声读物的患者的MMN频率比对照组显著增加。

上述证据表明，外部环境刺激在塑造大脑方面起着重要作用。而在本研究中，左右颈七交叉移位术组的MMN成分得到增强，表明随着术后运动功能的恢复，认知能力也可以同步增强。这也是首次通过脑电生理方法证实了构建外周神经通路可诱发中枢调控。

▨ 痉挛性偏瘫患者术后运动与认知功能变化的关联分析

随后，我们将患者肢体运动功能评估量表 Fugl‑Meyer 的分数变化与 MMN 波幅做相关性分析，结果发现两者之间存在显著的相关。这一结果提示，左右颈七交叉移位术在影响慢性中枢神经损伤患者瘫痪肢体运动功能恢复的同时，也影响了前注意信息加工的效率。这一结果表明，中枢神经损伤患者接受左右颈七交叉移位术后大脑信息加工能力的变化规律与运动功能恢复密切相关。

虽然上述数据为左右颈七交叉移位术后认知功能的改善提供了证据，但这种改善的机制很容易解释。如上所述，左右颈七交叉移位术人工建立了从患侧上肢到对侧半球的直接外周-中枢连接[1]，通过利用对侧皮质的潜力，可以有效地恢复中枢神经损伤后患侧上肢的运动和感觉功能[2]。来自健侧的第七颈神经的供体神经纤维的再生可促进围绕运动区和大脑其他功能区的神经网络的重建，还可以刺激大脑运动区和其他功能区的神经元产生突触[3]。从认知的角度看，重组产生了运动皮质与周围区域的协同

---

① 最重要的是，从瘫痪侧到患侧半球的额外有效的感觉-运动投射被重建。

② 此外，健侧第七颈神经的运动纤维增加了瘫痪手的外部信息输入，这种特殊的人工神经通路显然有可能在左右颈七交叉移位术后恢复期通过运动感觉反馈诱导大脑间可塑性。

③ 我们似乎可以合理地假设，大脑两侧半球的运动和感觉反馈都得到了极大的促进，从而促进了大脑的重组。

作用,可以显著提高对来自外部事件的信息处理能力。痉挛性偏瘫患者术后患肢功能恢复的过程中,高级中枢参与调控,大脑对外界传入信息进行识别、编码、分析、整合的速度加快,且进行相应信息处理时动员脑内相关有效资源的程度增加。

　　本研究的另一发现是,在痉挛性偏瘫患者中听觉 MMN 的产生明显异常,这表明我们所有的患者,无论是否接受手术治疗,都存在认知功能障碍。在 2 年的随访中,接受左右颈七交叉移位术的患者在 MMN 波幅峰值上比仅接受康复治疗的患者运动功能逐渐提高并有向正常方向发展的趋势。这间接表明,患者在日常生活能力与运动功能恢复的同时,认知功能也得到了改善。我们认为术后脑内多功能区通过重塑形成了一种协同代偿的机制,诱发高级中枢调控,并参与了患者广泛的认知能力的恢复,从而也促进了运动功能的恢复。

　　人们普遍认为,卒中后皮质重组的潜在机制是增强大脑网络内的功能连通性。既往研究表明,fMRI 可证实功能恢复良好的卒中患者患侧顶叶区域和关键额叶运动区之间存在与任务相关的有效功能连接。除运动恢复良好外,顶额叶网络的耦合模式接近正常。也有 EEG 检查研究证明,自身的 M1 运动前一致性和 Fugl-Meyer 分数之间存在正相关。这些研究增加了我们对患侧大脑半球顶额叶网络的理解,因为它是卒中后发生可塑性变化的重要回路。因此,大脑皮质的重组可能是网络改变的结果,同侧大脑半球与周围区域之间的脑网络可能在中枢神经损伤患者左右颈七交叉移位术后的运动恢复中起重要作用。

　　这篇文章是针对痉挛性偏瘫患者开展基于脑电监测的前瞻性临床研究,观察患者行左右颈七交叉移位术后的大脑信息加工能力变化规律。由于手术增强了大脑控制患肢的同侧传导通路,随着患肢功能改善不断激活同侧运动皮质,继而诱发高位中枢调控来协调周围各功能区与运动脑区的连通性,使得患者大脑信息加工能力发生变化,通过感觉运动信号解码达到对患肢形成再支配的目的,最终形成一套“正反馈”模式适应相互之间的变化以促进患肢功能不断恢复。这种快速无创脑电图的测量方法可为术后区分患者亚群提供电生理生物学方法,其中 MMN 的变化可作为客观辅助指标,能反映运动恢复程度和脑认知功能情况。

　　未来的研究中,我们可以通过解析神经信号来获取感觉运动信息的关系,探究大脑皮质是如何通过神经信号来控制上肢运动和接受感觉反馈的,进一步揭示这个过程中周围功能区的脑电生理变化规律,阐明术后患侧上肢运动功能恢复的中枢重塑机制及多功能区协同代偿的神经解码模式,使得诱发调控中枢神经损伤后脑重塑更为精准化。并可结合"脑控"机械臂等外围设备开展应用研究,具有非常重要的科学价值和临床转化应用前景。

铺垫三,创新术式

　　在第 2 章时我们提到了椎体前通路,2002 年由英国医生首先报道,其后在国内不少单位都相继开展了该项技术。该技术主要应用于臂丛损伤,有时手术医生为了更多地获得健侧第七颈神经的长度而过度分离,容易出现并发症。

　　2009 年《中华手外科杂志》刊登了一个病例报告。一例椎体前路健侧颈七神经移位术的病例,术后健侧上肢即出现腕下垂及伸拇和伸指不能。予以口服神经营养药物,术后半年伸腕功能逐渐恢复,术后 1 年伸腕功能基本恢复,但伸拇、伸指仍不能。术后 1 年 7 个月患者行右侧伸拇、伸指功能重建术。顾老师分析其失败原因时,提到是由于主刀医生为了追求更长的第七颈神经游离长度,切断了锁骨并在锁骨下切取超长"颈七"神经。广泛地游离第七颈神经及干,破坏了神经干的血供[①]。除了这个误伤下干后股的病例,还发生了术中做椎前通路时发生大出血的意外。这些不良事件,使得大家有些排斥椎前通路手术。

　　但是从理论上说,第七颈神经从椎前通路进行移位是最近的,如果可以不移植神经,将大大缩短手术时间,对于老年患者尤其是心肺功能差的患者是很有利的。对于以往发生并发症的原因,我进行了仔细的分析。我认为,臂丛损伤患者的颈部受伤可能造成解剖结构变化,如血管受伤在术中分离时就很容易大出血,因此手术风险高。而痉挛性偏瘫患者不同于臂丛损伤患者,颈部是正常解剖结构,只要充分掌握椎体前通路周边的解剖结构,椎前通路手术是安全的。于是,我们开始了更为深入的研究。

---

① 随着我们后来对臂丛解剖的更多研究,我们知道了伸指功能主要是来自第八颈神经参与到下干后股的神经纤维。所以现在判断应该是手术时为了获取第七颈神经的最大长度,损伤了下干后股。

▨ 建立最短的"椎前通路"

为了实现双侧第七颈神经的直接吻合,我们需要建立一种新的、最短移位路径的椎前通路。我们的解剖研究发现:切断双侧前斜角肌,穿过颈长肌的椎前通路是最短的路径。但是,这条通路需要穿过颈长肌,紧贴椎动脉,有损伤椎动脉的潜在风险,因此与椎动脉的解剖关系一定要研究清楚。

Acta Neurochirurgica
https://doi.org/10.1007/s00701-019-04069-y

ORIGINAL ARTICLE - NEUROSURGICAL ANATOMY

Check for updates

Contralateral cervical seventh nerve transfer for spastic arm paralysis via a modified prespinal route: a cadaveric study

PeiYang Li[1] · Yundong Shen[1] · Jing Xu[1] · Chunmin Liang[2] · Su Jiang[1] · Yanqun Qiu[3] · Huawei Yin[1] · Juntao Feng[1] · Tie Li[1] · Jun Shen[1] · Guobao Wang[1] · Baofu Yu[1] · Xuan Ye[1] · Aiping Yu[1] · Gaowei Lei[1] · Zeyu Cai[1] · Wendong Xu[1,3,4,5,6]

Received: 16 April 2019 / Accepted: 9 September 2019
© Springer-Verlag GmbH Austria, part of Springer Nature 2019

Abstract

Background We proposed contralateral cervical seventh nerve transfer for spastic arm paralysis after central neurological injury in the *New England Journal of Medicine* (NEJM) in 2018. In this surgery, we applied a new surgical route for nerve transfer, the Huashan prespinal route. The objective of this study was to elaborate our new surgical technique, clarify its relationship to the vertebral artery, and provide anatomical data on this novel method.

Methods The effectiveness and safety of the Huashan prespinal route in contralateral C7 nerve transfer were evaluated anatomically. Nine cadavers (4 males, 5 females) were available for this study. Among these, anatomical parameters of the vertebral artery were obtained from 6 cadavers, and the anastomosis of the bilateral cervical seventh nerve was observed on 3 cadavers undergoing contralateral C7 nerve transfer via the Huashan prespinal route.

Results Tension-free anastomosis of the bilateral cervical seventh nerve was achieved through the Huashan prespinal route. The tilt angle of the vertebral artery to the sagittal plane (with thyroid cartilage as the origin) was $25.5 \pm 4.5°$, at $22.5 \pm 1.6°$ and $28.7 \pm 4.3°$ on the left and right side, respectively. The safe drilling angle to penetrate through the longus colli muscles for the creation of a longus colli muscle tunnel to avoid injury to the vertebral artery in our surgical technique was above $33.2°$.

Conclusions The cadaveric study confirms that the presented technique allowed simple, effective, and safe contralateral C7 nerve transfer. This technique can be used in the treatment of hemiplegia and brachial plexus injury. There is a safe scope of drilling angle for creating the longus colli muscle tunnel required for this surgical route. The anatomical parameters obtained in this study will be helpful for the performance of this operation.

Keywords Prespinal route · Contralateral cervical seventh nerve transfer · Spastic arm paralysis · Central neurological injury

华山椎体前路和椎动脉关系的解剖研究[3]

研究随机选取了9具解剖结构无异常的成年尸体(男性4具,女性5具)。该研究在复旦大学上海医学院解剖与组织胚胎学系进行。尸体年龄为21~83岁,平均57岁。将尸体置于仰卧位,头部偏离手术侧,肩下放置枕木以充分暴露臂丛。平行于锁骨上2 cm做一长约15 cm的横行切口。

切开皮肤、皮下组织和颈阔肌,向内侧牵开胸锁乳突肌和颈外静脉,显露前斜角肌。仔细识别和保护位于前斜角肌表面的膈神经。对前斜角肌进行部分切断,可见第五颈神经至第一胸神经。将健侧第七颈神经分离到其分出前后股的远端,并在远端切断。将瘫痪侧的第七颈神经向近端分离至椎间孔。必要时可结扎肩胛上动脉和颈横动脉。

沿胸锁乳突肌内侧缘钝性剥离显露颈动脉鞘,然后沿鞘内侧缘纵向切开颈动脉鞘,向外侧牵开,暴露颈长肌和食管。向内侧牵开食管和气管,直至显露椎体中线。用镊子以 35°角穿过颈长肌外 2/3[①],建立通道,从中牵出双侧第七颈神经。

直视下对食管后间隙和椎前间隙进行钝性剥离,使对侧第七颈神经通过食管后间隙和椎前间隙,将健侧第七颈神经远端与瘫痪侧第七颈神经缝合。

选取 3 具尸体(1 男 2 女)经华山椎前入路行对侧颈七交叉移位,观察该手术路径中双侧第七颈神经的吻合情况。另 6 具尸体切断双侧颈长肌,暴露其后的椎动脉。通过精度为 ±0.02 mm 的游标卡尺测量椎动脉的相关解剖参数,包括:椎动脉与第七颈椎椎体中线的水平距离,椎动脉和第七颈椎横突之间的垂直距离,第七颈椎横突与甲状软骨环之间的垂直距离,椎动脉与颈长肌内侧缘之间的水平距离[②]。根据测量数据,计算椎动脉与矢状面(以甲状软骨环为起点)的倾斜角度,并通过 95% 置信区间确定穿过颈长肌的安全角度。

通过华山椎前入路行对侧颈七交叉移位的尸体中,健侧第七颈神经的远端可通过颈长肌通道与患侧第七颈神经顺利缝合,且移动头部或肩外展时不会产生张力。

将 6 具尸体的皮肤、胸骨舌骨肌、颈长肌切开,牵开气管、食管,直至显露椎动脉。所有椎动脉均位于颈长肌下方外侧,5 具尸体的椎动脉深入第六颈椎横突孔,1 具尸体的椎动脉深入第七颈椎横突孔[③]。椎动脉与第七颈椎椎体中线水平距离为 2.38 ± 0.22 cm,椎动脉与颈长肌内侧缘的水平距离为 1.61 ± 0.25 cm[④]。由于椎动脉是软组织和管状结构,无法精确测量椎动脉与甲状软骨之间的垂直距离。通过测量第七颈椎横突到椎动脉及甲状软骨环的垂直距离,计算椎动脉与甲状软骨之间的距离为 4.96 ± 1.28 cm。基于从椎动脉到甲状软骨环的垂直距离及从椎动脉到第七颈椎椎体中线的水平距离,用公式(表 13 - 1)计算椎动脉向矢状面倾斜的角度(以甲状软骨为起点)[⑤]。

---

① 我们选择了穿过颈长肌以达到最短移位路径,这是手术的关键要点。

② 通过测量这些水平距离与垂直距离,根据勾股定理计算出所需的转位距离,以及穿过颈长肌的安全角度。

③ 椎动脉进入横突孔的位置并不固定。

④ 椎动脉走行差异较大,但椎动脉至第七颈椎椎体中线和颈长肌内侧缘的水平距离较为一致。因此,第七颈椎椎体中线和颈长肌内缘可作为确定椎动脉分布区域的标志。

⑤ 同时,根据椎动脉相关数据,计算以甲状软骨为起点的椎动脉对矢状面的倾斜角,从而确定了在构建颈总肌长隧道时颈长肌的安全穿透角度。

表 13 - 1　椎动脉解剖参数

结　构	左侧(cm)	右侧(cm)	合计(cm)
椎动脉至第七颈椎椎体中线	2.29±0.16	2.48±0.24	2.38±0.22
椎动脉至颈长肌内侧缘	1.53±0.19	1.70±0.29	1.61±0.25
椎动脉至第七颈椎横突	0.49±0.27	0.67±0.49	0.58±0.39
第七颈椎横突至甲状软骨环	6.11±0.75	4.97±1.31	5.54±1.18
椎动脉至甲状软骨环	5.62±0.71	4.30±1.43	4.96±1.28

椎动脉向矢状面的总倾斜角为 25.5°±4.5°,两侧椎动脉的倾斜角差异有统计学意义($P = 0.006\ 5$);右侧椎动脉的倾斜角为 28.7°±4.3°,大于左侧椎动脉的倾斜角(22.5°±1.6°)。建立颈长肌通道的安全角度确定为右侧椎动脉倾斜角度的 95% 置信区间上限,因此认为大于 33.2° 的角度是安全的[①]。

　　与伴有神经缺损的臂丛损伤患者不同,中枢神经损伤患者的臂丛是完整的。因此,这些患者的双侧第七颈神经直接吻合是可以实现的。在此基础上,通过切断双侧前斜角肌,穿入颈长肌建立神经移位隧道,设计了一种新的健侧颈七神经移位的华山椎前通路。通过切断前斜角肌充分显露瘫痪侧第七颈神经,获得全长第七颈神经;通过建立一条通过颈长肌的通路,该路径允许通过较短的路径进行神经转移。

　　在建立无法直视的颈长肌隧道过程中,通常认为存在椎动脉损伤的潜在风险。本文中,我们研究了椎动脉的相关解剖参数。探索了穿颈长肌进行神经移位的安全角度,血管钳尖向上倾斜角度 35° 以上可避免损伤椎动脉。

▧ 徐氏颈七手术

　　虽然我们的手术已在 *NEJM* 发表,但是限于篇幅,没有刊登这个手术的具体操作细节。*Operative Neurosurgery* 杂志邀请我详细描述手术操作步骤,命其为"徐氏颈七手术"。

---

① 在我们的手术方法中,用血管钳以 35° 角穿入外 2/3 处的颈长肌,这是在安全范围内。

Surgical Technique of Xu's CC7 Procedure "Contralateral C7 to C7 Cross Nerve Transfer Through a Trans Longus Colli, Prespinal Route for Treating Spastic Arm"

Wen-Dong Xu, MD, PhD[*‡§¶‖#**]

*Department of Hand Surgery, Huashan Hospital, Fudan University, Shanghai, China; ‡Department of Hand and Upper Extremity Surgery, Jing'an District Central Hospital, Shanghai, China; §Shanghai Clinical Medical Center for Limb Function Reconstruction, Shanghai, China; ¶MOE Frontier Center for Brain Science, Fudan University, Shanghai, China; ‖Co-Innovation Center of Neuroregeneration, Nantong University, Jiangsu, China; #National Clinical Research Center for Aging and Medicine, Huashan Hospital, Fudan University, Shanghai, China; **Research unit of synergistic reconstruction of upper and lower limbs after brain injury, Chinese Academy of Medical Sciences, Shanghai, China

Correspondence:
Wen-Dong Xu, MD, PhD,
Department of Hand Surgery,
Huashan Hospital,
Fudan University,
12 Middle Wulumuqi Road,

BACKGROUND: The contralateral C7 transfer has been used for the treatment of brachial plexus root avulsion since 1986, and several modifications of this surgery have been described. Previous trial has verified the safety and effectiveness of the contralateral C7 to C7 cross nerve transfer for patients with longstanding spastic paralysis due to cerebral injuries, including stroke, traumatic brain injury, or cerebral palsy. However, the procedures for the surgery were not introduced in detail, with only rough descriptions.
OBJECTIVE: To introduce and promote the Xu's CC7 procedure (contralateral C7 to C7 cross nerve transfer through a trans longus colli, prespinal route).
METHODS: The renewed procedures were elaborated step by step, and the tips and tricks were clarified by case illustration in detail. Briefly, a modified trans longus colli, prespinal route was created, allowing the displaced C7 nerve to pass through the channel safely at the shortest distance.
RESULTS: Tension-free anastomosis of the bilateral C7 nerves was achieved via the Xu's CC7 procedure with less surgical trauma while reducing the surgery time, postoperative recovery time, and nerve regeneration time.
CONLUSION: The Xu's CC7 procedure is a safer and more efficient technique for contralateral C7 to C7 cross nerve transfer. The detailed description in this article provides meaningful information for surgeons interested in the procedure.

KEY WORDS: Nerve transfer, Prespinal route, Seventh cervical nerve, Spastic arm

Operative Neurosurgery 20:61–68, 2021   DOI: 10.1093/ons/opaa325

徐氏颈七手术的操作步骤：通过穿颈长肌的椎前通路完成左右颈七交叉移位术[4]

　　健侧颈七神经移位术用于治疗臂丛根性撕脱伤由顾玉东院士在 1992 年首次报道，这项技术的安全性和有效性得到了若干研究验证。最初的神经桥接方案包括使用腓肠神经移植或使用尺神经分两阶段手术，之后有大量基于该手术方案的改良报道。术式改良主要集中于两方面，一是选择不同的受体神经以恢复靶肌肉功能，二是为了缩短所需移植神经长度而对手术通路进行改良。

　　2002 年，不同于以往穿过颈部和胸前表面的皮下隧道，McGuiness 和 Kay 首先提出将移植神经穿过咽后和椎前间隙①。2008 年，徐雷在此基础上，提出横切双侧前斜角肌，以减少神经移植长度。2009 年，Terzis 等报道了选择性使用对侧第七颈神经的各部分转移至多根受体神经，包括腋神经、肌皮神经、桡神经和正中神经。2013 年，Wang 等通过改良的颈长肌椎前通路与损伤下干直接吻合，更好地恢复了手指屈曲和腕屈曲功能。在椎前通路不断改良和受体神经不断变化的过程中，健侧颈七神经移位术适应证的广泛探索也逐渐揭开帷幕。

　　2011 年，我为脑瘫患儿进行左右颈七交叉移位术，在 2 年的随访中，惊奇地发现该

---

① 该方法的优势在于距离短。

术式在治疗因脑半球损伤而引起的痉挛性偏瘫方面具有巨大潜力。通过改良的颈长肌椎前通路,能有效减少手术创伤,缩短手术时长、术后恢复时间,以及加快神经再生,并可实现直接吻合(无需神经移植)。根据发明者的姓氏,这种改良的左右颈七交叉移位术便称为"徐氏颈七手术"(图 13-2)。

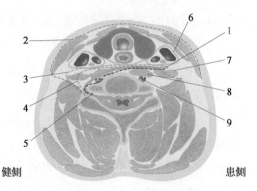

图 13-2·不同手术通路示意图(虚线)。1,改良后的椎前通路——"徐氏颈七手术"椎前通路;2,传统颈七神经移位术的颈部皮下隧道;3,McGuiness 等设计的椎前通路;4,徐雷等设计的椎前通路;5,Wang 等设计的椎前通路;6,颈动脉鞘;7,前斜角肌;8,颈长肌;9,椎动静脉。

• **术前流程,规范执行** · 该手术技术获得伦理委员会批准,所有接受手术的患者均签署知情同意书。相关医务工作者熟知手术各项事宜,并向患者充分说明。手术适应证包括:各种中枢神经系统损伤后的单侧痉挛性偏瘫,主要表现为处于脑损伤后平台期,单侧上肢痉挛和功能障碍在康复至少 3 个月后无明显进展。患者的年龄和发病时间不受限制。禁忌证包括:严重的全身性疾病或心肺疾病,发育迟缓或认知能力差,或瘫痪上肢严重、关节挛缩或畸形等。该手术在患者全身麻醉并处于仰卧位的情况下进行,为了更好地暴露手术视野,患者肩胛骨下方放置一个垫枕,手臂紧贴于身体两侧,双手用纱布固定于胸前。

• **术中操作,步步深入** ·

(1)第一步:沿双侧胸锁乳突肌内侧做一长约 6 cm 的纵向切口,然后横向延长健侧切口,在锁骨上方 2 cm 处做一 L 形切口[①]。

沿 L 形切口逐层切开皮肤、皮下组织和颈阔肌,暴露健侧胸锁乳突肌的内外侧边界,沿外侧缘暴露肩胛舌骨肌作为标志。拉钩分别向内和向外牵开胸锁乳突肌和肩胛舌骨肌,暴露臂丛表面的斜角肌间脂肪垫。通过电凝将脂肪垫分开,可看到位于前斜角肌表面的膈神经和穿过前中斜角肌间的臂丛。尤其注意保护膈神经,不仅是因为它支配膈肌(呼吸的主要肌肉)的运动,也是由于大多数脑损伤偏瘫患者的肺功能较差,即使短暂性的神经麻痹也会给患者带来较大且不必要的风险。必要时颈横动脉可结扎。

将前斜角肌向内侧拉开,仔细分离并确定臂丛,标记第七颈神经。尽可能向远侧游离第七颈神经,直到它分成前、后股,可见胸大肌肌支从前股发出。第七颈神经表面可能有小血管,必要时结扎血管。标记第七颈神经的前股和后股,然后在预计切断神经点

① 这一切口设计和在 *NEJM* 发表的文章中描述的稍有不同,两者各有优缺点,可以灵活选择。

的近端行利多卡因阻滞(1%)。细组织剪将第七颈神经尽可能地向远端切断,尽量靠近它与其他臂丛分支的汇合处。注意保护下干后股,因为其与中干后股合并的点会有些解剖上的变化。王树峰等强调术中对下干后股的破坏会导致伸指功能损伤。切断第七颈神经的前股和后股及胸大肌肌支后,使用 4-0 缝合线作为标记。

然后横切部分前斜角肌以便向近端游离第七颈神经。要获得最长的神经长度,需继续将神经向椎间孔方向游离,并切断第七颈神经表层来自颈长肌的纤维束。之后可看到位于第七颈神经上方的椎动脉和伴随静脉,并注意保护。椎动脉的第一分段在前斜角肌和位于锥体前表面的颈长肌之间通过。

根据先前的研究,如果术中测量的第七颈神经的前后股长度约为 6.3 cm,则无需进行腓肠神经移植即可进行直接吻合。本例前股和后股的长度均为 8.1 cm,足以实现无张力吻合。

(2) 第二步:游离患侧第七颈神经。逐层切开患侧皮肤、皮下组织和颈阔肌。用拉钩分别将胸锁乳突肌的胸骨头和锁骨头向内侧和外侧牵开,以暴露肩胛舌骨肌和脂肪垫。牵开肩胛舌骨肌并使用电凝切开脂肪垫。去除下方的颈筋膜层,可看到颈内静脉,将其向内牵开,露出前斜角肌和穿过其中的神经。在保护膈神经的同时,横切前斜角肌的内侧部分来暴露第七颈神经。上下进行探查,分别找到第六和第八颈神经以进行确认,并在此处标记第七颈神经。尽可能向近端朝椎间孔游离第七颈神经,然后在预计切断神经处的近端进行利多卡因阻滞(1%)。用组织剪切断邻近椎间孔的第七颈神经和一些细小的椎旁肌肉肌支,并经第七颈神经的神经外膜用 4-0 缝线标记第七颈神经。

(3) 第三步:创建椎前通路。在健侧,将胸锁乳突肌向外侧牵开,肩胛舌骨肌向下牵开,从颈动脉鞘和食管间的间隔暴露颈长肌。在大约 35°的安全角度下,使用血管钳穿颈长肌形成隧道,避免损伤椎动脉。此外,注意保护在颈长肌表面向外下方走行的交感神经干。在直视下穿过颈长肌后,将血管钳从椎动脉上方的前斜角肌外侧穿出,以免损坏椎动脉和伴随静脉。用尖端夹住直径约 5 mm 的塑料管,将其向内抽出,然后将塑料管穿过颈长肌隧道抽出。将管子一端穿过折叠另一端形成的圆圈。用血管钳夹住塑料管的末端,留待备用。

在健侧,将胸锁乳突肌和颈动脉鞘向外侧牵开,触摸椎体和食管间间隔,通过手指钝性分离该间隙。将示指由该间隙从患侧伸出,然后将血管钳的尖端抵在示指上。将手指回退,由健侧抽出,同时血管钳跟随手指向前进入该椎前间隙,以安全地将血管钳引导至健侧。用血管钳尖端夹住直径约为 5 mm 的塑料管,然后将其朝患侧抽出。并使塑料管的一端穿过折叠另一端形成的圈。至此,椎前通路的准备工作完成。

一侧大脑半球管双手——左右颈七交叉移位治偏瘫

（4）第四步：引导健侧第七颈神经至患侧。将胸锁乳突肌向内侧牵开，借助塑料管将健侧第七颈神经穿过颈长肌隧道。在塑料管的帮助下，引导健侧第七颈神经穿过之前形成的椎前隧道，使其与患侧第七颈神经相遇。

将神经两侧的 4-0 标记缝合线固定于周围组织，确保 2 根神经末端对齐良好。用 8-0 缝合线通过显微神经外膜缝合技术行无张力吻合。吻合的位置可能因手术而异，具体取决于从两侧获得的第七颈神经长度。如患侧神经较短，则可能需将健侧的第七颈神经引导至胸锁乳突肌外侧缝合。

（5）第五步：缝合伤口。充分止血后，冲洗伤口并缝合。两侧放置负压球引流，使用硬颈托将头部保持在中立位置。

· **术后康护，全全到位** · 术后，颈托需持续固定 4 周，患者还将接受与术前相同的康复治疗。出现不良事件（如手指麻木或疼痛、吞咽时有异物感、四肢或肩膀疼痛及伸肘和伸腕的肌力下降等），这些都是正常的。术后 3～6 个月，大部分麻木、疼痛和肌力下降的症状将消失。其他较不常见的并发症（包括术后发热、伤口血肿、乳糜漏和呼吸困难等），这些均可通过谨慎的手术操作而减轻。术后细致的观察和护理也至关重要。

▧ 对后路神经根直接吻合的尝试

BRITISH JOURNAL OF NEUROSURGERY
https://doi.org/10.1080/02688697.2018.1552754

Taylor & Francis
Taylor & Francis Group

NOTE

🔓 Check for updates

C7 transfer in a posterior intradural approach for treating hemiplegic upper-limbs: hypothesis and a cadaver feasibility study

Su Jiang[a,b†], Wei Chen[c†], Yun-Dong Shen[a], Yan-Qun Qiu[b], Ai-Ping Yu[a,b] and Wen-Dong Xu[a,b,d,e,f]

[a]Department of Hand Surgery, Huashan Hospital, Shanghai Medical College, Fudan University, Shanghai, China; [b]Department of Hand and Upper Extremity Surgery, Jing'an District Central Hospital, Shanghai, China; [c]Department of Neurosurgery, Jing'an District Central Hospital, Shanghai, China; [d]State Key Laboratory of Medical Neurobiology, Collaborative Innovation Center of Brain Science, Fudan University, Shanghai, China; [e]Priority Among Priorities of Shanghai Municipal Clinical Medicine Center, Shanghai, China; [f]National Clinical Research Center for Aging and Medicine, Huashan Hospital, Fudan University, Shanghai, China

ABSTRACT

Objective: Contralateral C7 nerve root transfer surgery has been successfully applied to rescue motor function of a hemiplegic upper extremity in patients with central neurological injury. This surgical technique is challenging, and limited anatomical space makes it difficult to manipulate tissues and may lead to higher complication rates. The authors hypothesis a new surgical route in which cervical nerve roots of both donor and recipient sides are exposed from a posterior intradural approach and neurorrhaphy is performed easily and clearly. The feasibility of this operation is tested in a cadaver model.

Methods: A fresh cadaver was placed prone. After a standard midline incision and extensive cervical laminectomy, the dura and arachnoid were widely opened, and the spinal nerve roots of C6, C7, and C8 were exposed bilaterally. Nerve grafting was attempted between pairs of donor and recipient nerve roots on contralateral sides of the spinal cord. After completion of neurorrhaphy, the dura was closed.

Results: Precise neurorrhaphy could be performed intradurally between posterior and anterior nerve roots of C7 on both sides. Multiple anastomoses of C7 to various nerve roots on the contralateral side could also be performed within the same surgical field with an interposition nerve graft.

Conclusion: The posterior intradural repair idea affords many advantages, the pathway is shorter and more straightforward, which provides more access to multiple nerve roots repair in one surgical field, and is more familiar to many neurosurgeons and spine surgeons. It may potentially be adapted for clinical use.

ARTICLE HISTORY
Received 6 October 2018
Revised 10 November 2018
Accepted 22 November 2018

KEYWORDS
Contralateral C7 transfer; hemiplegia; prespinal route; posterior intradural approach; vertebral canal

左右颈七交叉移位术治疗偏瘫拓展：后路修复新理念及术式探索[5]

除了广泛应用的左右颈七交叉移位术，我们也想到了"后路颈七"，即从椎体后方硬脊膜内入路暴露供、受区神经根进行移位，这种手术路径神经外科和脊柱外科医生很熟悉。其可能具有的优点：在运动纤维（前根）与感觉纤维（后根）汇合前进行神经移位，可以获得更好的恢复效果，即运动-运动，感觉-感觉；具备多根神经根（部分）同时移位的可能性。我们在新鲜尸体上对椎后路左右颈七交叉移位术进行了如下可行性研究。

·椎后路左右颈七交叉移位术的尸体研究· 首先，我们将新鲜尸体置于俯卧位，沿颈椎中线做纵行切口。用 Kerrison 穿孔器取出棘突和椎板。切面的钻孔被限制在关节宽度的 30％ 左右①。正中切开硬脑膜，分离蛛网膜，清晰显露两侧第六、第七和第八颈神经根前根、后根及腹支、背支。切断双侧齿状韧带②，将供体侧第七颈神经尽量向远端切断，再将受体侧第七颈神经尽量向近端切断③。随后我们在脊髓背侧面进行神经吻合，通过腓肠神经桥接供体侧和受体侧第七颈神经。随后，我们尝试用腓肠神经移植将供体侧第七颈神经的前根、后根分别移位至第七和第八颈神经根的前根、后根。在 2.5 倍镜下用 8-0 线缝合神经后，关闭硬脑膜，逐层关闭切口④。手术总时间为 2 小时⑤。

段落解读

我们在人类新鲜冰冻尸体上进行了颈后入路左右颈七交叉移位术的解剖可行性研究，通过局限性的椎板切除术暴露硬膜内脊神经根，单纯暴露双侧第七颈神经时，无需咬除双侧的关节突关节，因此对脊柱的稳定性不造成影响。该手术入路也为修复多根神经提供了可行性，因为需要暴露多个节段的脊神经根，所以在多节段椎板切除术后于患侧行侧块螺钉固定以确保脊柱的稳定性，同时术后可以通过一段时间的颈托固定来保护颈椎。我们针对不同的靶肌肉（如第七颈神经根同时移位至第七、第八颈神经根）进行了实验性吻合。结果证明了通过较

---

① 椎板切除范围既要确保能够充分暴露硬膜内脊神经根，又要保证术后脊柱的稳定性不受影响。

② 齿状韧带的主要作用是稳定椎管内脊髓，切断齿状韧带的目的是充分游离硬膜内脊神经根，使其有足够长度进行吻合。

③ 我们切断供体侧第七颈神经的部位尽可能靠近硬脊膜出口处，切断受体侧第七颈神经的部位尽可能靠近脊髓表面，以确保最大化利用供体和受体神经的长度。

④ 关闭切口时需考虑两个问题，第一要严格防止脑脊液漏，第二要防止硬膜吻合口瘢痕对脊髓上方的脊神经根造成压迫。

⑤ 我们尽可能真实地模拟了手术操作过程，考虑到实际临床操作过程中可能会处理止血、脑脊液漏等问题，所以实际时长可能要适当延长，但一般不会超过 3 小时。

短长度的电缆式腓肠神经桥接,供体神经和受体神经之间可以实现无张力吻合,且对脊髓不造成明显压迫。

在本研究中,我们也考虑了通过颈后入路能否实现供体神经和受体神经的无张力直接吻合。在这具尸体标本上,需要长约 1 cm 的腓肠神经桥接才能实现双侧第七颈神经后根的无张力吻合,而双侧第七颈神经前根的无张力吻合需要 1.5～2 cm 的腓肠神经桥接。考虑到个体的差异性,不同标本中所需的神经桥接的长度都不一样①。在某些情况下,如硬膜内脊神经根足够长,或脊髓横径较小时,有可能会实现健侧第七颈神经与患侧第七颈神经的无张力吻合②。

这篇文章提出了一种从椎后路进行左右颈七交叉移位术的崭新理念,并通过新鲜尸体验证了该外科手术具备可行性。这种入路具有路径更短、操作空间更大,并且可在一个手术野内进行多根神经根修复的优点,同时为神经外科和脊柱外科医师所熟悉。它是基于椎前通路术式的新拓展方案,对于我们优化手术路径具有重要的参考价值,且感觉-运动分别靶向修复也具有精准治疗的优势。

研究的后续深入与拓展将聚焦于以下两方面:其一,在临床应用方面,将进一步进行术式改良,如微创化、机器人辅助下精准修复等;其二,在基础研究方面,深入研究脑脊液环境下的神经再生情况及可进行的干预手段,采用跨领域的创新材料系统进行靶向肢体精细功能恢复的诱导等。

铺垫四,新思路得到国家杰出青年科学基金项目支持

2015 年,我的研究获得了国家自然科学基金委员会的国家杰出青年科学基金项目的支持,我在申请书中是这样制订的研究计划。

课题组前期研究证实,周围神经交叉移位会诱导脑功能重塑,从而实现一侧半球对双侧上肢支配,表现在行为学层面(人、啮齿类动物)、神经功能影像学层面(人、啮齿类

---

① 基本规律为前根吻合需要的神经桥接长度要大于后根吻合所需的神经桥接长度。
② 由于神经吻合需要跨越脊髓上方,因此不刻意追求神经的直接吻合,以免吻合后的神经对脊髓造成压迫,引起更加严重的后果。

动物)及电生理层面(啮齿类动物)。我们进一步的研究拟探索:这种功能重塑的机制是什么? 如何促进这种功能重塑?

·**机制研究**·我们在发现周围神经交叉移位后,一侧运动皮质可同时控制双侧上肢活动,出现了双侧上肢运动代表区互相重叠的现象。拟开展以下研究:

(1) 运动神经元的重塑:人类的运动皮质神经元(尤其是控制手部运动)大多是单突触连接控制,以保证对外周神经的精细控制。神经移位后,控制瘫痪上肢的运动神经元是原本沉寂而被重新"唤醒",还是由控制健侧上肢的运动神经元"同时控制"?

(2) 运动传导通路的重塑:皮质下及脊髓层面的运动传导通路是否参与了重塑? 是否有新的长距离突触形成并构成特殊的传导通路?

(3) 运动反馈调控和中枢整合的重塑:运动计划和执行是对一系列复杂行动的精确控制,依赖于各种感觉反馈和中枢整合调整。而主动运动灵敏性和协调性的维持,更依赖于感觉反馈和中枢运动程序间的相互作用。健侧神经移位后患肢的感觉传入和运动输出途径都出现了显著的变化,大脑是如何建立新的感觉-运动反馈机制,实现瘫痪上肢运动的协调性和灵敏性逐渐提升的?

·**如何促进这种功能重塑**·临床发现患者在术后 1 年才开始出现瘫痪肢体协调性和灵敏性的显著恢复,这提示在新通路建立后,感觉-中枢-运动的有效整合重塑过程很慢。我们拟在周围和中枢两个层面采用电磁刺激的方法,加速神经反馈环路的建立和中枢整合,充分促进有效的脑功能重塑,提高疗效。

本课题将利用光遗传学、电生理、电磁刺激及功能影像学技术,深入研究上述问题。我们的特色是基于原创性的研究成果,从独特角度认识脑重塑变化的本质,并为后续干预促进开发脑重塑潜能提供基础。

◆ 参考文献 ◆

[1] Hua XY, Qiu YQ, Li T, et al. Contralateral peripheral neurotization for hemiplegic upper extremity after central neurologic injury[J]. Neurosurgery, 2015, 76(2): 187 - 195.

[2] Li T, Hua XY, Zheng MX, et al. Electrophysiological evidence for pre-attention information processing improvement in patients with central hemiplegic after peripheral nerve rewiring: a pilot study[J]. Sci Rep, 2017, 7(1): 6888.

[3] Li P, Shen Y, Xu J, et al. Contralateral cervical seventh nerve transfer for spastic arm paralysis via a modified prespinal route: a cadaveric study[J]. Acta Neurochirurgica, 2020, 162(1): 141 - 146.

[4] Xu WD. Surgical Technique of Xu's CC7 procedure 'Contralateral C7 to C7 cross nerve transfer through a trans longus colli, prespinal route for treating spastic arm'[J]. Operative Neurosurgery (Hagerstown, Md.), 2020, 20(1): 61 - 68.

[5] Jiang S, Chen W, Shen YD, et al. C7 transfer in a posterior intradural approach for treating hemiplegic upper-limbs: hypothesis and a cadaver feasibility study[J]. British Journal of Neurosurgery, 2019, 33(4): 413 - 417.

第14章
再次投稿

2016年再次投稿

经过近3年的充分准备和辛苦工作,我们准备再次投稿 NEJM。虽然有了第一次的经验,但是要把海量的数据组织好,用同行看得明白的语言表达清晰,这些都是巨大的考验。改了近100稿后,我们于2016年11月28日再次投稿了。

我们取了一个颇有"标题党"意味的题目 Relocating Motor Center of the Paralyzed Hand to a 'New Continent' in Central Neurologic Injury Patients at Hopeless Chronic Stage(《在中枢神经系统损伤后处于无望的慢性期患者中,将瘫痪手重新连接到运动中枢的"新大陆"》)。这个标题 NEJM 可能不会采用,我们只是希望用标题党先激起编辑的兴趣。

三次大修,数十次小修

尽管过去了3年多,NEJM 还记得它的承诺。我们投稿的文章很快送了外审。2017年2月21日,我们收到了 NEJM 的第一次修回通知。令我们意外的是,副主编基本是帮我们重新写了一遍这个稿子。这一方面体现了 NEJM 的高尚目标:从浩如烟海的投稿中发现金子,帮助它们发光;另一方面也给了我们巨大的成功憧憬!

从这天开始,这篇文章共经历了三次大修,数十次小修。仅三次大修,回复信件总量长达341页,共计61 958字。有了第一次投稿被拒的经历,我们明白 NEJM 发出修回通知并不代表稿件会被接受,所以在修稿的半年,我们在忙完白天的手术和门诊后,晚上再一起挑灯夜战,对每一个字、每个语气都再三"推敲"。三次修回通过之后,我们的结果还需要由统计学家对统计结果进行评判。即使到达这最后一关,也有20%的文章失败。

本章节主要概述了我们在 *NEJM* 的投稿经历。三次大修，数十次小修，长达 341 页共计 61 958 字的信件回复量，挑灯夜战的那些日日夜夜。对于修稿中纯专业的问题，我就不在本书中展示了。而有一些事关试验设计和原则性的问题我将列举出来和大家分享。因为这些"暗藏玄机"的问题是会决定文章走向的。

▨ **编辑部问题 1：**"我们花了相当长的时间重新评估你们的文章。这篇文章阐述了一些有趣的观点，但我们不认为你们的实验足以证明手术使健侧半球与瘫痪上肢之间建立了生理联系，并且功能改善都是由生理连接带来的。同时，你们的研究存在一个绕不开的问题，那就是患侧的第七颈神经单纯切断后导致的痉挛释放是否也能够引起功能改善。"

▨ **回复**

（1）非常感激您给的评论。我们通过神经电生理和 fMRI 评估，初步展示了健侧半球与瘫痪上肢之间在术后建立了功能联系。具体细节放在了补充材料中。

首先，我们使用了神经传导实验来验证神经再生。在术后 12 个月，用电刺激健侧的锁骨上窝（此处下方为健侧的第七颈神经，也就是在吻合口近端），能够在所有手术患者瘫痪侧的桡侧伸腕肌记录并观察到肌电波幅，这表明从健侧第七颈神经根到瘫痪上肢的神经连接已经建立。为了测试健侧皮质与瘫痪上肢之间是否建立了新的功能连接，我们应用 TMS 进行测试。在术前，刺激两组患者的健侧皮质，瘫痪侧的桡侧伸腕肌都记录不到 MEP。然而，在所有手术患者术后 10 个月和 12 个月，刺激健侧皮质可在瘫痪侧的桡侧伸腕肌记录到 MEP。这一结果证明健侧半球与瘫痪的手臂之间的新联系已经建立。

同样，在术后 8～12 个月的 fMRI 评估中，当瘫痪手运动时，健侧大脑皮质出现了皮质激活。这代表在健侧皮质内出现瘫痪上肢的运动代表区。而在术前这些患者的健侧皮质中均未检测到瘫痪上肢的运动代表区。

尽管上述的神经电生理和神经影像评估结果提示了健侧半球与瘫痪手臂之间存在潜在联系，但这些仅是间接证据，我们将开展更多的实验来验证这一联系。所以，我们在文中的描述都比较保守。

（2）在中枢神经系统损伤后，因为上运动神经元失去对下运动神经元的抑制，使后者处于异常活跃状态，引起肌肉痉挛。在 10 年前，曾有研究者尝试使用神经根切断术治疗脑瘫后的痉挛，他们选择的是位于第七颈神经根之下的第八颈神经根，其主要作用是控制前臂和手的屈曲。由于前臂和手的屈肌痉挛是导致瘫痪肢体无法运动的主要原因，所以第八颈神经根可能是最合适切除的神经根。他们的研究结果显示，第八颈神经根切断可在术后短期减轻痉挛，但长期的预后很差。在另一组人的研究中，患者在接受第八颈神经根切断后，患侧手部肌肉的痉挛明显减轻（但仅能在术后 1～3 个月维持）。我们之前也对这个手术进行了探索，发现术后患侧手痉挛的释放持续时间很短，在术后 10～30 天，患侧上肢的痉挛在相同位置复发，最终回归至术前水平。综上，我们认为，第八颈神经根切断手术对脑瘫引起的上肢痉挛无效。因此，我们相信单纯的神经根切断不能实现长期的痉挛释放。

在我们的临床试验中，在第七颈神经根切断后，患侧上肢的痉挛释放类似于第八颈神经根切断。但是我们发现，在术后 12 个月的时间里，痉挛持续缓解，并且患侧肢体功能逐渐改善。这并不能通过单纯第七颈神经根切断来解释，因为左右颈七交叉移位术在功能改善方面仍有未知机制，这种潜在的机制可能是从健侧半球（瘫痪手臂的同侧半球）到瘫痪上肢产生新的连接。然而，关于痉挛的释放可能会导致功能改善的研究还需进一步的探索。

▨ **编辑部问题 2：**"这篇文章的题目应该降个调子。"

▨ **回复**

我们将初拟的标题 *Relocating Motor Center of the Paralyzed Hand to a 'New Continent' in Hemiplegic Patients: A Randomized Clinical Trial* 修改为 *Trial of Contralateral Cervical Root Transfer for Spastic Arm Paralysis*，用平实的语言更为精确地总结了我们的研究成果①。另外，我们根据你们的建议重新修改了文章中的语言表达，并进行了仔细核对。

▨ **编辑部问题 3：**"如果你们提交了修改稿，那么除了需要在修改稿的后面回复我的评论外，请回复审稿人的评论。这里我有一个重要的问题，这项研究很难复制与回溯，许多关键信息都缺失。你们列出了在 6 个不同时间点的大约 7 个结果。那么请问你们的主要和次要结果分别是什么？"

▨ **回复**

这对我们的文章来说是一个重要的问题。抱歉我们的表述不够清晰。根据我们的临床试验计划，我们重写了结果评估与结果解读部分，并在修改后的文章中精确描述了主要结果、次要结果、安全性和盲法②。具体如下所示。

·**主要结果**· Fugl - Meyer 上肢评分从基线到术后 12 个月末的变化。Fugl - Meyer 评分是评估中枢神经损伤后运动功能障碍的指标，包含对"肩肘功能"和"手腕和手指功

---

① 我们采用"标题党"的小心思被副主编很温和地揭穿了，但是 'New Continent' 的理念应该是被他认可了。

② 临床试验的结果表述有非常严格的标准，不需要有个人发挥。

能"两个部分的评估。得分范围为 0～66 分,数值越高,表明运动功能越好。1975 年,该评分由 Fugl - Meyer 等报道,用于评估卒中后患者的功能表现。此外,Fugl - Meyer 评分也可用于评估脑外伤和脑瘫患者瘫痪上肢的功能。

·**次要结果**· 主要包含以下五部分。

(1) 痉挛:MAS 评分是一种简单的痉挛测量方法,主要检测肌肉在被动牵拉时的阻力(0～5 分)。分数越高,表明痉挛越严重。在本研究中,我们测量了从基线到术后 12 个月末,瘫痪侧上肢的肘关节、前臂旋转、手腕、拇指和第 2～5 指的 MAS 评分。

(2) 关节活动度(ROM):即关节在屈曲位和伸直位之间可以移动的距离和方向。ROM 是一种常规的运动功能评估手段。在本研究中,我们测量了从基线到术后 12 个月末瘫痪侧上肢肘关节、前臂旋转和手腕的 ROM 变化。

(3) 瘫痪手在日常生活中的使用:我们主要评估了患者在穿衣、系鞋、拧毛巾和操作手机方面的表现,计算能够完成这 4 项任务中至少 3 项的患者数目占患者总数的百分比。我们之所以选择这些任务,是因为我们之前 Ⅰ 期临床试验中的大多数患者都表示,术后患者的这些功能能够得到改善。

(4) 神经电生理评估:包括周围神经传导试验和经颅磁刺激-运动诱发电位试验(TMS - MEP)。

(5) 功能磁共振成像(fMRI):这是研究周围神经移位后脑重塑的重要工具。我们使用组块设计的 fMRI,评估在患者执行运动任务时的大脑活动。在我们的研究中,运动任务是让患者进行手腕的伸展。

·**安全性**· 包括与治疗相关的不良事件和与第七颈神经根切断相关的健侧上肢感觉运动功能障碍。主要包括以下测试。

(1) 肌力:肌力是对运动功能的常规评估手段。我们使用的是经典的英国医学研究委员会(BMRC)分级,得分为 0～5 分,数值越高,表明肌肉力量越大。我们测量了双侧肘关节、手腕和手指伸展的肌力。

(2) 感觉功能:我们测量了患者双侧拇指、示指、中指的触觉感觉阈值和两点分辨觉。触觉感觉阈值是指个体能够感受到的最弱的刺激。两点分辨觉是指个体能够分辨出同时接触皮肤的两个针尖的最短距离。

■ **编辑部问题 4:**"你们纳入的脑瘫患者为何全都表现为一侧肢体偏瘫,他们是属于先天性的卒中吗?"

■ **回复**

您这是一个非常好的问题。脑瘫是指由不可逆的、静态的围生期脑损伤导致的永久性肢体功能障碍。围生期窒息和围生期卒中是最常见的两种病因。脑瘫的分类包括单瘫、偏瘫、两侧瘫、四肢瘫。在全球活产儿中,脑瘫的患病率约为 2‰。中国脑瘫的患病率为 1.25‰。根据不同的报道,在脑瘫患者中,痉挛性脑瘫占比为 42%～90%。在痉挛性脑瘫中,偏瘫占 9%～38%,两侧瘫占 5%～47%,四肢瘫占 7%～71%。因此,偏瘫是脑瘫的常见类型之一。

脑瘫的临床表现复杂,其诊断依据包括病史、临床症状、体格检查和影像检查。与卒中和脑外伤不同,脑瘫的病变很难在磁共振上定位。因此,病史和临床表现是最重要的证据。在本研究中,5 例脑瘫患者被纳入手术组,病史中详细记录了患者的诊断、发病年龄和入院时的情况。根据患者的早期病史,这 5 例患者的病因均为围生期窒息,临床表现均为一侧肢体偏瘫。每例患者的详细病史资料都可根据您的要求另行补充。

■ **编辑部问题 5:** "此外,这篇论文的篇幅大约是 *NEJM* 中常规文章的 2.5～3 倍,你们必须将正文的字数减少到 2 700 字以下,并且不能超过 3 个表格和 2 张图片①。"

■ **回复**

我们已经将修改稿的正文字数缩减至 2 698 字。根据编辑和审稿人的意见,我们重新整理了表格,现在的 3 个表格依次展示了患者信息、主要结果和次要结果及安全性。两张图片则分别展示了神经电生理评估结果和 fMRI 评估结果。

■ **编辑部问题 6:** "第三个表格最好用来展示手术的不良事件。我希望你们去看看最近发表在 *NEJM* 上的一些随机对照临床试验,如腰椎疾病的外科手术试验,看看他们是如何命名脊髓节段的,以及数据是如何呈现的②。"

■ **回复**

我们非常感谢您提出的建议,这对我们帮助很大。根据您的建议,我们参考了其他学者的文章,重新组织了相关文本。我们主要关注的不良事件是第七颈神经切断后,肢体感觉运动功能的变化。其他的不良反应包括出血、感染、疼痛、吞咽时异物感、疲倦、麻木等。此外,我们将每次随访时记录的不良反应进行了补充。

■ **专家审稿问题 1:** "我非常惊讶于患者病因的多元化:作者招募了脑瘫、卒中、脑外伤和脑炎等不同病因导致的偏瘫患者。坦率地说,这是我最大的困惑。除非作者能够像对待卒中患者一样,对所有患者的损伤情况进行严格定义,否则我很难接受这个试验

---

① 这也是我们投稿时的小心思,对于一个从未出现过的新手术,2 700 字根本讲不清,我们采用的策略是先把故事讲清楚,编辑喜欢再删。我们这次的尝试达到了目的,但也有风险,如形式审查时编辑认为你不尊重规定,有可能直接扔了,这就看个人运气了。

② 这又是让我们感动的一点,副主编推荐我们去参考一篇发表在 *NEJM* 的论著的数据呈现方法。我投稿多年,这么有人情味的回复也是第一次收到。

的结果。"

▓ 回复

我们非常感谢这位审稿人提出的问题。的确,卒中、脑外伤、脑瘫和脑炎等病因是不同的。然而,所有入组的患者都处于慢性期,并且临床表现均为痉挛性偏瘫。卒中和脑外伤导致的脑损伤多为单侧发病(占总体发病率的 89.599%),患者遗留有一侧肢体的偏瘫。磁共振能够清晰显示患者的脑部病变情况,所以诊断并不困难。

脑瘫是指由不可逆的、静态的围生期脑损伤导致的永久性肢体功能障碍。围生期窒息和围生期卒中是最常见的两种病因。脑瘫的分类包括单瘫、偏瘫、两侧瘫、四肢瘫。在全球活产儿中,脑瘫的患病率约为 2‰。中国脑瘫的患病率为 1.25‰。根据不同的报道,在脑瘫患者中痉挛性脑瘫占 42%～90%。在痉挛性脑瘫中,偏瘫占 9%～38%,两侧瘫占 5%～47%,四肢瘫占 7%～71%。因此,偏瘫是脑瘫的常见类型。

脑炎中最常受累的区域是岛叶,往往导致对侧肢体的偏瘫。在美国,约有 20% 的脑炎患者会遗留有严重的后遗症,如偏瘫。急性脑炎可以通过多种辅助检查手段来进行诊断,包括 MRI、脑电图(EEG)、腰椎穿刺术、血液检查和尿液检查等。

与卒中和脑外伤不同,脑瘫和脑炎的病变在 MRI 上可能很难辨别。因此,病史和临床表现是最重要的诊断依据。脑瘫和脑炎导致的痉挛性偏瘫可以通过临床检查来证实。对于本研究所纳入的脑瘫和脑炎患者,在入组前我们都详细分析了他们的诊断、发病年龄和病因,保证他们具有相似的痉挛性偏瘫症状。

总之,偏瘫是这些疾病共有的主要后遗症之一,本研究专注于这一常见的后遗症。我们的纳入标准还限定了患者具有相似程度的偏瘫。我们相信无论患者的病因如何,我们的手术都能有效地治疗他们存在的痉挛性上肢瘫痪。我们纳入的每名患者的详细数据都可根据要求进行调阅。

此外,在一些其他的设计良好的临床试验中,也会招募不同病因的患者。例如,2015 年发表于 *The Lancet Neurology* 上的一项双盲的随机对照临床试验中就是招募了不同病因的偏瘫患者。我们同意您的观点,多种病因本身可能是一个混杂因素。那么为了探索这一潜在混杂因素对手术效果的影响,我们又进行了亚组分析。我们发现,在卒中、脑外伤和脑瘫的三个亚组中,手术组和对照组之间均存在显著的统计学差异,手术组术后偏瘫肢体的功能显著优于对照组。另外,由于两例脑炎患者都被分到了手术组,所以不能进行亚组分析。不过我们可以从另一个角度进行分析,这两名脑炎患者的 Fugl-Meyer 评分改善的最小值都远大于对照组所有患者中 Fugl-Meyer 评分改善的最大值。这也可以从侧面表明左右颈七交叉移位术能够有效改善偏瘫肢体的运动功能。

专家审稿问题 2:"我认为这是一个有趣的研究。然而,我有几个关键的问题需要你们解答。首先是关于研究的人群:我不清楚为什么你们只纳入了男性患者;其次,我认为不同脑损伤的病因(脑瘫 $n = 13$,卒中 $n = 9$,脑外伤 $n = 12$,脑炎 $n = 2$)会引起不同的脑与神经可塑机制。"

回复

谢谢您的评论。我们没有在试验的纳入标准中限制性别。然而,我们也很意外,参与我们临床试验的患者都是男性患者。这可能是由于以下原因:

(1) 根据中国最新的流行病学数据,在脑瘫和"年轻卒中"中,男性/女性患者的性别比例为 1.9/1;在脑外伤中则为 4.6/1。因此,从疾病流行病学的角度看,男性患者是要明显多于女性患者。

(2) 在中国,男性仍然是主要的劳动力,在家庭中扮演着主导地位。因此,男性患者比女性更愿意寻求新的治疗方案。

(3) 该手术会在颈部留下瘢痕,这可能会使年轻女性患者犹豫是否接受手术治疗。

当然,根据审稿人的评论,我们在讨论部分增加了有关试验局限性的描述:

"然而,本研究中导致患者存在功能障碍的病因是多样的,患者的年龄跨度较大,且均为男性。这些因素可能会限制本研究结果的普适性。未来我们将在更大的患者队列中进行深入研究。"

专家审稿问题 3:"另一个问题是,把 12 岁的未成年人和 45 岁的成年人包含在同一个组中,可能会潜在地影响试验结果。"

回复

我们十分感谢审稿人提出的这一中肯的评论。

偏瘫是一种在全生命周期都有可能发生的疾病。左右颈七交叉移位术是治疗偏瘫的一种全新的方法。在目前的Ⅱ期临床试验之前,我们已经完成了Ⅰ期临床试验。在Ⅰ期临床试验中,我们只招募了 12 岁以下的患者(这些患者的神经再生和大脑可塑能力应该比成人更强)。我们于 2013 年将Ⅰ期临床试验整理成文,提交给了 *NEJM*。编辑和审稿人高度重视我们的工作,并鼓励我们进行Ⅱ期随机对照临床试验。因为我所在的医院不接收 12 岁以下患者手术,所以我们排除了 12 岁以下的患者。鉴于此,我们将年龄纳入标准改为 12～45 岁。在中国,"青年卒中"定义为 45 岁以下的患者。脑外伤也更有可能发生在年轻人身上。因此,12～45 岁这一年龄段可包括所有"青年卒中"患者、大多数脑外伤患者及年龄处于 12～45 岁的脑瘫患者。

根据审稿人的评论,我们也在讨论部分增加了有关试验局限性的描述:

"然而,本研究中导致患者存在功能障碍的病因是多样的,患者的年龄跨度较大,且均为男性。这些因素可能会限制本研究结果的普适性。未来我们将在更大的患者队列中进行深入研究。"

▨ **专家审稿问题 4：**"我建议首先探讨神经移位手术在更大的患者队列上的应用，但是病种最好是单一的①。"

▨ **回复**

谢谢您的评论。我们已经开始在世界范围内推广左右颈七交叉移位术，并在中国开展了大型多中心队列研究。这是一项值得我们团队付出数年乃至数十年时间及精力来完成的工作。

我分别于 2013 年和 2016 年被邀请在国际手外科学术会议上发表相关主题的演讲。2016 年 9 月，我们组织并开展了主题为"左右颈七交叉移位术治疗中枢神经损伤"的第一个国家级学习班。2017 年 1 月，我们组织了一个多中心合作的课程，主要探讨脑出血后的偏瘫后遗症的治疗，当时有 6 家医院参加。我们坚持不懈地开展这项创新手术，以期最终获得多中心队列研究的结果。

现在我们已经完成了 Ⅱ 期临床试验，并得到了相当正面的结果。目前在世界各地有大量的偏瘫患者，左右颈七交叉移位术一旦被证明是安全有效的，便可以尽快得到推广应用，使更多的患者尽早从该项手术中获益。因此，我们将现有研究结果提交给你们这个享有盛名的期刊，并希望我们的手术方法能够在未来造福更多的偏瘫患者。

---

① 我们觉得这是有"坑"的问题，因为我们文章中一共 36 例患者，18 例手术对 18 例非手术。审稿人的潜台词是"不相信"，因为一个成熟的外科手术需要的患者数远远要多。所以，我们能说服他的就是用事实证明我们已经做了很多，并且我们已经在开展国家级学习班了。这个学习班是后来在 *NEJM* 发表文章中提到的。

第15章
终于正式发表

经过漫长等待,在 2017 年 8 月 3 日凌晨,我们终于收到 *NEJM* 的接收信! 这是该刊发表的第一篇全部由中国学者独立完成的外科学新技术原创性论著! 下面我们来一起看一下这篇文章。

卒中、脑外伤或脑瘫等大脑半球损伤所导致的肢体痉挛性偏瘫是造成长期残疾的原因之一。据估计,30%～60%的卒中幸存者无法使用他们瘫痪的肢体。患肢的痉挛姿势会影响患者日常生活活动,如解决个人卫生问题和独立穿衣,并可能引起疼痛。一侧大脑半球运动区受损,会引起对侧上肢功能障碍,其机制主要由以下两方面共同造成:a. 上运动神经元失去对下运动神经元的抑制,导致痉挛;b. 患侧大脑半球失去对患肢的控制,导致患肢的肌力减退和精细运动控制能力丧失。在一侧大脑半球损伤后的恢复过程中,患侧和健侧(即患肢同侧)半球都会发生神经重塑。有证据表明健侧半球参与了卒中后手功能的恢复,尤其在对准确性和复杂性要求较高的任务执行过程中发挥重要的作用。然而,人类健侧大脑半球和瘫痪手之间的直接联系非常稀少,这点限制了大脑自发性代偿能力的发挥。

通过搭建功能连接的桥梁——将颈神经从非瘫痪侧转移到瘫痪侧的方法,已经被用于治疗臂丛损伤,那么运用这种技术是否可以激活中枢神经损伤后瘫痪的肢体呢?我们大胆假设:吻合健侧神经与患侧神经能建立生理连接,并使瘫痪侧肢体与同侧大脑半球连通,重启瘫痪的手! 因此基于此种假设,我们开展左右颈七交叉移位术治疗上肢痉挛瘫的临床研究。

在本研究的背景中是这样写的:

"脊神经根中的 5 个根(第五至第八颈神经根及第一胸神经根)组成了臂丛,这 5 个根一共包含 40 000～69 000 根神经纤维,支配整个上肢。第七颈神经的纤维数在臂丛

ORIGINAL ARTICLE

Trial of Contralateral Seventh Cervical Nerve Transfer for Spastic Arm Paralysis

Mou-Xiong Zheng, M.D., Ph.D., Xu-Yun Hua, M.D., Ph.D., Jun-Tao Feng, M.D.,
Tie Li, M.D., Ph.D., Ye-Chen Lu, M.D., Yun-Dong Shen, M.D., Ph.D.,
Xiao-Hua Cao, Ph.D., Nai-Qing Zhao, M.S., Jia-Ying Lyu, B.S.,
Jian-Guang Xu, M.D., Ph.D., Yu-Dong Gu, M.D., and Wen-Dong Xu, M.D., Ph.D.

ABSTRACT

BACKGROUND

Spastic limb paralysis due to injury to a cerebral hemisphere can cause long-term disability. We investigated the effect of grafting the contralateral C7 nerve from the nonparalyzed side to the paralyzed side in patients with spastic arm paralysis due to chronic cerebral injury.

METHODS

We randomly assigned 36 patients who had had unilateral arm paralysis for more than 5 years to undergo C7 nerve transfer plus rehabilitation (18 patients) or to undergo rehabilitation alone (18 patients). The primary outcome was the change from baseline to month 12 in the total score on the Fugl–Meyer upper-extremity scale (scores range from 0 to 66, with higher scores indicating better function).

RESULTS

The mean increase in Fugl–Meyer score in the paralyzed arm was 17.7 in the surgery group and 2.6 in the control group (difference, 15.1; 95% confidence interval, 12.2 to 17.9; $P<0.001$). With regard to improvements in spasticity as measured on the Modified Ashworth Scale (an assessment of five joints, each scored from 0 to 5, with higher scores indicating more spasticity), the smallest between-group difference was in the thumb, with 6, 9, and 3 patients in the surgery group having a 2-unit improvement, a 1-unit improvement, or no change, respectively, as compared with 1, 6, and 7 patients in the control group ($P=0.02$). Transcranial magnetic stimulation and functional imaging showed connectivity between the ipsilateral hemisphere and the paralyzed arm. There were no significant differences from baseline to month 12 in power, tactile threshold, or two-point discrimination in the hand on the side of the donor graft.

CONCLUSIONS

In this single-center trial involving patients who had had unilateral arm paralysis due to chronic cerebral injury for more than 5 years, transfer of the C7 nerve from the nonparalyzed side to the side of the arm that was paralyzed was associated with a greater improvement in function and reduction of spasticity than rehabilitation alone over a period of 12 months. Physiological connectivity developed between the ipsilateral cerebral hemisphere and the paralyzed hand. (Funded by the National Natural Science Foundation of China and others; Chinese Clinical Trial Registry number, 13004466.)

From the Department of Hand Surgery, Huashan Hospital (M.-X.Z., X.-Y.H., J.-T.F., T.L., Y.-C.L., Y.-D.S., J.-G.X., Y.-D.G., W.-D.X.), the National Clinical Research Center for Aging and Medicine (M.-X.Z., X.-Y.H., J.-T.F., T.L., Y.-C.L., Y.-D.S., J.-G.X., Y.-D.G., W.-D.X.), Department of Biostatistics, School of Public Health (N.-Q.Z., J.-Y.L.), and State Key Laboratory of Medical Neurobiology (W.-D.X.), Fudan University, the Key Laboratory of Hand Reconstruction, Ministry of Health (M.-X.Z., X.-Y.H., J.-T.F., T.L., Y.-C.L., Y.-D.S., J.-G.X., Y.-D.G., W.-D.X.), the Shanghai Key Laboratory of Peripheral Nerve and Microsurgery (M.-X.Z., X.-Y.H., J.-T.F., T.L., Y.-C.L., Y.-D.S., J.-G.X., Y.-D.G., W.-D.X.), the Department of Hand and Upper Extremity Surgery, Jing'an District Central Hospital (M.-X.Z., X.-Y.H., J.-T.F., T.L., Y.-C.L., Y.-D.S., W.-D.X.), and the Key Laboratory of Brain Functional Genomics (Ministry of Education) and Shanghai Key Laboratory of Brain Functional Genomics, East China Normal University (X.-H.C.) — all in Shanghai, China. Address reprint requests to Dr. Xu at the Department of Hand Surgery, Huashan Hospital, Fudan University, No. 12 Middle Wulumuqi Rd., Shanghai 200040, China, or at wendongxu@fudan .edu.cn.

Drs. Zheng, Hua, Feng, Li, and Lu contributed equally to this article.

This article was published on December 20, 2017, at NEJM.org.

DOI: 10.1056/NEJMoa1615208

左右颈七交叉移位术治疗上肢痉挛瘫的临床试验[1]

中约占 20%。由于第七颈神经的运动功能与另外 4 个组成臂丛的神经根大量交叉重叠，切断第七颈神经通常只会导致上肢一过性的肌力减退和感觉麻木。在本研究中我们进行随机临床试验，对手术组患者进行左右颈七交叉移位术，评估患者的临床功能改变，并通过经颅磁刺激和传统的神经传导，检测中枢和外周的神经生理学指标，以及使用功能神经影像来评估大脑的激活变化。"

为了揭示这一创新性手术的神秘面纱,左右颈七交叉移位术治疗上肢痉挛瘫的随机对照试验从 2013 年开始进行。我们在随机和盲法的临床试验环境下,纳入了因中枢神经损伤导致一侧肢体瘫痪 5 年以上且瘫痪程度稳定的 36 例慢性后遗症期患者,并随机将他们分为接受手术加康复治疗(18 例)或单独接受康复治疗(18 例)的两组。这项临床试验旨在探究将患者瘫痪上肢神经换接到同侧健康大脑的实际疗效。

▧ 临床研究方案的设计

·**患者招募**·我们在复旦大学附属华山医院开展这项涉及中枢神经损伤患者的随机对照临床试验。如果参与者在卒中①、创伤性脑损伤或脑性瘫痪后有偏瘫症状,主要表现为脑损伤对侧上肢的痉挛和无力,则符合预入选标准。我们招募了年龄在 12~45 岁的患者,主诉在接受至少 5 年的康复后,上肢功能障碍未见明显改善。患者瘫痪肢体仍保留部分肌肉力量和较低的触觉敏感度。使用经颅磁刺激方法刺激健侧半球可诱发健肢反应,而在刺激损伤半球时能诱发患肢的反应。如果患者患有全身性疾病,如糖尿病或心肺疾病、发育迟缓或认知能力低下、瘫痪手臂严重的固定性痉挛或关节畸形等则被排除。本试验未包含我们前期研究中任何接受过该手术的患者。我们使用盲法及简单、非分层的随机化方法将入选患者按照 1:1 的比例,分为手术加康复组和单纯康复组。随机序列由独立的统计学家使用计算机生成。研究人员直到患者分组时才知道随机序列号的分配情况。

从 2013 年 7 月到 2014 年 12 月,共筛查了 83 名患者;其中 45 名患者符合纳入条件,36 名患者入选。患者没有入选的原因是他们拒绝非手术治疗(4 名患者)或手术治疗(3 名患者)或拒绝接受随机分组(2 名患者)。

·**试验干预方法**·我们已在前期报道中描述了左右颈七交叉移位术(参考前几章的描述)治疗中枢神经损伤后上肢偏瘫。为了减小手术创伤并缩短健侧神经和受体神经的距离,我们对原有手术方法进行了改良②。简单来说,我们在锁骨上方做一切口,将健侧第七颈神经尽量向远端游离,在它与其他神经根合并之前切断,然后将健侧第七颈神经从椎体与食管间隙穿过至患侧;患侧第七颈神经尽量向近端游离并切断,然后缝合健侧和患侧第七颈神经(图 15-1)。对照组患者未接受手术。在 12 个月中,手术组与对照组患者均在同一机构接受每周 4 次相同的康复治疗。实施康复治疗的康复医师、治疗师对患者的分组情况非盲。两组接受同样的康复治疗,包括主动训练、被动关节活

---

① 包括脑出血和脑梗死。

② Ⅰ期临床试验中,移位的健侧第七颈神经是经皮下入路与患侧第七颈神经吻合的,所以都需要游离腓肠神经移植。

动度训练、职业康复训练、功能训练、物理疗法、针灸、推拿和穿戴矫形支具等,唯一不同的是手术组在术后需要佩戴一段时间特制的制动支具。

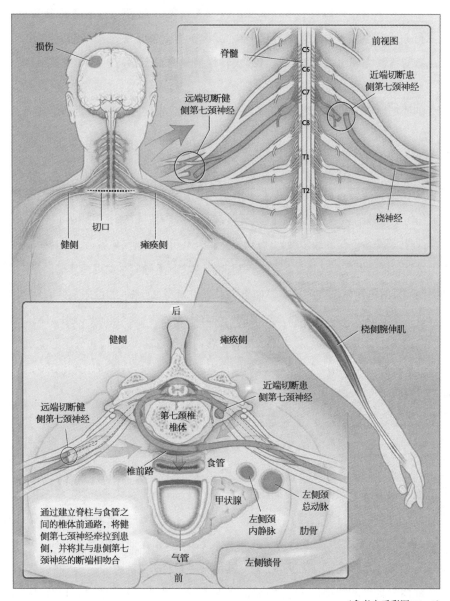

图中标注:

损伤

前视图

脊髓 C5 C6 C7 C8 T1 T2

近端切断患侧第七颈神经

远端切断健侧第七颈神经

桡神经

切口

健侧 瘫痪侧

后

健侧 瘫痪侧

近端切断患侧第七颈神经

远端切断健侧第七颈神经

第七颈椎椎体

椎前路 食管

甲状腺

左侧颈总动脉

左侧颈内静脉 肋骨

气管

左侧锁骨

前

桡侧腕伸肌

通过建立脊柱与食管之间的椎体前通路,将健侧第七颈神经牵拉到患侧,并将其与患侧第七颈神经的断端相吻合

(参考文后彩图 15-1)

图 15-1·左右颈七交叉移位术示意图。在颈根部锁骨上方约 2 cm 处做一个 15 cm 的横切口。暴露双侧臂丛至锁骨上方。瘫痪侧的第七颈神经在椎间孔附近切断①,健侧的第七颈神经则在尽可能远的位置切断,切断点接近与其他臂丛纤维结合的点。将第七颈椎椎体的前外侧切开,食管暴露于椎体前方,在脊柱和食管之间的自然间隙建立孔道。然后将健侧的第七颈神经的断端通过椎前路径送至瘫痪侧,并通过显微外科技术进行神经外膜缝合,直接(无需神经移植)与瘫痪侧第七颈神经的断端吻合。手术后,瘫痪的上肢用头臂架固定 4 周,之后患者进行与术前相同的康复治疗。

---

① 紧贴椎间孔。

20 世纪 80 年代,复旦大学附属华山医院顾玉东院士经过对 1 000 多例臂丛损伤患者的总结发现,臂丛 5 根神经中最中间的第七颈神经根单纯切断,不会造成永久损害。基于此,他首创了健侧颈七神经移位术治疗臂丛损伤。从 2001 年开始,受顾玉东院士委托我们开始对健侧颈七神经移位术进行深入研究。我们带领团队历时 5 年经过一系列的基础和临床研究,发现双侧上肢的感觉信号可以同时汇聚于一侧大脑半球,而一侧大脑也可以控制双侧上肢的运动。从 2006 年开始,我们进行了非常详尽的动物实验,从行为学、电生理、功能影像、免疫组化等各方面论证一侧大脑半球可以同时支配双侧上肢的科学假设,并在 2008 年首次应用于患者,取得了非常显著的效果。为了证明左右颈七交叉移位术治疗脑损伤后偏瘫的有效性,我们力争用最为客观、严苛的随机对照试验(RCT)研究结果,在全世界知名学术期刊推广"中国原创科学研究成果"。

▨ 临床试验结果分析

· **评价指标的选择** · 本研究主要评价指标为 Fugl‐Meyer 上肢量表总分从基线到术后 12 个月末的变化①。该量表包含 33 个项目(包含"肩肘"和"手腕和手指"两大部分),每个项目的得分为 0～2 分,0 分表示"不能执行",1 分表示"部分执行",2 分表示"完全执行";总分为 0～66 分,分数越高反映功能越好。在基线和招募后 2、4、6、8、10、12 个月评估结果。次要评价指标包括肘关节、前臂、手腕、拇指和第 2～5 指的改良 MAS 评分从基线到术后 12 个月的变化,以及瘫痪肢体的活动范围和功能使用。MAS 量表测量每个关节的痉挛程度,数值越高表明痉挛程度越高②。肢体功能的评估包括穿衣、系鞋、拧毛巾和操作手机等活动的表现③。

· **主要结局** · 手术组和对照组从基线到 12 个月的 Fugl‐Meyer 评分改变量(均值 ± 标准差)分别为 17.7±5.6 分和 2.6±2.0 分,手术组的结果显著优于对照组(两组差异为 15.1 分,95% CI 12.2～17.9 分,P＜0.001)。手术组在 10 个月和 12 个月时可见

---

① Fugl‐Meyer 量表主要用于评估卒中后肢体功能的康复效果,包括上肢和下肢两个部分,本研究中应用的是上肢部分。

② MAS 量表:根据关节被动运动阻力来分级肌张力、评定痉挛程度,其为英国 Ashworth 评分的改良版。其评定时被动运动速度是 1 秒内完成关节活动,评级共分为 5 级。这里认为好的结果是在测试的 5 个关节中至少有 1 个关节的评分比基线有了显著的改善。

③ 这些是日常生活常用的活动,但对于中枢神经损伤患者却难以实现,好的结果是患者完成了上述 4 项任务中至少 3 项。

评分显著增加。事后分析显示,对各脑损伤病因亚组分析 Fugl - Meyer 评分改善,其组间比较结果和所有患者的组间比较结果没有显著差异,但每个亚组的患者数较少。

· **次要结局** · MAS 量表检测患肢痉挛的结果显示,手术组所有关节从基线到 12 个月的痉挛改善均显著优于对照组(伸肘,$P<0.001$;前臂旋转,$P=0.003$;伸腕,$P=0.005$;伸拇,$P=0.02$;伸第 2～5 指,$P=0.008$)(表 15 - 1)。从基线到 12 个月患肢各关节活动度结果显示,手术组的肘、前臂和腕关节活动度分别平均增加了 $23°±13°、36°±19°$ 和 $49°±21°$,而对照组分别仅增加了 $0°±3°、1°±5°$ 和 $1°±5°$(所有组间比较 $P<0.001$)。

在 12 个月随访时,手术组 18 例患者中有 16 例能够使用患肢完成 3 个或 3 个以上的穿衣服、系鞋带、拧毛巾和操作手机等动作。对照组的 18 例患者中仅有 7 例能够完成 2 个动作、3 例能够完成 1 个动作,剩余的 8 例仍然无法完成任何动作。

表 15 - 1　术前与术后 12 个月时的主要与次要结局*

结　局	手术组 ($n=18$)	对照组 ($n=18$)	平均差 ($95\% CI$)	P
主要结局				
相比于术前,术后 12 个月时 Fugl - Meyer 评分的变化†	$17.7±5.6$	$2.6±2.0$	$15.1(12.2～17.9)$	<0.001
卒中	$18.4±2.9$	$3.3±1.1$	$15.2(7.2～23.1)$	0.004
脑外伤	$18.8±2.1$	$3.2±1.0$	$15.7(10.2～21.1)$	<0.001
脑瘫	$17.0±2.9$	$1.9±0.5$	$15.1(7.2～23.1)$	0.006
次要结局				
相比于术前,术后 12 个月时 MAS 评分的变化‡				
伸肘	$-2(2),$ $-1(11),0(5)$	$-1(1),$ $0(16),1(1)$	NA	<0.001
前臂旋转	$-2(3),$ $-1(10),0(5)$	$-1(3),$ $0(14),1(1)$	NA	0.003
伸腕	$-2(3),$ $-1(11)$	$-2(1),-1(3),$ $0(12),1(2)$	NA	0.005
伸拇	$-2(6),$ $-1(9),0(3)$	$-2(1),-1(6),$ $0(7),1(4)$	NA	0.02
伸第 2～5 指	$-2(4),$ $-1(10)$	$-1(5),$ $0(11),1(2)$	NA	0.008
相比于术前,术后 12 个月时关节活动度的变化§				
肘	$24±19$	$0±3$	$23.6(14.4～32.8)$	<0.001

结 局	手术组 ($n = 18$)	对照组 ($n = 18$)	平均差 ($95\% CI$)	P
前臂旋转	36 ± 19	1 ± 5	$35.0(25.6 \sim 44.4)$	<0.001
腕	49 ± 21	1 ± 5	$47.8(37.6 \sim 58.0)$	<0.001
在术后 12 个月能够完成三项或者更多功能的比例(%)¶	$16(88.9)$	0	NA	NA
术后 12 个月时的神经电生理结果‖				
刺激健康侧的颈神经,记录瘫痪侧桡侧腕伸肌				
潜伏期:毫秒(ms)	9.9 ± 0.9	NR	NA	NA
波幅:毫伏(mV)	1.38 ± 0.38	NR	NA	NA
刺激健康侧的颈神经,记录健康侧桡侧腕伸肌				
潜伏期:毫秒(ms)	7.5 ± 0.9	7.2 ± 0.6	$0.3(-0.3 \sim 0.8)$	0.32
波幅:毫伏(mV)	1.88 ± 0.28	1.82 ± 0.24	0.63 $(-0.12 \sim 0.24)$	0.49
刺激损伤半球,记录瘫痪侧桡侧腕伸肌				
运动阈值:最大输出百分比(%)	40 ± 2	39 ± 1	$-1(-5 \sim 4)$	0.79
潜伏期:毫秒(ms)	14.3 ± 0.8	14.0 ± 0.6	$-0.5(-2.1 \sim 1.2)$	0.59
波幅:毫伏(mV)	0.78 ± 0.20	0.81 ± 0.18	-0.08 $(-0.24 \sim 0.76)$	0.30
刺激损伤对侧半球,记录瘫痪侧桡侧腕伸肌				
运动阈值 — 最大输出百分比(%)	51 ± 3	NR	NA	NA
潜伏期:毫秒(ms)	19.2 ± 0.7	NR	NA	NA
波幅:毫伏(mV)	1.28 ± 0.23	NR	NA	NA

注: * 加减值表示均值±标准差。由于科学计数法,百分比总和可能不为 100。NA 表示无反应。

† Fugl - Meyer 上肢量表是衡量运动障碍的指标;分数范围为 0～66 分,分数越高表示功能越好。

‡ MAS 量表是衡量瘫痪手臂痉挛状态(肌张力)的指标;5 个关节中的每一个的分数范围为 0～5 分,分数越高表明痉挛越严重。表中显示的数据是分数(0～5 分)和具有该分数的患者数量(括号中)。

§ 关节活动度用于检测一个关节可被动活动的范围。Wilcoxon 秩和检验用于分析组间差异。

¶ 显示的是可以完成以下至少 3 项任务的患者数量和百分比:穿衣、系鞋带、拧毛巾和操作手机。

‖ 经颅磁刺激在刺激每个大脑半球的同时测量患侧腕伸肌(ECR)诱发的磁动作电位。

·与治疗相关的不良事件· 13 例手术组患者和 8 例对照组患者出现上肢或肩部疼痛,12 例手术组患者出现吞咽异物感,15 例手术组患者出现乏力。手术组健侧上肢发生的不良事件包括 16 例患者出现手麻木感,15 例患者出现伸肘肌力减退,16 例患者出现伸腕肌力减退,16 例患者出现感觉功能减退。术后 3 个月内,手术组 13 例患者健侧上肢肌力恢复正常,15 例患者健侧手麻木感消失。术后 6 个月时,手术组所有患者感觉运动异常均消失。术后 12 个月进行神经学检查,手术组健侧上肢除了示指感觉功能下降外,其余的感觉运动功能与基线相比均没有显著差异①。

段落解读

> 手术组患者术后早期的恢复阶段表现为痉挛缓解,部分患者在术后第一日即出现痉挛明显缓解。这种痉挛缓解的原因是切断了患肢第七颈神经,它包含来源于 γ 运动神经元,支配肌梭和保持肌张力的神经纤维。因此在反映痉挛程度的 MAS 量表评估中,患肢肘和腕的评分也在术后立即开始出现相应降低。第二个恢复阶段表现为肌力和运动功能改善,大约在 10 个月开始最为明显,这可能反映了健侧神经纤维再生到患肢神经乃至更远端的患侧手的时间进程。但是,痉挛的缓解也可能直接和间接(有助于物理治疗)促进了手、臂功能改善。临床上主要的改善仍和健侧第七颈神经对应的大脑半球与患肢建立生理连接的证据相一致。在 12 个月的随访中,手术组患者患肢伸手够取物和打开手的功能得到了改善,这样他们就能够用患肢辅助穿衣服、拧毛巾、系鞋带和操作手机等。与手术相关的不良事件发生在健侧上肢,包括伸肘和伸腕肌力减退,拇指、示指、中指麻木感及术后肢体疼痛。

▨ 神经电生理及功能影像方法探索健侧半球与瘫痪手之间的生理连接

在本研究中,神经电生理和 fMRI 结果,仅被纳入次要结局范围,但是其呈现的客观资料,恰恰是通过"第七颈神经"打开"脑科学"研究之门的钥匙。神经电生理评估主要通过电刺激健侧颈神经和经颅磁刺激两侧大脑半球,记录瘫痪臂的腕伸肌相关激活指标,如 MEP。fMRI 主要分别采集患者处于静息状态和瘫痪侧主动伸腕时的功能影像学资料。

---

① 通过本研究我们发现,该手术涉及第七颈神经的离断,而导致患者健侧手指的麻木和肢体力量的下降都是暂时的,长期随访来看均可恢复,对于健侧肢体而言无远期损害。

· 神经电生理学检测 · 我们在刺激健侧第七颈神经的同时记录患肢桡侧伸腕肌运动神经动作电位,手术组术后 6 个月时,有 8 例患者能够记录到电位;术后 8 个月时有 14 例;术后 10 个月和 12 个月时所有手术组患者都能记录到。两组患者基线做经颅磁刺激检测时,均在刺激损伤半球时才能引出患肢桡侧伸腕肌的 MEP(图 15-2)。手术组在术后 10 个月和 12 个月时,经颅磁刺激健侧半球能够诱发出患肢桡侧伸腕肌反应,其中 12 个月时运动响应潜伏期平均为 19.2 ± 0.7 毫秒、波幅平均为 1.28 ± 0.23 mV[①]。术后 12 个月时,经颅磁刺激损伤半球仍能在患肢桡侧伸腕肌记录到 MEP,但是与基线相比波幅下降、潜伏期延长。对照组在 12 个月及各时间点刺激健侧颈神经或健侧半球均无法引出患肢桡侧伸腕肌的反应[②]。

· fMRI 检测 · 基线时,手术组患肢自行伸腕时损伤半球产生弱的激活。术后 8 个月,健侧半球开始出现弱的激活;术后 10 个月和 12 个月,健侧半球运动区激活的体素更多,表明激活程度更大[③]。术后 12 个月手术组损伤半球的激活比基线水平减弱。对照组基线时,患肢伸腕时在损伤半球看到弱的激活反应,12 个月随访期间未发生变化(图 15-3)[④]。

在术后第 10 个月和第 12 个月,刺激 18 名手术患者瘫痪手对侧的第七颈神经和健侧半球时,可以在瘫痪的桡侧腕伸肌上记录到运动神经动作电位,这意味着在完整脑半球和瘫痪的手之间形成了同侧神经连接。脑功能成像显示术后第 8 个月完整半球开始出现弱激活,并与患肢的恢复平行变化,而仅进行康复治疗的患者神经电生理学评估和 fMRI 评估均无明显变化。这反映了在左右颈七交叉移位术后,健侧半球和瘫痪手之间形成了生理连接,并且建立的新神经连接可能有助于患者术后远期功能改善。

---

① 术后 10 个月,经颅磁刺激可探查到术后的大脑重塑后的反应,到 12 个月时便可以稳定呈现出完整半球与瘫痪手之间的生理连接。

② 术后 1 年,无论健侧还是患侧大脑,均可通过电生理手段检测到其对患侧手的支配,这为"一侧半球管双手"提供了最直观的证据。

③ 随着时间推移,术后患侧手在进行伸展动作时,健侧激活幅度逐渐增加,并能在第 10 个月和第 12 个月时观测到变化。

④ 12 个月时,手术组瘫痪肢体的力量、功能和痉挛程度均有所改善,而对照组仅接受物理治疗,改善程度明显较小。

一侧大脑半球管双手 | 左右颈七交叉移位治偏瘫

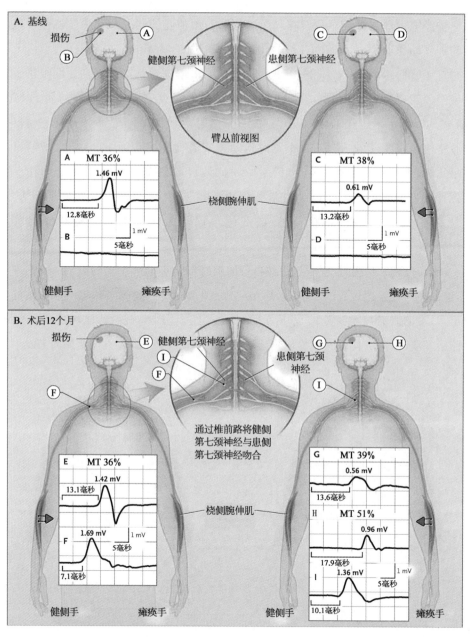

（参考文后彩图 15-2）

图 15-2·手术组神经生理检测。 该示意图显示一例代表性患者（手术组的患者）手术前后周围神经电刺激和经颅磁刺激检测外周和中枢的连接情况。记录的位置在健侧和患侧的桡侧腕伸肌。该患者在基线时，健肢桡侧伸腕肌仅在经颅磁刺激健侧对侧半球时（刺激 A 点而非 B 点）记录到 MEP；患肢桡侧伸腕肌仅在经颅磁刺激损伤半球时（刺激 C 点而非 D 点）记录到低波幅的 MEP。术后 12 个月时，经颅磁刺激健侧半球（E 点）仍在健肢记录到 MEP。虽然第七颈神经已被切断，但是在刺激健肢臂丛时（F 点）仍能在健肢记录到 CMAP。主要结果在右侧显示：经颅磁刺激患肢同侧半球时（H 点）可在患肢桡侧伸腕肌记录到 MEP。而刺激患肢对侧的半球时（G 点；相当于图 A 的 C 点），健肢仍有反应。刺激健肢被切断的第七颈神经远端时（I 点）可在患肢桡侧伸腕肌记录到 CMAP，这表明通过左右颈七交叉移位术，患肢与同侧半球之间建立了生理上的连接。在图 A 和图 B 中，运动阈值（MT）代表诱发肢体反应的经颅磁刺激占经颅磁刺激仪最大输出的百分比。神经传导记录代表在桡侧伸腕肌记录的 CMAP。图中也显示了神经近端刺激时的波幅和潜伏期。

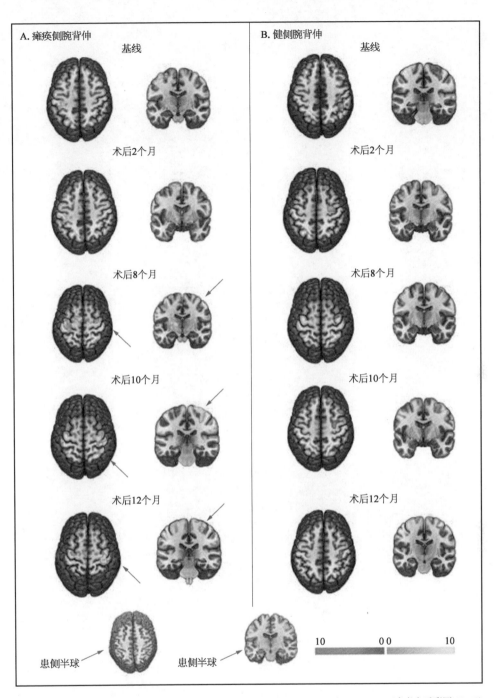

（参考文后彩图 15 - 3）

图 15 - 3 · 手术组 fMRI 检测。该图显示手术组术后 12 个月中 fMRI 检查大脑激活的变化情况，图像基于手术组所有患者的组分析结果。图 A 显示患肢伸腕时的脑激活图。术前患肢伸腕时仅在损伤半球出现激活；术后 8 个月患肢伸腕时损伤半球和健侧半球均出现激活；术后 10 个月健侧半球的激活更强、范围更大；术后 12 个月患肢伸腕时健侧半球的激活较 8 个月和 10 个月时减弱。图 B 表示健肢伸腕时的脑激活图。术前健肢（未手术）伸腕时仅在健侧半球出现激活，在 12 个月的随访中激活区始终只出现在健侧半球。在两个图中，彩色比例尺代表伸腕和休息对比时的 t 值（代表每个体素内脑激活强度的统计量，颜色强度范围是 0～10，数值较高表示 t 值较高，某一体素的激活较强）；蓝色表示健侧腕，黄色表示患侧腕。

参考文献

［1］ Zheng MX, Hua XY, Feng JT, et al. Trial of contralateral seventh cervical nerve transfer for spastic arm paralysis[J]. The New England Journal of Medicine, 2018, 378(1): 22 - 34.

一侧大脑半球管双手——左右颈七交叉移位治偏瘫

第16章
登上"最受瞩目研究"荣誉榜

NEJM 每年都会评选十项左右属于"颠覆性"(game changer)、"在推进医疗实践、改善患者医疗方面具有最重要意义"的论著,列入"*NEJM* 最受瞩目研究"荣誉榜。对这个荣誉榜的定位,*NEJM* 医学前沿官网是这样引用主编 Jeffrey M. Drazen 的话:"如果要永远站立在医学最前沿,您有必要了解这些'颠覆性'文章……(它们)在推进医疗实践、改善患者医疗方面具有最重要的意义。"

非常光荣地,我们的文章被列为 2018 年荣誉榜榜首,这是来自中国的原创性研究首次进入这个榜单,并位列榜单第一名。同时,我们还入选"2018 年中国十大医学科技新闻"。

其他期刊也对我们的研究成果给予了高度评价。

神经外科权威期刊 *Neurosurgery* 邀请美国神经外科医师协会主席、美国米勒医学院神经外科主任 Michael Y. Wang 教授在 *Science Times* 栏目发表社评。

"……来自中国的团队近期发表了(针对卒中后上肢偏瘫患者)改善上肢功能的全新方法……该研究表明,外科医生正向恢复瘫痪肢体的'运动功能'迈进(以往方法只能改善其残疾的外形)。这无疑为众多已失能多年的残障人士带来了福音!"

哈佛医学院麻省总医院(MGH)2018 年在权威期刊 *Stroke* 发表的卒中治疗新方向综述文章中特别介绍该研究成果:

"将健侧颈七神经移位至患侧 1 年即可使瘫痪上肢功能评分(相对于对照组)提高 15 分……而脑机接口研究(仅)能提高 3.4 分。"

"当皮质受损时,通过避开损伤半球、利用健侧半球信号,从而恢复瘫痪肢体的自主运动,这是具有发展潜力的方向……在平均瘫痪 15 年的患者中,健侧颈七神经移位至患侧 1 年即可使瘫痪上肢功能评分(相对于对照组)提高 15 分(作为替代方案),脑电图-脑机接口训练配合上肢支具相对于传统康复仅将上肢功能评分提升了 3.4 分……"

NEJM 医学前沿邀请法国手外科协会前任主席、世界痉挛手治疗协会主席 Caroline Leclercq 教授撰写述评，她这样写道：

　　"我曾目睹该团队完成这一手术，他们在这些对技术有高要求的操作中展现了卓越的手术技巧。"

第17章
编辑部邀请我们回答
国际同道的两个问题

左右颈七交叉移位术开辟了通过改变外周通路给偏瘫肢体"换中枢"，重建偏瘫上肢功能的全新方向，文章发表后引发国际同行高度关注和热烈讨论，*NEJM* 精选了关注度最高、讨论最广泛的问题，并特邀我们进行回复。读者给 *NEJM* 的信是这样写的：

"*NEJM* 报道了针对脑损伤后上肢痉挛性偏瘫的全新手术方法。就像 Spinner 等在社论中指出的，他们结合以往对臂丛损伤后行健侧颈七神经移位术的经验认为，患者术后 10～12 个月时的功能改善可能是由于第七颈神经切断后痉挛降低所致。我们非常好奇作者怎么看待仅行瘫痪侧第七颈神经切断术是否足以改善偏瘫上肢的功能这一问题。"

这段其实包含了两个问题：一是，痉挛降低是否是切断患侧第七颈神经，而对于非健侧颈七神经移位引起的？二是，术后神经再生速度是不是太快了？这些问题在投稿阶段编辑和审稿人也都问过，发表后自然也是很多国内外同行关心的问题。*NEJM* 刊登了我们的回复。

仅切断患侧第七颈神经可以吗

切断颈段脊髓背根可降低痉挛，但通常与上肢功能的持续改善不相关。例如，顾玉东院士曾报道我们团队实施过的第八颈神经根切断术，发现尽管术后患儿的痉挛症状有所减轻，但在 10～30 天，这种改善却又逐渐反弹回到术前水平。在我们的报道中，痉挛在手术后即刻降低，但随之而来的是长期且稳定的功能改善。我们认为，这种功能的改善与新的神经通路的建立有关。

神经好像长得太快了

对于神经再生的这个问题,正如来信中所指出的,健侧颈七神经移位术一直应用于治疗臂丛撕脱伤,通常将健侧第七颈神经移位到瘫痪侧的正中神经。这一术式的再生的距离很长,包括一段约 30 cm 长的尺神经桥接,还得加上从腋部开始的正中神经的长度。由于肘部以上的正中神经没有分支,患者的功能恢复要等到神经再生至前臂后才出现。所以这一过程神经再生大约需要 1 年时间是可以理解的。

在我们的术式中,颈七神经移位不需要神经移植。胸外侧神经是第七颈神经最先发出的分支,因此首先建立支配。胸前外侧神经的起点在第七颈神经根远端约 8 cm 处。根据神经每个月再生约 30 mm 的平均速度,3～4 个月就能再生至胸大肌。随后的分支是胸背神经、胸长神经和桡神经肱三头肌支。所以,瘫痪侧肩关节的功能改善较快,其次

Neurosci. Bull.
https://doi.org/10.1007/s12264-021-00769-7

www.neurosci.cn
www.springer.com/12264

ORIGINAL ARTICLE

Neuroinflammation Mediates Faster Brachial Plexus Regeneration in Subjects with Cerebral Injury

Fan Su[1,2,3,4] · Guobao Wang[1,2] · Tie Li[1,2,3,4] · Su Jiang[1,2] · Aiping Yu[1,2] · Xiaomin Wang[2] · Wendong Xu[1,2,3,4,5]

Received: 29 November 2020 / Accepted: 9 June 2021
© Center for Excellence in Brain Science and Intelligence Technology, Chinese Academy of Sciences 2021

Abstract Our previous investigation suggested that faster seventh cervical nerve (C7) regeneration occurs in patients with cerebral injury undergoing contralateral C7 transfer. This finding needed further verification, and the mechanism remained largely unknown. Here, Tinel's test revealed faster C7 regeneration in patients with cerebral injury, which was further confirmed in mice by electrophysiological recordings and histological analysis. Furthermore, we identified an altered systemic inflammatory response that led to the transformation of macrophage polarization as a mechanism underlying the increased nerve regeneration in patients with cerebral injury. In mice, we showed that, as a contributing factor, serum amyloid protein A1 (SAA1) promoted C7 regeneration and interfered with macrophage polarization in vivo. Our results indicate that altered inflammation promotes the regenerative capacity of the C7 nerve by altering macrophage behavior. SAA1 may be a therapeutic target to improve the recovery of injured peripheral nerves.

Keywords Nerve regeneration · Cerebral injury · Neuroinflammation · Macrophage polarization · Brachial plexus injury · Nerve transfer · Contralateral seventh cervical nerve transfer

Introduction

The peripheral nervous system can be affected by different types of injury, including blunt trauma, traction injury, freeze injury, and chemical injury, which give rise to functional losses and even disability [1]. Although axons in the peripheral nervous system have a remarkable capacity for regeneration, clinical improvement consistently requires a long period of time, and functional recovery is

神经炎症介导脑损伤促进的臂丛再生[1]

是瘫痪侧肘关节和腕关节的功能改善。神经纤维再生到桡神经沟的时间约为 6 个月，Tinel 征可证明这一点。术后 6 个月有 8 例患者、术后 8 个月有 14 例患者刺激移位的健侧第七颈神经时，在瘫痪侧桡侧腕伸肌记录到 MEP，这也可以证明我们上面的结论。

紧接上文，当时我们认为左右颈七交叉移位术后第七颈神经再生速度快的原因是第七颈神经分支多，第一站是胸大肌，第二站是背阔肌，这样神经再生到第一站（2～3 个月）就可以和大脑形成反馈，然后是第二站，第三站……这种不断的反馈对于神经顺利再生是至关重要的。而在臂丛损伤将健侧颈七神经移位到正中神经术中，第七颈神经需要再生 50 cm 左右才能到第一站：患侧的前臂屈肌群，需要很长时间才能和大脑建立第一个反馈，我们当时认为这是健侧颈七神经移位正中神经恢复时间长的主要原因。

但是，当我们设计的"左右颈七交叉移位治疗全臂丛撕脱伤"的效果不如预期时（参见第 9 章）。我们提出了"假设"：关键是有没有脑损伤，有脑损伤的患者，外周神经再生速度比没有脑损伤的患者快！

那么，怎么证明呢？

■ 脑损伤个体的第七颈神经再生速度快于臂丛损伤个体

首先，我们使用 Tinel 征对比了脑损伤患者与臂丛损伤患者第七颈神经的再生情况，发现脑损伤患者的神经再生速度明显快于臂丛损伤患者[1]。另外，我们也建立了单纯臂丛损伤后第七颈神经切断再缝合小鼠模型，以及脑损伤伴臂丛损伤后第七颈神经切断再缝合小鼠模型[2]。并在术后不同时间，通过电刺激第七颈神经吻合口近端记录患侧肱三头肌的肌电波幅，判断第七颈神经的再生情况。发现与临床患者结果一致，脑损伤小鼠的第七颈神经再生速度明显更快。

我们还通过对第七颈神经横断面的解剖结构分析进一步证实神经的再生情况。免疫荧光染色和电子显微镜分析都显示，在神经缝合后的不同时间点，接受脑损伤后的臂丛损伤小鼠比单纯的臂丛损伤小鼠的第七颈神经再生形态更好[3]。术后 4 周，甲苯胺

---

① 这里脑损伤患者进行的是左右颈七交叉移位术，而臂丛损伤患者进行的是健侧颈七神经移位术。尽管手术有所区别，但共同点都是对第七颈神经的移位手术，术后都存在健侧第七颈神经的再生，所以神经的再生情况是可比的。

② 这里我们建立了与临床患者特征一致的小鼠模型。另外，这里的脑损伤我们采用的是创伤性脑损伤模型，这一模型已经在我们实验室广泛使用。为了更贴近临床患者的实际情况，我们选择在小鼠脑损伤后 2 周进行臂丛的损伤和第七颈神经的切断再缝合。

③ 这里我们同时使用了免疫荧光染色和电镜分析两种实验手段，用于相互验证。免疫荧光侧重于分析神经纤维的生长情况，而电镜则主要反映神经纤维的再髓鞘化。

蓝染色结果显示,脑损伤小鼠的第七颈神经的轴突横截面积及密度均大于单纯臂丛损伤组。这些结果证实了脑损伤能够增强周围神经的再生能力。

■ 脑损伤能够引起全身的血清淀粉样蛋白A1（SAA1）表达

在前文我们进行的是左侧半球脑损伤与右侧臂丛损伤,左侧半球损伤后会导致左侧皮质脊髓束的损毁,从而减少右侧脊髓内的运动神经元获得的兴奋性输入。这可能会促进第七颈神经的再生。为了排除这种可能,我们又建立了左侧脑损伤伴左侧臂丛损伤的小鼠模型。在第七颈神经切断再缝合后4周,左侧脑损伤伴左侧臂丛损伤小鼠的神经再生情况与左侧脑损伤伴右侧臂丛损伤小鼠相似[①]。基于此,我们得出结论,应该是全身的反应介导了脑损伤对神经再生的促进作用。

脑损伤后,全身应激反应和血脑屏障通透性的增加都会显著改变体循环。接下来,我们对小鼠的血清进行了蛋白质组学分析,以评估脑损伤伴臂丛损伤的小鼠与单纯臂丛损伤的小鼠之间的全身反应差异[②]。我们总共检测到135个与脑损伤相关的差异表达蛋白质。功能与丰富分析结果显示这些基因主要与炎症和急性时相反应有关。此外,SAA1水平在脑损伤伴臂丛损伤的小鼠中明显升高,且参与急性时相反应、肝脏X受体/维甲酸X受体激活及法尼醇X受体/维甲类X受体激活中。同时,网络分析结果显示,SAA1是引起脑损伤后蛋白质表达变化的关键因子。这些发现表明,SAA1是脑损伤导致的第七颈神经再生能力增强的候选因子。

随后,我们在术后不同时间点进行酶联免疫吸附试验。血清SAA1水平在神经切断再缝合后2周[③]达到高峰,神经切断再缝合后4周持续升高。此外,我们还测量了其他细胞因子的变化。脑损伤小鼠血清中肿瘤坏死因子-α和白介素10的表达显著增加,并在伤后2周维持差异。这一结果表明,脑损伤改变了全身的炎症反应。

免疫组织化学染色显示,SAA1水平在受损神经周围的组织中也持续增加。尽管先前的研究表明,SAA1主要由肝脏产生,在应激时分泌到循环系统中,但我们不能排除SAA1在原位产生的可能性。我们使用RT-PCR检测损伤神经周围组织中SAA1的mRNA水平,发现脑损伤伴臂丛损伤的小鼠与单纯臂丛损伤的小鼠之间无显著差异。临床患者的血清样本分析结果显示,两组患者在左右颈七交叉移位术后血清

一侧大脑半球管双手——左右颈七交叉移位治偏瘫

---

① 因为中枢神经系统与外周神经系统之间联系紧密,因此我们在研究外周神经再生情况时,必须将中枢神经系统考虑进去。

② 因为我们猜测脑损伤促进神经再生可能是通过全身环境的改变引起的,所以我们决定对血清进行分析。而血清中发挥作用的主要是蛋白质,所以我们进行了蛋白质组学。

③ 也就是脑损伤后4周。

SAA1 的水平也急剧升高①。术后第 1 天，脑损伤患者 SAA1 的增加多于臂丛损伤患者②。这种 SAA1 的表达增加能够在脑损伤患者中维持数周，直到术后数月才恢复到基线水平。因此，我们的结果表明，脑损伤后全身的 SAA1 表达增加，能够渗透到损伤神经周围的组织中，通过调节炎症来促进周围神经的再生。

> 这部分利用排除法与组学分析，证明了脑损伤通过改变全身的炎症反应，提高了血清中 SAA1 的表达。这里我们同时使用了小鼠的实验数据与患者的临床数据，严格地论证了脑损伤后再进行神经吻合，血清中 SAA1 的上升幅度会明显增大。那么接下来我们需要探究 SAA1 的增加与神经再生之间的关系。

▨ 脑损伤能够调节周围神经损伤后炎症和巨噬细胞极化

为了进一步从机制层面探讨脑损伤如何促进周围神经再生，我们检测了第七颈神经中炎症介质的表达和巨噬细胞表型③。我们于神经切断再缝合后不同时间点提取了第七颈神经中的总 RNA。臂丛损伤后，神经内的炎症因子表达明显升高，包括白介素 1b、白介素 6、单核细胞趋化蛋白-1(MCP-1)与缺氧诱导分化因子-1(Fizz1)。白介素 1b 与白介素 6 的 mRNA 水平在臂丛损伤后 2 周达到最大值，随后下降。MCP-1 的表达在臂丛损伤后 1 周和 2 周略有升高，然后很快恢复到基线水平。臂丛损伤后 2 周，M2 型巨噬细胞相关基因 Fizz1 的表达增强，4 周后逐渐下降至基础水平。与单纯臂丛损伤小鼠相比，伴脑损伤小鼠的白介素 1b 与白介素 6 的表达水平在臂丛损伤后 2 周变化不大，但在臂丛损伤后 4 周显著降低。两组间 MCP-1 水平相似。值得注意的是，脑损伤进一步增强了臂丛损伤介导的 Fizz1 水平的增加。免疫荧光染色结果显示，巨噬细胞的 M1 极化在臂丛损伤后 1 周达到高峰，随后逐渐下降。脑损伤降低了巨噬细胞的 M1 极化，但差异没有达到显著水平。另外，脑损伤显著促进损伤的第七颈神经周围巨噬细胞的 M2 极化。因此，脑损伤可能通过改变促炎反应和诱导巨噬细胞的 M2 极化促进周围神经再生。

---

① 因为小鼠与人之间存在一定的物种差异，我们在小鼠实验上得到的结论，最好能够在临床患者上进行验证，这样才能证明结论的有效性。我们所做的基础研究的目的是应用到临床，因此患者验证不可或缺。

② 但是由于样本量较小，差异虽然没有统计学意义($P=0.056$)，但是已经可以说明问题。

③ 损伤神经局部的炎症反应会激活巨噬细胞，激活的巨噬细胞存在两种表型：M1 型与 M2 型。M1 型巨噬细胞主要是起到促炎作用，M2 型巨噬细胞主要起到抗炎作用。巨噬细胞表型的改变会影响局部炎症微环境，从而调节局部的神经再生能力。

这部分主要关注周围神经的炎症反应。因为神经缝合后必然存在一定程度的炎症反应。不同的炎症反应会影响神经的再生情况。这里看似没有对 SAA1 进行进一步研究，实际上是为 SAA1 的作用机制提供验证。因为我们的蛋白质组学分析结果已经显示 SAA1 参与了炎症反应，那么 SAA1 对于神经再生的促进作用也应该是通过调控炎症反应实现的。通过这部分实验，我们证明了脑损伤后神经吻合口周围的炎症微环境发生了改变。

SAA1 的治疗促进了周围神经再生

到目前为止，还未有人证实 SAA1 的使用能增加周围神经再生的能力。我们使用重组人 SAA1 在小鼠身上建立了一个为期 6 周的治疗方案。小鼠臂丛损伤后，每天给予 120 μg 的 SAA1 皮下注射；对照组小鼠注射等量的 PBS。而后在术后不同时间点通过电生理记录和组织学试验评估周围神经的再生情况。正如预期的那样，SAA1 处理促进了臂丛损伤后第七颈神经的再生。

紧接着，我们观察了 SAA1 对臂丛损伤所致周围神经炎症反应和巨噬细胞表型的影响。SAA1 并未改变臂丛损伤后白介素 1b、白介素 6 和 MCP-1 的表达水平。而且巨噬细胞的 M1 极化水平并未因为 SAA1 处理发生明显变化。相反，SAA1 给药加速了促炎反应的消退，主要表现为白介素 1b 和白介素 6 水平的降低。此外，SAA1 处理显著提高了 Fizz1 的表达和巨噬细胞的 M2 极化①。

这部分是文章的核心，我们通过设计了这个增强实验，将前面描述的所有现象串联起来，证明了脑损伤通过提高血清中 SAA1 的表达，改变了神经吻合口附近的炎症微环境，促进了神经的再生。这不仅解释了我们最开始提出的疑问，还提供了一种可行的、具有广阔临床前景的促神经再生治疗方案。

参考文献

[1] Su F, Wang B, Li T, et al. Neuroinflammation mediates faster brachial plexus regeneration in subjects with cerebral injury[J]. Neuroscience Bulletin, 2021, 37(11): 1542-1554.

---

① 综上所述，这些发现提示 SAA1 对神经损伤诱导的免疫反应和巨噬细胞表型的影响与脑损伤的作用相似，进一步证明了脑损伤可能通过 SAA1 依赖的机制促进周围神经再生。

第 6 阶段

制定指南、揭示机制、全球推广

（2018—　　）

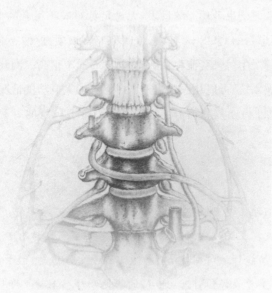

第18章
评估的改进

我们前期的临床研究结果在国际权威杂志 *NEJM* 发表后,在全球偏瘫治疗领域掀起了一股进行神经转位手术的潮流。这时,制定指南就非常重要。

华 山 评 分

术前,需要在门诊对患者的情况进行快速评估,来迅速判断他们是否符合手术适应证。但是常规用来评估患者功能的量表,无论是针对成年患者的 Fugl‑Meyer 评分量表,还是针对幼年患者的 QUEST 量表,步骤都非常烦琐,评估一名患者最少也要半小时。而且很多外科医生对整套流程也不熟悉,学习成本很高。因此,我们总结出一套简单易行的评估量表系统,可以让医生快速了解患者的大概功能情况,据此对手术情况进行评估。于是,通过与康复科合作,我们设计了属于自己的一套评分标准——华山评分。

卒中、脑瘫、脑外伤等中枢神经损伤所造成的肢体功能障碍,严重降低了患者的生活质量。这类患者常表现为肢体痉挛性偏瘫。我们在前期针对这类患者的大量诊疗中发现,及时准确的功能评估对制订治疗方案尤为重要。但是,由于传统康复评定量表评估时间长,甚至有些量表评估时需要专门的场地和评估器械。即使是被广泛接受的经典评定量表,如 Fugl‑Meyer 运动功能评分、Wolf 上肢运动功能评定等,不经过专科训练,很难达到评估效果的统一和可重复性。尤其对外科医生而言,很难在门诊快速完成一整套评估。所以,亟须探索总结一种适用于外科及门诊、快速有效的评估标准,其对上肢痉挛性偏瘫患者诊疗具有重要的临床价值。

Simple Grading for Motor Function in Spastic Arm Paralysis: Hua-Shan Grading of Upper Extremity

Guo-Bao Wang, MD,*,1 Yan-Qun Qiu, PhD,†,1 Ying Ying, MB,† Ai-Ping Yu, MB,*
Su Jiang, MD,* Jie Jia, PhD,‡'** Xiaofeng Jia, MD, PhD,††'‡‡ and
Wen-Dong Xu, MD, PhD*'†'§'¶'||'**

Objective: Spastic arm paralysis after central neurological injury has a long-term effect on the patient's quality of life. Effective neurosurgical treatment for this dysfunction has been described in our previous studies. It is of great significance to determine a set of unified and concise clinical standards for motor function grading in the neurosurgical treatment and management. *Methods:* We first conducted a retrospective study that included 51 hemiplegic patients from the Neurosurgery and Microsurgery outpatient database of Huashan Hospital. The neurosurgeons cooperated with rehabilitation experts to design and administer the new rating system (Hua-Shan Grading of Upper Extremity, H-S grading) after analyzing the scale scores and video records of these patients. We then randomly enrolled 64 patients with unilateral spastic arm paralysis after stroke or brain trauma. The Fugl-Meyer Assessment, the Ashworth scale and the new grading system were applied and analyzed to evaluate the participants' motor function. *Results:* Based on rehabilitation medicine scales and long-term follow-up, a feasible and concise grading system was applied that was based on the patients' characteristics and the examination experiences of neurosurgeons and rehabilitation experts in clinical practice. This method could effectively grade upper extremity motor function, usually in 3-5 minutes. A significant correlation was found between H-S grading and the Fugl-Meyer score by the Spearman test (r = .937, P < .01). The mean difference between any two levels of the new grading system was significant (P < .05). And good test-retest reliability, the Cronbach's alpha coefficient and the validity indices were presented. In addition, it was more sensitive to motor function compared with the Ashworth scale. *Conclusion:* As a supplement to the classic scales, H-S grading was

上肢痉挛性偏瘫的简易运动功能评分：华山评分[1]

因此我们在文章中的背景部分是这样写的：

"在我们的临床试验中，中枢神经损伤后超过 5 年的患者接受左右颈七交叉移位术，能观察到令人满意的结果：Fugl‐Meyer 上肢评估（简称 FM‐UE 或 FMA）平均增加 17.7 分。在我们的临床实践中，我们发现运动功能的评估对于上肢功能障碍的治疗是必不可少的。然而，目前缺乏简单且适用于上肢运动功能评估的临床标准，这些患者的上肢瘫痪数年，经过至少 6 个月的康复治疗，他们的肢体功能已停止自发恢复。我们为这些患者进行了外科手术。在我们的实践中，使用不同的评估量表对患者进行功能评估，如 FMA、Wolf 运动功能评定、粗大运动功能评估（GMFM‐88）、House 功能评分系统和 Brunnstrom 分期。这些量表被广泛接受用于康复评估，具有很高的效度和信度。但是，它们通常包含大量评估用材料，偏向于为康复科和神经内科设计。为了帮助外科医生快速评估，除了上面提到的经典量表外，还应该有一个易化和简洁的临床分级标准。

作为一种标准化的指南，新的分级系统针对那些短期不会发生显著改变的慢性期患者，供临床医技人员用于快速检查、筛查和随访管理。"

我们先通过回顾性研究筛选量表的关键指标,然后再通过相关的信度和效度检验证实量表的有效性。临床应用证明,我们设计的华山评分量表只需要3～5分钟即可高效地体现出准确的上肢运动功能。

▨ 回顾性研究

本研究的第一部分基于对2016年11月至2017年11月复旦大学附属华山医院外科门诊数据库中58例中枢神经损伤后患者的病史和检查数据的回顾。纳入患者均因卒中或脑外伤导致上肢偏瘫,CT或MRI明确诊断为单侧脑损伤[①]。7名患者因身体或个人原因拒绝完成检查,因此未纳入量表数据。其余患者共51人完成了量表评估和视频记录。根据患者的特点,以及和外科医生与康复专家合作的临床检查,为中枢神经损伤后痉挛性偏瘫患者开发了一种新的功能评估量表,命名为华山评分(HS评分)[②]。评估方案如下所述。

· **评估方案** · 该评分系统(表18-1)是对中枢神经损伤后慢性或平台期痉挛性偏瘫患者手部和上肢运动障碍的评估,包括4个等级(Ⅰ～Ⅳ)和6个层级(Ⅱ级分为Ⅱ-a、Ⅱ-b和Ⅱ-c)。分级由是否能完成主要和次要评估指标确定,这些指标基于手和上肢的主要运动。5个主要指标和3个次要指标由外科医生和康复专家取得共识后确定。主要指标包括腕和手的运动,次要指标包括肩和肘的运动。

表18-1 华山评分(HS评分)

层 级	等 级	主要指标数量[*]	次要指标数量[†]	描 述
1	Ⅰ	≤2	0	几乎完全麻痹
2	Ⅱa	≤2	1	严重功能障碍
3	Ⅱb		2	
4	Ⅱc		3	
5	Ⅲ	3～4		中度功能障碍
6	Ⅳ	5		轻度功能障碍

注:[*] 主要指标,抓握物体保持悬空;主动松开抓握的物体;拇指和示指对捏;腕背伸(≥15°);前臂旋转(≥45°)。

[†] 次要指标,肩前屈(≥90°);主动伸肘(≥60°);手碰触下颏。

[①] 左右颈七交叉移位术的优势在于可以充分发挥健存半球的支配潜力,让健存半球共同参与支配患肢的运动。因而明确患者为单侧脑损伤对预后非常重要。

[②] 设计这套量表要兼顾评估的准确有效和速度,分别汲取外科临床需求和康复专家的经典见解,对指标达成共同的取舍意见。

评估工具包括椅子、桌子、圆锥体、A4纸和量角器。圆锥体由木头或类似材料制成，直径4 cm，高12 cm。评估要在安静区域，当患者处于最大警觉并处于坐姿或站姿时进行。指标的完成度决定了患者的最终分级。完成评估通常需要3分钟。

选择手和腕的功能运动作为主要指标。这些动作包括抓握物体保持悬空；主动松开抓握的物体；拇指和示指对捏；腕背伸（≥15°）；前臂旋转（≥45°）。我们的量表经过外科医生和康复专家的设计和调整，Ⅰ～Ⅱ级被确定为反映无法完成主要指标并代表FMA分数低于35的患者①。Ⅲ～Ⅳ级反映完成主要指标的能力（达到2项及以上）。这是我们分级系统中使用的主要分层依据。关于肩肘功能，在我们的分级系统中选择肩前屈（≥90°）、主动伸肘（≥60°）、手碰触下颏等相对简单的运动作为次要指标和次要分层的来源。新的分级系统有5个主要指标和3个次要指标。肩内收、肩内旋、屈肘、前臂旋前、屈腕、紧握拳头、拇内收。指标的组合和数量决定了患者的水平。此分级在本研究的下一部分中进行了测试和验证。

以上为初版华山评分设计方案，目前应用的改良后华山评分方案指标如表18-2所示。

表18-2 华山评分（HS评分，改良版）

层 级	等 级	主要指标数量*	次要指标数量†	描 述
1	Ⅰ	≤2	≤1	几乎完全麻痹
2	Ⅱa	≤2	2	严重功能障碍
3	Ⅱb		3	
4	Ⅱc		4	
5	Ⅲ	3～4		中度功能障碍
6	Ⅳ	5		轻度功能障碍

注：* 主要指标，抓握物体保持悬空；主动松开抓握的物体；拇指和示指对捏；腕背伸（≥15°）；腕环行运动。
† 次要指标，肩前屈（≥90°）；主动伸肘（≥60°）；手碰触下颏；前臂旋转（≥45°）。

在改良版本中，我们加入了"腕环行运动"这个动作，对于区分上肢自主功能具有重要的评定意义。文后的评估操作细则已按此改良版本更新。

---

① FMA是广泛用于痉挛性偏瘫患者功能评估和随访的经典量表。上肢FMA总分为66分，其中肩肘36分，手腕24分，指鼻试验6分。我们在制定量表中发现，腕和手功能可以基本决定患者的FMA评分是在35分以上还是35分以下；因此，在我们的分级系统中，腕和手功能被设定为主要的分层指标。肩部和肘部的分数并没有显示出如此明显的界限。在我们的研究中，肩肘功能被设定为Ⅰ～Ⅱ级细分的二级指标。

这部分主要关注上肢华山评分的设计初衷和量表指标的取舍选择。FMA量表作为脑损伤后痉挛肢体功能评估的权威标准，具有相当大的借鉴意义。为更好地应用于外科门诊迅速评估，我们反复在数据库中对动作指标进行筛选，以期得到既能准确反映患者当前状态，又能节省评估时间的关键指标。最后，通过筛选出两大类9项能体现从量变到质变的指标，从而得到该评分量表。后续部分将对量表进行信度和效度检测。

▨ 检验和相关性分析

· **主题和方法** · 2018年2月至2018年7月，随机纳入复旦大学附属华山医院外科门诊32例卒中后患者和32例脑外伤后患者，共64例。纳入标准：无性别偏好；15～69岁；卒中或脑外伤引起的痉挛性偏瘫；经MRI或CT确诊；单侧上肢偏瘫；处于慢性或平台期；至少经6个月康复后，肢体功能自发恢复停止；肘关节MAS评分大于或等于1；精神状态和身体状况稳定；合作意愿强，合规性好。简易精神状态检查评分用于排除严重认知障碍；此外，有视力和听力障碍及有先天性或精神疾病史的患者被排除。由专业的康复医生使用包括华山评分、MAS评分和FMA评分在内的全套量表对患者进行评估，并记录完成测试所需的时间。具体而言，华山评分规定所有患者由同一评估员进行评估，2周后进行第二次华山评分，这是为了新分级系统的重测信度。64例病例的数据均完整记录并送交统计分析。

· **统计分析** · 数据结果用SPSS 23软件处理。作为等级变量，华山评分和MAS数据使用Spearman相关检验与FMA分数进行比较。选择单因素方差分析（ANOVA）来分析每个量表水平之间的差异。通过重测信度分析和Cronbach α系数作为项目间信度来检验分级的信度。效度检验通过华山分级与FMA之间的相关性分析评估，因为FMA被认为是上肢运动功能评估的金标准，这与我们研究中的收敛效度相等①。

这部分主要关注量表设计后的信度和效度验证，通过标准的检测流程，与金标准量表进行相关性分析，在后文中进一步分析结果。

---

① 收敛效度又称聚合效度，是指运用不同测量方法测定同一特征时测量结果的相似程度，即不同测量方式应在相同特征的测定中聚合在一起。

■ 结果

首先,通过回顾性研究,在1年时间内纳入复旦大学附属华山医院外科门诊数据库中的中枢神经损伤后偏瘫患者作为回顾组。这部分研究构成了量表设计的基础。共有51例患者,其中卒中后患者30例,脑外伤后患者21例(男性41例,女性10例);平均年龄为34.06±13.98岁。在本研究的测试部分,招募了64名卒中或脑外伤后痉挛性偏瘫患者来测试和评估新的分级系统。试验组男性53例,女性11例;平均年龄为47.97±13.77岁。

我们分析了回顾组和测试组患者FMA评分的分布情况。回顾组中,评分为0~35分44例,占86.27%;≥36分7例,占13.73%。FMA评分为0~35分的患者中,腕和手部总分(最多24分)普遍不超过10分,平均分为2.95±2.55分(范围0~8分)。在FMA≥36分的患者中,腕和手部评分超过10分。测试组也有类似的结果(表18-3)。

表18-3 FM-UE分布分析

	FMA 0~35分		FMA≥36分	
	回顾组	测试组	回顾组	测试组
数量(百分比)	44(86.27%)	46(71.90%)	7(13.73%)	18(28.10%)
腕和手*(范围)	2.95±2.55 (0~8)	2.39±2.01 (0~7)	14.29±4.68 (9~22)	15.94±4.19 (9~24)
肩和肘†(范围)	15.75±5.98 (0~25)	12.24±5.97 (2~27)	28.71±3.99 (23~34)	27.00±5.26 (16~36)

注:FM-UE=FM=Fugl-Meyer上肢评估。
* FMA对腕和手运动功能的评分最高为24分(平均值±标准差)。
† FMA对肩和肘运动功能的评分最高为36分(平均值±标准差)。

在量表测试部分,使用华山评分和FMA对患者进行评估。确定了华山评分和FMA分数之间的相关性(表18-4)[①]。根据Spearman检验,卒中和脑外伤患者为0.937,差异有统计学意义($P<0.01$)。因此,这些患者的华山评分和FMA结果具有相关性。与FMA评分相比,任何2个华山评分之间的组内差异均有统计学意义。此外,完成华山评分所需的平均时间为3.77±1.58分钟(范围为2~9分钟)。

---

① 在我们的测试中,华山评分可以迅速发现FMA得分的相应范围。I级相当于估计的FMA小于10分,II级相当于约35分,III级相当于35~55分,IV级相当于约50分。

表 18‑4 华山评分和 FM‑UE 之间的相关性测试

	总计($n=64$)	卒中($n=32$)	脑外伤($n=32$)
年龄,平均值±标准差(范围)	48.0±13.9(15~73)	50.8±9.5(33~69)	45.3±16.9(15~73)
华山评分*,平均值±标准差(范围)	3.5±1.6(1~6)	3.3±1.6(1~6)	3.6±1.6(1~6)
FM‑UE,平均值±标准差(范围)	24.8±16.1(2~61)	23.9±15.8(3~61)	25.7±16.6(2~61)
r 值	0.941[†]	0.937[†]	0.937[†]

注:*华山评分包括 4 个等级 6 个层级,将评估结果转化为 1~6 个层级进行统计分析。
[†]$P<0.001$。

至于效度和信度属性,华山评分与 Fugl‑Meyer 评估之间的相关性分析是我们研究中的收敛效度,如上所示为 0.937。另一方面,重测信度:$r=0.971$;以及第一次和第二次测试的差异的平均值 $d^-=0.156$,$t=0.331$,$P=0.742$。主要指标和次要指标之间的 Cronbach α 系数结果为 0.722[①]。

在普通门诊人群中,94.00%患者的 MAS 评分大于 1 分(范围 0~4 分)。对于测试组中 64 例 MAS>1 分的患者,根据 Spearman 检验,MAS 和 FMA 的相关系数为 −0.251,该值无统计学意义。此外,与平均 FMA 分数相比,MAS 在 1 和 3 之间的任何 2 个水平之间没有统计学上的显著差异[②]。

段落解读

这部分主要关注量表检验结果,从数据中可以看到,华山评分和 FMA 分数之间具有非常良好的相关性,主要指标和次要指标之间的 Cronbach α 系数结果为 0.722,内部信度较好。完成华山评分所需的平均时间为 3.77±1.58 分钟,故而兼具了准确和高效的特点,值得临床推广,尤其适合外科门诊筛查时的快速评估工具。

① 由于 Cronbach α 系数可以看作与测量同一结构的两个测验的期望相关,一般情况下,当 Cronbach α 系数>0.7 时,内部信度较好。

② 对于痉挛状态的评估,MAS 被广泛接受,使用非常简单,具有良好的效度和可靠性。对于 MAS>1 的患者,MAS 和 FMA 不被认为是彼此相关的。此外,MAS 在 1~3 的 2 个不同级别的患者没有差异。我们的数据结果显示,华山评分对运动功能比 MAS 评分更敏感。

▨ 附件: 华山评分

操作流程

(1) 描述:本量表属于分级量表,适用于一侧脑损伤引起的上肢运动功能障碍的患者,采用 4 等级,6 个层次,最低Ⅰ级,最高Ⅳ级。其中Ⅱ级细分为Ⅱ-a、Ⅱ-b、Ⅱ-c三级。根据上肢的几个主要的功能动作,设定主要观察指标及次要指标,根据主要和次要指标的完成度确定功能分级。主要指标主要包含腕、手功能活动,次要指标主要包括肩、肘和前臂旋转的运动;附加指标为手指感觉功能评估。

(2) 物品准备:椅子、桌子、圆锥体(直径 4 cm,高 12 cm)、A4 纸。

(3) 评定过程:评定时患者可取坐位或站立位,保持检查环境安静舒适,检查者应熟练掌握评估细则,评估时间约为 3 分钟。

· **主要指标** · 嘱患者先使用健侧肢体完成动作,或双侧肢体同时进行,以确保患者理解了指令的细节。

(1) 抓握物体保持悬空。

● 嘱患者主动抓握桌面上的道具物体,并保持悬空,物体不会掉落。

● 道具物体选择底边直径 4 cm、高 12 cm 的木质圆锥体或类似大小的替代物。

● 健侧手辅助:允许健侧手接触患肢腕部、肘部以保持肢体的稳定。

● 使用健侧手掰开患侧手,或者将物体塞入患侧手掌心均判定失败。

(2) 主动松开抓握的物体。

● 检查者将道具置入患者掌心使其抓握并悬空,患者主动张开抓握的手指,物体掉落。

● 道具物体选择底边直径 4 cm、高 12 cm 的木质圆锥体或类似大小的替代物。

● 若患者无法抓握置入掌心的物体,则不得分。

● 健侧手辅助:允许健侧手接触患肢腕部、肘部以保持肢体的稳定。

(3) 拇指和示指捏住纸,不被测试者抽出。

● 检查者递送 A4 纸至患者拇指和示指附近。

● 患者仅使用拇指和示指牢牢捏住纸张。

● 患者两指捏住纸张后,测试者给予适度的回抽力量,纸张无法从患者的两指间抽出。

(4) 腕背伸(≥15°)。

● 腕背伸活动度达 15°或以上。

● 不需要中立位。

（5）腕环行运动。

● 腕关节完成环行活动。

次要指标·嘱患者先使用健侧肢体完成动作，或双侧肢体同时进行，以确保患者理解了指令的细节。

（1）肩外展（≥90°）。

● 肩关节主动外展达 90°或以上。

● 无健侧手辅助。

（2）主动伸肘（≥60°）。

● 肘关节主动伸直活动度大于 60°以上。

● 辅助：允许检查者接触患肢上臂以保持肢体的稳定。

（3）手碰触下颏。

● 患侧手部任一部位能触碰颏部。

● 允许头部活动，但不允许弯腰。

（4）前臂旋转（≥45°）。

● 姿势：肩 0°，肘屈曲 90°。

● 嘱前臂旋前或旋后，主动旋转任一角度达 45°度或以上。

全文解读

　　这篇文章从外科筛查需要快速准确的评估量表这一临床问题出发，从量表设计到指标筛选，再通过入组患者进行信度和效度检验，从而得到一份兼顾准确性和效率的临床实用评估工具，从而极大地方便了外科筛查、随访评估，具有重要的临床推广价值。文后的附件对该量表做了细致解读，方便掌握量表的具体评判细节。

华山影像评估方法

　　在进行左右颈七交叉移位术前，除对患者术前肢体功能进行初步评估以外，我们仍迫切需要了解患者的臂丛有没有变异？这关系到健侧第七颈神经能够获取的神经根长度，以及能否实现双侧第七颈神经直接吻合。如果患者的臂丛明显变异，那么我们就要做好神经移植的准备。并针对这一情况，选择恰当的通路。我们希望可以在术前就了解患者的臂丛情况，这样有利于术中选择恰当的手术通路。但是既往针对臂丛的影像学成像,并没有很好的方法。为了弥补这一点,我们与放射科合作,设计了一个可以显影臂丛结构的磁共振序列及超声成像方案。

BRITISH JOURNAL OF NEUROSURGERY
https://doi.org/10.1080/02688697.2019.1584661

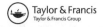

TECHNICAL NOTE

Application of CUBE-STIR MRI and high-frequency ultrasound in contralateral cervical 7 nerve transfer surgery

Ai-Ping Yu[a,b*], Su Jiang[a,b*], Hua-Li Zhao[c*], Zong-Hui Liang[c], Yan-Qun Qiu[b], Yun-Dong Shen[a], Guo-Bao Wang[a,b], Chunmin Liang[b,d] and Wen-Dong Xu[a,b,e,f,g,h*]

[a]Department of Hand Surgery, Huashan Hospital, Shanghai Medical College, Fudan University, Shanghai, China; [b]Department of Hand and Upper Extremity Surgery, Jing'an District Central Hospital, Shanghai, China; [c]Department of Radiology, Jing'an District Central Hospital, Shanghai, China; [d]Department of Anatomy, Histology and Embryology, School of Basic Medical Science, Fudan University, Shanghai, China; [e]Institutes of Brain Science, Fudan University, Shanghai, China; [f]State Key Laboratory of Medical Neurobiology, Collaborative Innovation Center of Brain Science, Fudan University, Shanghai, China; [g]Priority Among Priorities of Shanghai Municipal Clinical Medicine Center, Shanghai, China; [h]National Clinical Research Center for Aging and Medicine, Huashan Hospital, Fudan University, Shanghai, China

ABSTRACT
Objective: The objective of the study was to investigate the feasibility of CUBE-SITR MRI and high-frequency ultrasound for the structural imaging of the brachial plexus to exclude neoplastic brachial plexopathy or structural variation and measure the lengths of anterior and posterior divisions of the C7 nerve, providing guidelines for surgeons before contralateral cervical 7 nerve transfer.
Methods: A total of 30 patients with CNS and 20 with brachial plexus injury were enrolled in this retrospective study. All patients underwent brachial plexus CUBE-STIR MRI and high-frequency ultrasound, and the lengths of the anterior and posterior divisions of C7 nerve were measured before surgery. Precise length of anterior and posterior divisions of contralateral C7 nerve was measured during surgery.
Results: MRI-measured lengths of anterior and posterior divisions of C7 nerves were positively correlated with that measured during surgery (anterior division, $r = 0.94$, $p < .01$; posterior division, $r = 0.92$, $p < .01$). High agreement was found between MRI-measured and intra-surgery measured length of anterior and posterior divisions of C7 nerve by BLAD-ALTMAN analysis. Ultrasonography could feasibly image supraclavicular C7 nerve and recognize small variant branches derived from middle trunk of C7 nerve root, which could be dissected intra-operatively and confirmed by electromyography during the procedure of contralateral C7 nerve transfer.
Conclusion: CUBE-STIR MRI had advantages for the imaging of the brachial plexus and measurement of the length of root-trunk-anterior/posterior divisions of C7 nerve. The clinical role of ultrasonography may be a simple way of evaluating general condition of C7 nerve and provide guidelines for contralateral C7 nerve transfer surgery.

ARTICLE HISTORY
Received 25 November 2018
Revised 12 February 2019
Accepted 14 February 2019

KEYWORDS
Cervical 7 nerve; anterior division; posterior division; contralateral C7 transfer surgery; MRI; ultrasonography

CUBE - STIR 序列臂丛成像及神经超声成像在左右颈七交叉移位术的应用[2]

在进行左右颈七交叉移位术时,外科医生非常关心的一点是患者的臂丛是否存在解剖变异。如果误伤第六或第八颈神经根会造成不可逆的功能损害。因此,为了保证手术的安全,术前对臂丛结构完整性的放射检查十分重要,尤其是对双侧第七颈神经的成像。另外,排除隐匿的病变如神经鞘瘤、神经纤维化、转移瘤、神经痛、肌萎缩和创伤后遗症对手术的顺利进行也具有重要意义。同时,根据复旦大学附属华山医院开展高容量手术的临床经验,基于第七颈神经的长度可以初步判断是否需要进行腓肠神经移植,可以为更好的术前准备提供一定的参考。所以我们设计本研究,通过磁共振和神经超声检查实现手术所需的成像,并测量第七颈神经自椎间孔发出处至前后股远端的距离。

臂丛 MRI 在 1.5 T 和 3.0 T MR 上均可进行,并可与二维(2D)和三维(3D)技术相结合。超声的优点是成像快速、无创,并且臂丛的许多部分及周围的软组织都可在高空间分辨率下成像,缺点是不能很清楚地看到臂丛的某些部位,如喙下间隙、肋锁骨间隙及后束发出腋神经的走行等(骨遮挡的原因)。

既往对臂丛的 MRI 和超声研究多集中于上干、中干和下干的结构损伤或肿瘤,很少有研究明确介绍对神经根全长及前后股神经结构的追踪方法。基于此,我们报道了通过 CUBE - STIR 序列进行臂丛成像并测量第七颈神经长度,并与术中实际测得的长度进行对比,评估测试方法的准确性;利用神经超声成像判断小分支的发出位置和走行,为更安全有效地执行左右颈七交叉移位术保驾护航。

▨ MRI 臂丛成像可靠吗

正常臂丛的冠状面和矢状面 CUBE - STIR MRI 图像可以追踪第五颈神经至第一胸神经,以及第七颈神经从第七颈椎椎间孔至前、后股末端[1]。冠状面显示正常臂丛,可见可识别的根、干、股、束和终支。MRI 矢状面清晰显示上干、中干和下干的前后股的轨迹,以及臂丛外侧束、内侧束和后束的轨迹。CUBE - STIR MRI 成像对诊断肿瘤性臂丛病是可行的。一方面,CUBE - STIR MRI 图像可显示臂丛附近的颈部肿瘤,通常导致神经干受压。另一方面,CUBE - STIR MRI 图像可以精确显示和定位来自臂丛的肿瘤,特别是神经根和神经干[2]。

▨ MRI 可准确测量第七颈神经的长度吗

我们回顾性分析了 30 例接受左右颈七交叉移位术的痉挛性偏瘫患者。接受左右颈七交叉移位术的患者有 24 例,接受左右颈七交叉移位术 + 腓肠神经移植术 6 例。获得的 MRI 数据集(包括 T1 加权相、T2 加权相、3D - FIESTA - C 序列、IDEAL 序列、2D/3D CUBE - STIR 序列)被导入 Mimics 16.0(Materialise, Leuven, Belgium),

---

① 冠状位图像可以显示完整的臂丛结构,观察是否存在解剖变异或占位性病变,但是常用的 T1 加权相和 T2 加权相获得的图像无法显示臂丛的全长,无法测量神经根的长度,而且神经成像质量容易受到周围组织的影响,臂丛干、前后股、束支部的成像质量不高;CUBE - STIR 序列的斜矢状位图像可以追踪神经的走行和分支位置,据此测量神经的长度。3D 成像的优势在于可以整体成像臂丛,且可以多维度成像,适用于有症状、无症状的臂丛病变。临床上神经 MRI 诊断第六和第七颈神经病变的敏感性低,其主要原因就是干部成像不清晰,CUBE - STIR 序列就可以很好地提高成像质量。

② MRI 在臂丛占位性病变中的诊断具有重要意义,根据 MRI 图像所示,手术者可以判断占位病变的位置及毗邻关系,制订更加优化的治疗方案;可以根据神经根和占位的关系判断是神经纤维来源还是鞘膜来源,明确手术方式,最大限度地保留患者神经的结构和功能,避免医源性损害。各种 MRI 技术的进步,包括场强的提高,如 3.0T、3D 图像采集技术、脂肪抑制方法的序列优化和高敏感度的 MRI 线圈设计,尤其是柔性线圈的出现,能越来越多地获得高品质 MRI 神经图像。周围神经损伤时,MRI 有助于提高诊断准确性,以及术前规划的制订和术后无创性治疗效果评估。

这是一个后处理 3D 软件包。取全屏轴向视图,由经验丰富的解剖学家用 1 mm 的毛刷工具在每片第七颈神经上手动分割。在每个分割步骤之后,使用 Mimics 3D 计算功能创建了二维分割的三维重建,以支持圈定过程。将第七颈神经分割至第七颈神经末梢分支起始处,然后进行最后的第七颈神经三维重建,测量第七颈椎间孔椎体钩环后缘至第七颈神经根干末端的长度、第七颈神经根干-前股长度、第七颈神经根干-后股长度[①]。

在 30 例痉挛性偏瘫病例中,通过 MRI 扫描和术中测量,精确测量并记录中干和前后股的长度。MRI 扫描前后股长度分别为 7.3 ± 1.26 cm 和 6.92 ± 1.05 cm,术中测量为 7.02 ± 1.28 cm 和 6.87 ± 1.11 cm。两种评估方法之间的误差分别是 0.29 ± 0.18 cm (前股)和 0.28 ± 0.3 cm(后股)。MRI 扫描和术中测量的长度之间没有显著差异。统计分析表明 CUBE - STIR MRI 扫描测量和根据术中测量所得的前股或后股长度均存在显著相关性。MRI -手术长度相关系数:前股,$r = 0.94$,$P < 0.01$;后股,$r = 0.92$,$P < 0.01$。通过 BLAD - ALTMAN 分析发现 MRI 测量的第七颈神经前后股长度与术中测量的第七颈神经前后股长度高度一致[②]。

■ 高频超声在神经成像中的价值是什么

MRI 的应用价值在前述研究中已经得到了肯定,但是 MRI 固有的一个缺点,就是检查过程复杂、耗时,后处理时间相对长,所以我们尝试是否可以通过高频超声代替 MRI 的研究工作。我们进行了如下的研究:患者取仰卧位,手臂靠侧放置,肩膀中立旋转放置。头部向一侧倾斜,将超声探头横向放置于锁骨上窝,尾部对准胸腔,观察锁骨下动脉附近的臂丛。一旦确定,跟随颈丛,在斜角肌间沟定位。扫描尾端,跟随第五和第六颈神经根,直到它们与上干汇合处。下移探头,找到第七颈神经。首先,将前斜角肌作为参照,以颈椎的长轴为轴来移动。在横切面上观察神经根与前、中斜角肌横突的解剖位置关系。将探头旋转 90°至颈部侧面的斜矢状面。以椎体前柱为参照,沿双侧臂丛长轴扫描。

[①] 长度测量是基于斜矢状位的 MRI 图像,并且要在 3D 图像中进行,尽可能降低误差;CUBE 序列具有各向同性,即 3D 采集产生的体素在各个方向上测量相同,允许图像在任何方向上以相等的分辨率重新格式化,适用于复杂的解剖结构;STIR 序列尤其适合骨、异物周围的结构成像;对于解剖结构复杂的部位,组织均一性差、场强低时,STIR 为唯一可选的抑脂序列,可以提高 T1 + T2 对比度。

[②] 我们发现 CUBE - STIR 3.0 T MRI 扫描系统在对臂丛的成像分辨率方面具有优势,并观察到 MRI 上测得的第七颈神经长度与术中得的高度相关和一致。MRI 对第七颈神经长度的精确测量基于两个因素。一方面,冠状位 MRI 图像能清晰显示第七颈神经在枕骨孔水平的影像;另一方面,在矢状面 MRI 图像中,利用三维 CUBE - STIR 序列和具体参数可以清晰地发现确切的干-股交界和股-束交界连接,而在矢状面图像中,采用三维定向法测量前后分割的长度。因此,CUBE - STIR 3.0 T MRI 扫描系统可作为第七颈神经长度测量的重要工具。

因为锁骨阻挡的原因,超声并非检查第七颈神经主干结构的首选,前后股在锁骨后面连接成束①。然而,超声可以识别从第七颈神经椎间孔到锁骨之间的小分支,并能显示它们的走行。术中肌电图被用来确定源自中干的胸长神经。此外,神经根或神经周围组织的水肿在超声上也不能像 MRI 那样显示。但是,臂丛的超声检查仍然是一个非常有临床意义和价值的检查的手段。

全文解读

CUBE‐STIR MRI 在完整的臂丛和臂丛肿瘤性病变的成像上具有优势。在我们的研究中,用于术前评估和手术规划的第七颈神经结构成像具有不错的可行性,术前 MRI 进行第七颈神经长度测量与术中第七颈神经实际长度具有良好的相关性和一致性。

高频超声的临床作用可能是一种用来评估第七颈神经一般状况简单、便携的方法,可以检测出来自中干的小分支,并为左右颈七交叉移位术提供指导。

这些手段,作为目前具备开展左右颈七交叉移位术条件的各省、市级三级医院常见的诊疗设备的优化和改良,并未显著增加成本和额外支出,但是却可以较为明显地提升开展相关手术技术相关的预判性,从而可更好地保障手术安全,促进手术技术的有效开展和推广。

参考文献

[1] Wang GB, Qiu YQ, Ying Y, et al. Simple grading for motor function in spastic arm paralysis: Hua‐Shan grading of upper extremity[J]. Journal of Stroke and Cerebrovascular Diseases, 2019, 28(8): 2140 - 2147.

[2] Yu AP, Jiang S, Zhao HL, et al. Application of CUBE-STIR MRI and high-frequency ultrasound in contralateral cervical 7 nerve transfer surgery[J]. Br J Neurosurg, 2019: 1 - 6.

---

① 锁骨的遮挡导致锁骨后的臂丛不能被成像,也就无法准确测量神经的长度。神经超声尤其适合显露斜角肌间沟部分的臂丛结构,臂丛的检查可由此部位开始。横向位可以快速地分辨出前斜角肌和中斜角肌。在斜角肌间沟入口处,第五、第六和第七颈神经根彼此堆叠,第八颈神经根和第一胸神经根的位置相对更深。因为锁骨的遮挡,神经超声无法成像肋锁间隙内的解剖结构。所以在此部分仅限于肋锁间隙邻近部位的检查。轴位成像和矢状位成像都要进行。对于比较瘦的患者,可以利用小的曲面的探头,调整其角度,以锁骨下动脉作为一个标志。臂丛的前后股在图像上表现为锁骨下动脉上方和后方的一组圆形低回声结构,穿行于第一肋骨和肺尖。肋锁间隙部位的成像限制是神经超声成像臂丛的一个薄弱点。

第19章
华山康复方案

左右颈七交叉移位术后的康复对于患者的功能恢复至关重要。在本章节,我们将详细介绍华山康复方案,并探讨不同康复方案对左右颈七交叉移位术后患肢运动功能恢复的影响。

DISABILITY AND REHABILITATION
https://doi.org/10.1080/09638288.2020.1768597

Taylor & Francis
Taylor & Francis Group

ORIGINAL ARTICLE

Check for updates

The Hua-Shan rehabilitation program after contralateral seventh cervical nerve transfer for spastic arm paralysis

Jie Li[a]*, Ying Ying[a]*, Fan Su[b]*, Liwen Chen[a], Jingrui Yang[a], Jie Jia[c] , Xiaofeng Jia[d] and Wendong Xu[a]

[a]Department of Hand Surgery, Huashan Hospital, Fudan University, Shanghai, China; [b]Department of Hand and Upper Extremity Surgery, Jing'an District Central Hospital, Fudan University, Shanghai, China; [c]Rehabilitation Medicine, Huashan Hospital, Fudan University, Shanghai, China; [d]Department of Neurosurgery, Orthopaedics, Anatomy Neurobiology, University of Maryland School of Medicine, Baltimore, MD, USA

ABSTRACT

Purpose: To propose the novel Hua-Shan rehabilitation program for patients undergoing the contralateral seventh cervical nerve transfer, and explore the influence of different rehabilitation on the postoperative recovery.
Materials and methods: The Hua-Shan program was established in consideration of the three elements: the nerve regeneration, brain plasticity and group therapy. Its effect was evaluated by comparing the postoperative recovery of the hemorrhagic stroke survivors among the following three groups: Group A-standard Hua-Shan program after surgery; Group B-standard traditional program after surgery; Group C-no standard rehabilitation after surgery.
Results: Significantly better functions after surgery were detected in all the groups, while the absence of standard rehabilitation massively offset the benefits of the surgery. Furthermore, the Hua-Shan program showed advantage over the traditional rehabilitation, which may largely be attributed to its improvements for the fine action of wrist&finger.
Conclusions: The Hua-Shan program provided the opportunity to maximize the benefits of contralateral seventh cervical nerve transfer.

ARTICLE HISTORY
Received 23 April 2019
Revised 18 April 2020
Accepted 10 May 2020

KEYWORDS
Stroke; nerve regeneration; neuroplasticity; group therapy; nerve transfer

➤ **IMPLICATIONS FOR REHABILITATION**
1. Standard rehabilitation plays key roles in the recovery process for patients undergoing contralateral seventh cervical nerve transfer.
2. The Hua-Shan program targeting nerve regeneration, brain plasticity and group therapy further improved the benefits of patients undergoing contralateral seventh cervical nerve transfer.

左右颈七交叉移位术后重建功能,该如何开展标准化、规范化的康复[1]

左右颈七交叉移位术为卒中后遗症患者提供了一种全新的康复视角。因此我们认

为左右颈七交叉移位术后康复方案的制订是一个颇具意义的研究目标,包括促进神经再生过程中的精准康复实施,以及改善患者归属感,助其重返家庭和社会的职能康复方案探索。

因此我们在文章中背景部分是这样写的:

"左右颈七交叉移位术已经被证明在外周和中枢神经系统中都引起了显著的可塑性变化。术后周围神经再生和脑内功能重塑启动。前者导致对目标肌肉的神经支配,后者主要是指健康半球建立新的功能区来控制瘫痪的手。由于独特的术后变化,现有的康复缺乏针对性。旨在促进神经再生和大脑可塑性的新的术后康复计划能够进一步促进恢复。此外,基于团体的干预措施激发了患者之间的沟通和归属感,并鼓励患者针对各种疾病主动进行康复治疗。参考现有证据,我们提出了基于神经再生、大脑可塑性和团体治疗三个要素的华山康复方案。"

华山康复方案究竟有何特色?本章将呈现具体的方案细节,同时为了证实该方案的有效性,我们还通过术后随访,选取主要功能结局指标进行统计分析,希望获得客观、有信服力的结论,为后续开展针对卒中患者左右颈七交叉移位术后的规范化康复治疗打下坚实基础。

▓ 制定华山康复方案的评估流程

首先,该研究中纳入对象都在出血性卒中后出现偏瘫,主要表现为病变对侧手臂的痉挛性瘫痪。他们都在接受左右颈七交叉移位术之前,经历至少 1 年的常规康复治疗,但偏瘫侧上肢功能改善达平台期。通过审核病例资料,我们将 2017 年 4 月至 2018 年 2 月在复旦大学附属华山医院接受了左右颈七交叉移位术的患者分为两组,并根据 1 年的随访记录,评估临床恢复情况[1]。A 组在我们团队接受华山康复方案;B 组在其他专业康复团队接受标准的传统康复治疗(经患者自我报告和病历证实);C 组作为对照组,纳入对象与 A、B 两组患者情况相匹配,均为接受过左右颈七交叉移位术的出血性卒中患者,但该组没接受过标准的术后康复治疗。

上述参与者在基线和随访时接受相同的临床评估,包括人口统计信息、既往病史、上肢功能和日常生活能力。上肢功能评定采用 Fugl - Meyer 量表,并将评分细分为肩肘和腕指区域。还采用徒手肌力测试,测出肱三头肌、腕伸肌、指伸肌的肌力;MAS 量表测量痉挛程度;Barthel 指数评定日常生活活动能力。此外,包括穿衣、系鞋带、拧毛

---

[1] 由于左右颈七交叉移位术后康复计划目前仅在我们医院进行大样本实施,尚未纳入其他中心数据来进一步探讨目前华山康复方案的利弊。

巾和操作手机等活动的得分被用来评估肢体的功能程度。以 Chedoke 手臂和手活动问卷作为参考,评估受试者是否能够进行上述日常活动,其中 5～7 分被定义为能够完成任务,1～4 分被定义为无法完成任务。该问卷最初通过自我报告进行评估,然后由评估者进一步确认。

▒ 华山康复方案

A 组所有患者均接受华山康复方案。根据手术后的时间点和神经再生所达肌肉的支配时间,确定了左右颈七交叉移位术后五个恢复阶段,并分别安排了对应的康复方案(表 19 - 1)。在整个治疗过程中都采取了降低痉挛的措施。在治疗方法上,我们采用被动运动、推拿、促进伸肌的力量等方法来减少屈肌的张力,以减轻痉挛程度。

表 19 - 1　华山康复方案详细安排

治疗安排	方　法	关键点
术后 1 个月内		
减轻肢体感觉异常	TENS 毛刷刺激	
减少痉挛	被动运动 推拿	肘、腕和手指
术后 3 个月内		
神经生长再生	LFPET 运动疗法	肩外展和前屈
减少痉挛	被动运动 推拿	前臂和上臂
术后 3～6 个月		
神经生长再生	LFPET 运动疗法 作业治疗	肘部伸展、日常活动及肩部和肘部的稳定性
减少痉挛	被动运动 推拿	前臂和上臂
术后 6～9 个月		
神经生长再生	LFPET 运动疗法	腕背伸
建立新的功能中枢	EMGBFT 想象疗法 镜像疗法	

治疗安排	方 法	关键点
分组式训练	作业疗法 目标导向训练	肩和肘 改善关节活动度、肌力和日常生活能力
缓解痉挛	被动运动 推拿	前臂和上臂
术后 9～12 个月		
神经生长再生	LFPET 运动疗法	伸指和拇指外展
建立新的功能中枢	EMGBFT 想象疗法 镜像疗法	
分组式训练	作业疗法 职业功能训练 目标导向训练	精细活动、社会和职业功能
缓解痉挛	被动运动 推拿	前臂和手指

注：EMGBFT，肌电生物反馈疗法；TENS，经皮神经电刺激；LFPET，低频脉冲电疗。

· **阶段一** · 术后第 1 个月即刻进行康复。该阶段康复目标：旨在减轻并发症和痉挛程度。在此期间，使用颈托来减少头部的运动，并将手臂固定在身体一侧。需要注意的是，经皮神经电刺激(TENS)的频率为 1～2 Hz，电极位于手臂的痛点上。每天进行一次，每次持续 20～30 分钟[①]。

· **阶段二** · 术后 1 个月时摘除颈托。该阶段基于周围神经再生进行康复训练，同时也强调痉挛的减轻。加用低频脉冲电疗法(LFPET)，正极位健侧锁骨上方(手术切口周围)，负极位患侧的锁骨和三角肌上方。参数设置为：20 Hz、正弦波和方波。电疗每周进行 5 次，每次持续 30 分钟。自主运动每天 2 次，每周 5 天，每次 30 分钟[②]。

· **阶段三** · 采用与第二阶段类似的方案，同时增加作业疗法以改善肩和肘关节的活动范围(ROM)，诱导分离运动(IM)并促进日常生活活动能力(ADL)。每次治疗持续 30 分钟，每周进行 2 次，每周 5 天。需要注意的是，在 LFPET 治疗过程中，阳极应置于

---

① 在患者和动物模型中，电疗都已被证明能促进周围神经损伤后的再生，而电疗诱导的神经营养因子、再生相关基因和细胞骨架蛋白的上调有促进作用。同时，几项研究也证明了运动和增强神经再生的关系，而且这种影响也源于神经营养因子的上调。

② 术后 1 个月，神经再生到达胸大肌和背阔肌，然后在 1 年内逐渐延伸到腕伸肌和指伸肌。

一侧大脑半球管双手——左右颈七交叉移位治偏瘫

肱三头肌,其他电疗和自主运动的参数与阶段二相同。

·**阶段四**·除了之前提出的治疗方案外,还应重视在训练模式中建立基于脑可塑性和康复治疗的新的脑功能中枢①。基于团体进行作业治疗和任务导向训练,成立由3～4名患者组成的训练小组,包括推磨砂玻璃、积木和与团体组合起来的活动②。为小组设定任务,所有患者一起执行任务。每天训练两次,每周5天,每次持续30分钟。为了促进脑的可塑,该阶段增加了肌电生物反馈疗法(EMGBFT)、想象疗法和镜像治疗③。EMGBFT采用Myomed632X仪器,参数设置为:50 Hz,单向波,脉冲宽度20微秒,刺激10秒,间隔10秒;镜像治疗,患者被要求注视镜像设备中健侧的运动,并想象患侧也在做同样的动作。

·**阶段五**·执行阶段四中的康复方案。其中,LFPET的阳极位于患侧腕伸肌和指伸肌。为了进一步帮助患者重返社会,该阶段还增加了职业培训。

　　如前文所提,左右颈七交叉移位术后运动和功能的恢复主要是由于瘫痪肢体神经支配的重建和新的脑功能中枢的建立。促进神经再生有助于改善手臂功能,因此我们在再生过程中增加了精准康复,包括电疗和运动疗法,以加快这一进程。此外,有证据表明,皮质可塑性参与到了脑损伤后手运动和功能的恢复中,特别是对于需要高精确度或复杂性的动作。因此,在术后阶段四和阶段五,采用EMGBFT、想象疗法和镜像治疗等方法来促进脑的可塑。

▨ 华山康复方案效果

·**统计分析**·表19-2显示3组患者的基本情况。为了解两组患者的运动和功能恢复情况,采用配对样本 t 检验对随访前后的Fugl-Meyer评分(包括总分、肩肘、腕指)和Barthel指数进行比较。比较三组间Fugl-Meyer评分和Barthel指数的提升情况,采用单因素方差分析和最小显著差异法(LSD)进行事后分析。采用Jonckheere-Terpstra检验比较肌肉力量和痉挛状态的纵向变化,然后进行Bonferroni事后检验。使用 χ^2 检验来比较在1年内能够完成3项或3项以上功能任务的参与者的比例。

---

① 在新的脑功能中枢方面,我们证明了新的脑功能中枢在术后8个月出现,在10个月和12个月时逐渐增加,新的功能中枢对左右颈七交叉移位术后的功能恢复起着基础性的作用。

② 团体治疗目的是提高归属感,激励沟通,提高患者之间的共同社会认同感,最终有助于改善社会和职业功能。

③ 三种方法均已被证明可以恢复卒中或脑损伤患者的脑功能,其潜在机制与脑电和fMRI数据显示的皮质重塑加速有关。

一侧大脑半球管双手——左右颈七交叉移位治偏瘫

表 19-2　基线时的人口统计和功能数据

	组 A (n=7)	组 B (n=7)	组 C (n=7)
年龄	44.4±15.6	39.1±15.2	44.8±4.6
男性性别：百分比（%）	6(86)	6(86)	6(86)
偏瘫侧：左百分比（%）	3(43)	2(29)	4(57)
Fugl - Meyer 评分			
总计	22.9±6.9	24.0±10.3	26.0±2.4
肩和肘	17.1±4.5	13.7±4.8	16.4±1.7
腕和指	5.7±2.9	10.3±6.4	9.6±1.5
肌力测试：得分（患者数）$^{\$}$			
肱三头肌	1(3),2(1),3(1),4(2)	1(1),2(5),3(1),4(0)	1(1),2(5),3(1),4(0)
腕背伸肌	1(4),2(2),3(1),4(0)	1(3),2(4),3(0),4(0)	1(4),2(3),3(0),4(0)
指总伸肌	1(4),2(2),3(1),4(0)	1(4),2(2),3(1),4(0)	1(3),2(4),3(0),4(0)
MAS 量表：得分（患者数）$^{\&}$			
伸肘	0(0),1(1),2(4),3(1),4(1)	0(0),1(4),2(3),3(0),4(0)	0(0),1(4),2(3),3(0),4(0)
腕背伸	0(1),1(0),2(6),3(0),4(0)	0(0),1(2),2(5),3(0),4(0)	0(0),1(1),2(6),3(0),4(0)
伸拇	0(1),1(3),2(3),3(0),4(0)	0(1),1(2),2(4),3(0),4(0)	0(0),1(5),2(2),3(0),4(0)
第 2~5 指伸展	0(0),1(1),2(6),3(0),4(0)	0(0),1(2),2(5),3(0),4(0)	0(0),1(2),2(5),3(0),4(0)
Barthel 指数	60.7±8.9	65.7±10.2	62.1±2.7
可完成 3 个及以上任务所占百分比（%）	0	0	0

注：连续数据报告为平均值±标准差。

$^{\$}$ 徒手肌力测试是对肌肉力量的度量；分数范围为 0~5 分，分数越高表示强度越好。这些行中显示的数据是分数和具有该分数的患者人数。

$^{\&}$ MAS 量表用于测量瘫痪者手臂的痉挛（肌张力）。分数范围为 0~4 分，分数越高表示痉挛越严重。表中显示的数据是分数和具有该分数的患者人数。

· **结果** · 术后 1 年随访结果显示，三组患者的运动功能在术后都得到了显著改善。1

年随访时三组的 Fugl - Meyer 量表评分、Barthel 指数得分较术前均显著增加①。

如表 19 - 3 和表 19 - 4 所示，三组患者在 1 年内的 Fugl - Meyer 评分有显著差异。LSD 分析显示 A 组显著高于 B 组和 C 组。B 组和 C 组的总分和肩肘纵向差异有统计学意义。值得注意的是，B 组和 C 组的手腕和手指评分也显示出类似的纵向变化。对于 Barthel 指数的变化，三组之间也有显著差异。C 组日常生活活动能力恢复较差，而 A、B 两组间差异无统计学意义。三组间肱三头肌、指伸肌肌力均有不同程度的增加，痉挛程度也有不同程度的降低。关于功能任务，A 组和 B 组的表现明显好于 C 组②。

表 19 - 3　随访 1 年的纵向功能变化

	组 A (n = 7)	组 B (n = 7)	组 C (n = 7)	F	P
从基线到 1 年的 Fugl - Meyer 评分增加					
总分	25.3±2.8	13.4±4.3	7.4±2.4	54.5	<0.001
肩和肘	13.0±1.6	9.0±3.5	4.3±2.1	20.8	<0.001
腕和指	12.3±2.1	4.4±2.9	3.1±1.1	36.8	<0.001
肌力测试从基线到 1 年的变化					
肱三头肌	0(3),1(3), 2(1),3(0)	0(3),1(4), 2(0),3(0)	0(6),1(1), 2(0),3(0)	—	0.002
腕背伸肌	0(0),1(2), 2(5),3(0)	0(4),1(3), 2(0),3(0)	0(5),1(2), 2(0),3(0)	—	<0.001
指总伸肌	0(0),1(3), 2(3),3(1)	0(4),1(2), 2(1),3(0)	0(5),1(2), 2(0),3(0)	—	0.001
改良的 Ashworth 量表评分从基线到 1 年的变化					
伸肘	-2(3), -1(3),0(0)	-2(0), -1(3),0(4)	-2(0), -1(1),0(6)	—	<0.001
伸腕	-2(1), -1(3),0(3)	-2(0), -1(2),0(5)	-2(0), -1(1),0(6)	—	0.002

---

① 左右颈七交叉移位术后，健康半球和瘫痪手臂之间的连通性对大多数临床改善做出了贡献。切断瘫痪手近端的第七颈神经，使痉挛松解。此外，通过移植神经远端与瘫痪手之间的再生神经可提高肌力。因此即使在没有标准康复的情况下，C 组的临床功能也得到了改善。

② 缺乏标准的康复将大大抵消了左右颈七交叉移位术的效益。

	组 A (n = 7)	组 B (n = 7)	组 C (n = 7)	F	P
拇指外展	−2(0), −1(4),0(3)	−2(0), −1(2),0(5)	−2(0), −1(1),0(6)	—	0.001
第 2~5 指伸展	−2(1), −1(5),0(1)	−2(0), −1(2),0(5)	−2(0), −1(1),0(6)	—	0.003
Barthel 指数	22.9±6.4	20.0±6.5	9.3±6.7	8.4	0.003
能够在 1 年内完成 3 个或更多功能性任务的百分比(%)	6(86)	7(100)	1(14)	—	<0.001

注：三组间 Fugl‑Meyer 量表、肌力测试 MAS 评分、Barthel 指数和 1 年以上功能任务完成情况有显著差异。对于肌力测试和 MAS 评分，第一个数字表示评分变化，括号中的数字表示评分变化的患者数量①。

表 19‑4　三组间纵向功能变化的事后分析

	组 A vs. 组 B		组 A vs. 组 C		组 B vs. 组 C	
	置信区间 (95% CI)	P	置信区间 (95% CI)	P	置信区间 (95% CI)	P
Fugl‑Meyer 评分						
总分	11.9 (8.2~15.5)	<0.001	17.9 (14.2~21.5)	<0.001	6.0 (2.3~9.7)	0.003
肩和肘	4.0 (1.2~6.8)	0.008	8.7 (5.9~11.6)	<0.001	4.7 (1.9~7.6)	0.003
腕和指	7.9 (5.4~10.3)	<0.001	9.1 (6.7~11.6)	<0.001	1.3 (−1.1~3.7)	0.28
肌力测试						
肱三头肌	—	0.007	—	0.045	—	0.244
腕背伸肌	—	0.033	—	0.012	—	0.027
指总伸肌	—	0.393	—	0.008	—	0.011
改良 Ashworth 量表得分						
伸肘	—	0.007	—	0.014	—	0.025
伸腕	—	0.212	—	0.019	—	0.025

---

① 混杂因素在 B 组是不可避免的，后续的随机对照试验研究将有助于进一步确认华山康复方案的优势。

	组 A *vs.* 组 B		组 A *vs.* 组 C		组 B *vs.* 组 C	
	置信区间 （95% *CI*）	*P*	置信区间 （95% *CI*）	*P*	置信区间 （95% *CI*）	*P*
拇指外展	—	0.148	—	0.019	—	0.026
第 2～5 指伸展	—	0.494	—	0.014	—	0.020
Barthel 指数	2.9 （-4.5～10.2）	0.423	13.6 （6.3～20.9）	0.001	10.7 （3.4～18.0）	0.007

注：对于 Fugl-Meyer 评分和 Barthel 指数，进行 LSD 进行事后分析。数据报告为平均值±标准差。*CI*：置信区间。对于肌力测试和 MAS 评分，进行 Bonerroni 事后分析。

健侧大脑半球和瘫痪手臂之间的连接是患者术后临床功能改善的基础。由于康复在改善预后中的关键作用，C 组患者在三组中表现出最差的恢复是非常合理的。A、B 两组恢复的明显差异值得关注。此外，与接受传统方法的参与者相比，接受华山康复方案的参与者（A 组）有显著更好的腕指恢复，而 B 组和 C 组之间在此方面并没有显著差异。我们认为华山康复方案能够更好地增强大脑可塑性，这就是华山康复方案的优势。

全文解读

这篇文章详细描述了华山康复方案，并对比探讨了华山康复方案、传统康复治疗对接受左右颈七交叉移位术的出血性卒中患者的手臂运动和功能恢复的影响。统计结果显示，接受"左右颈七交叉移位术+康复治疗"的患者有显著的手臂运动和日常生活活动能力改善，且主要表现于腕指功能的促进。这可能是华山康复方案相对于传统计划的优势所在——促进神经再生和大脑可塑性。进一步的工作我们还将集中在收集神经再生和脑重塑的数据，以探索其潜在的机制。

根据本文的研究，我们认为，对于接受左右颈七交叉移位术的痉挛性偏瘫患者，实施华山康复方案是更合适的选择。此外，我们还建议，对于神经或脑损伤的患者，应鼓励其进行相对应的康复项目，并加速修复过程。进一步我们的工作应着眼于扩大临床中心样本量和设计更好的研究范式，来支持和优化左右颈七交叉移位术的华山康复方案，其中运用促进神经再生的非侵入式干预手段，组织有助于患者提高归属感，改善社会和职业功能的团体治疗是较有前景的发掘方向。

◆ 参考文献 ◆

［1］ Li J，Ying Y，Su F，et al. The Hua-Shan rehabilitation program after contralateral seventh cervical nerve transfer for spastic arm paralysis［J］. Disabil Rehabil，2022，44（3）：404 - 411.

一侧大脑半球管双手——左右颈七交叉移位治偏瘫

第20章
华山护理方案

除了注重术后的康复训练外，我们还尤为重视对患者的护理。对于患者来说，与他们日常接触最多的不是医生，而是护士。

大多数选择接受左右颈七交叉移位术的患者在其他地方接受过长期治疗，但是囿于功能提升不理想，因此要尤为注意关心他们的心理状态。另外，由于这些都是偏瘫患者，一侧手不灵活，很多人生活无法自理，这也加大了护理难度；此外，由于很多患者年纪也比较大，再加上腿脚不灵便，护理时要注意防止患者的意外摔倒；还有一些卒中患者，基础条件较差，护理时需要注意一般情况，防止发生各种意外。

面对各种难题，我们与护理团队通力合作，制订了一整套的针对左右颈七交叉移位术后的华山护理方案。

在我们对偏瘫患者进行左右颈七交叉移位术时，围手术期的护理方案是一块重要的拼图。实施规范化、合理、科学的护理计划能够充分降低手术风险，减少不良事件发生率，有效提高患者的身心舒适感，并增加患者对手术及护理的满意程度。

我们知道，接受左右颈七交叉移位术的患者多为卒中幸存者。而大部分卒中幸存者难以进行日常生活活动，并且常伴有高龄和多种合并症。面对这样的患者群体，围手术期的护理计划中需要详细的术前评估和健康教育。另外少部分患者术后可能出现血肿、周围神经损伤、感觉异常等特殊不良反应，针对上述不良反应的护理方案制订对患者的康复至关重要。

因此，考虑到左右颈七交叉移位术的特殊性，我们制订了一套更具针对性的围手术期护理计划——华山护理方案。我们对收治的 85 名患者的临床数据进行描述性统计分析，以验证华山护理方案干预的临床效果。

Su et al. Perioperative Medicine   (2022) 11:12
https://doi.org/10.1186/s13741-022-00245-4

Perioperative Medicine

METHODOLOGY   **Open Access**

Huashan perioperative nursing program for stroke patients undergoing contralateral seventh cervical nerve transfer

Fan Su[1,2†], Ye Xu[1†], Xiaoqian Wang[1], Yiqun Zhou[1], Wendong Xu[1,2], Yaojin Zhang[1] and Ying Liu[1*]

Abstract

Background: A previous investigation regarding contralateral seventh cervical nerve transfer (CC7) revealed a novel and effective approach to improve arm function in patients with chronic spastic paralysis. The patients who underwent both CC7 and standard rehabilitation showed greater functional improvements and spasticity reductions than patients in the control group, who underwent rehabilitation only. Additional efforts are needed to maximize the benefits in patients and establishing a supporting nursing program is a promising method for achieving this goal.

Methods: The present Huashan nursing program was established in consideration of the following elements: providing routine perioperative care, ensuring surgical safety, and improving patient cooperation. Before surgery, psychiatric nursing, health education, and risk control were emphasized. After surgery, in addition to routine nursing and positioning, special attention was needed for targeted nursing in cases of postoperative adverse events. In addition, we performed descriptive statistical analysis of the clinical data of patients participating in the Huashan nursing program, focusing on postoperative adverse events. In total, 85 patients were included in the study, 10 of whom experienced adverse events, including severe pain (5, 5.88%), neck hematoma (2, 2.35%), dyspnea (2, 2.35%), and hoarseness (1, 1.18%). The above adverse events were alleviated through the targeted nursing care guided by the Huashan program.

Discussion: This article introduces the Huashan nursing program, which is based on preoperative evaluations, educational sessions, postoperative monitoring, and targeted nursing, for patients undergoing CC7. This nursing program helped promote and provided the opportunity to maximize the benefits of CC7.

Keywords: Stroke, Contralateral seventh cervical nerve transfer, Evaluation and education, Postoperative monitoring, Targeted nursing

卒中患者左右颈七交叉移位术的围手术期该如何进行护理——华山护理方案[1]

▨ 术前护理方案

· **心理护理** · 所有患者均接受入院宣教,主要内容包括左右颈七交叉移位术的相关原理,可能会出现的并发症及合理的术后恢复预期。此外,我们通过医院焦虑抑郁量表(HADS)评估患者的心理状态,对于评分大于 8 分的患者予以特别关注①。我们鼓励患者之间进行交流,消除负面情绪,建立对治疗的信心,并使用多媒体材料让患者多方位地了解有关左右颈七交叉移位术的信息②。

---

① 考虑到左右颈七交叉移位术的患者群体大多为卒中幸存者,长期受困于疾病,此量表可以让我们更加全面地了解患者的心理状态,提前做好干预准备。
② 通常采用文本、图像、动画和视频等方式向患者介绍左右颈七交叉移位术的手术原理、方法及预期效果,缓解患者焦虑情绪,树立合理预期。

一侧大脑半球管双手——左右颈七交叉移位治偏瘫

· **健康教育临床路径** · 我们制订了患者在整个治疗时间窗内需要遵循的护理计划,该护理计划注重有序性和及时性,并将健康教育安排在护理路径中。具体而言,a. 告知患者如何配合术前检查、每个术前检查的目的及异常情况的应对策略;b. 告知患者术后可能遇到的不良反应及应该怎么办;c. 向患者介绍术后周围神经再生和大脑可塑性的模式、预期的功能恢复情况及术后康复的基本原则[1]。通过我们的健康教育临床路径,可以获得患者更高的理解度和配合度,促进护理工作高效有序开展。

· **手术风险评估** · 这部分内容在我们的护理方案中至关重要,因为大多数卒中患者存在高龄及合并症多等特点。因此要特别关注患者病情变化,以防止肺栓塞、肺部感染及卒中复发等情况的出现。另外,还要做好针对性的术前检查以明确患者是否有深静脉血栓形成,是否存在颈部或脑部血管严重狭窄或不稳定斑块,是否存在肺功能严重下降等问题。同样,患者的病史及体格检查等信息也很重要,应适当进行检查,尽量将手术风险降到最低[2]。

· **术前准备** · 告知患者术前 5 天开始停用抗血小板和抗凝药物,术前禁食和禁饮 6 小时,取下假牙,进行咳嗽排痰训练,准备腋窝、下巴及健侧下肢等部位的皮肤[3]。术前检查详见表 20-1。

表 20-1 左右颈七交叉移位术前检查

	检查项目	检查目的
常规检查	血常规、凝血常规、心电图、术前传染病4项	常规术前评估
特殊检查	超声心动图 肺功能检查	评估心肺功能是否可以接受手术
	颈动脉超声 颅脑 CT 血管造影	明确有无严重的血管狭窄或不稳定斑块
	下肢深静脉超声	明确有无深静脉血栓形成
	臂丛磁共振	明确有无解剖变异
	脑功能磁共振	评估大脑可塑性

---

[1] 这部分的知识科普很重要,患者在了解相关知识后可对自己术后恢复情况和恢复时间有一个大概的认识,会更加积极地参与到术后的康复训练中。

[2] 尽管护理的体格检查不会像医生检查那么详细,但护士会做一些针对性的体格检查,以更好地把握患者病情。

[3] 手术区皮肤的准备是预防术后感染的重要途径,皮肤准备时间不能离手术时间太长,我们一般安排在手术当天。

段落解读

护士需要在手术前分别从心理护理、健康教育、手术风险评估及术前准备四个方面依次实施护理计划。如前所述，接受左右颈七交叉移位术的卒中患者年龄普遍偏大，并伴有多种合并症，如严重的脑动脉狭窄、静脉血栓形成、心肺功能障碍等，将大大增加手术风险。一系列标准化和全面的术前检查有助于排除有禁忌证的患者，这是确保手术安全的重要一步。另外，我们在心理护理中针对这一特殊患者群体增加了医院焦虑抑郁量表来评估患者的心理状态，并针对患者的得分采取相应的干预措施。在健康教育过程中，有序地向患者告知整个治疗过程的步骤，以及对功能改善的合理期望。以上措施可以有效减少患者的焦虑情绪，建立对手术的信心。

▓ 术后常规护理

左右颈七交叉移位术后患者通常采用俯卧位，并在双侧切口放置两根负压引流管，密切监测引流液的颜色和引流量。当24小时引流液收集量小于20～30 mL，且颜色变成淡黄色时就可以考虑拔除引流管了。如果收集量突然增多或颜色变成鲜红色时，就要检查是否有活动性出血，并及时向医生汇报。相反，如果收集量突然减少时，也要检查是否出现引流管堵塞等问题[1]。同时，一般会在患者术后双侧锁骨上放置沙袋48小时左右，目的是减少出血和血肿的发生。此外，还要关注患者是否有胸闷、呼吸困难或颈部肿胀不适等主诉。

一般在术后4～6小时内对患者进行心电监测和吸氧，以关注生命体征。血压管理对于预防脑血管意外至关重要，需指导高血压患者继续降压治疗[2]。

在手术中由于刺激或牵拉食管，可能会出现食管水肿，因此需要对患者进行术后饮食指导以保护食管。一般术后6小时内允许流质饮食，术后第2天开始予以半流质饮食。术后第3天开始，患者可以进食软食。1个月后，患者可以进食普通饮食。为了防止肺部感染，鼓励患者早期下床活动，并逐渐增加活动范围和强度。为了预防术后下肢深静脉血栓，常规给患者使用间歇式气动压力系统[3]。

---

[1] 引流管护理在术后护理工作中十分重要，优质的术后引流管护理是确保引流管妥置并提高术后安全性、促进康复的重要措施，需引起足够重视！

[2] 部分患者术后由于环境温度低、焦虑、疼痛或睡眠障碍可能会导致血压升高，需尽可能减少这些因素的影响。

[3] 参数按照45 mmHg、40 mmHg、35 mmHg的梯度压力序贯加压脚踝、小腿、大腿，最大压力持续时间10秒，挤压周期60秒，30分/次，2次/天，干预期间密切关注患者生命体征，超过耐受阈值时就需要调整压力参数了。

为了减少对移位后第七颈神经根的牵拉幅度，可在术后 4 周内分别用颈托和绷带①对颈部和患肢进行制动，以减少头部和患侧肢体的活动。绷带固定时患侧肩部保持内收位。另外，还会让患者用患侧手握住毛巾来缓解痉挛状态。

　　在护理左右颈七交叉移位术后的患者时，需要注意一些常规术后问题，包括全麻苏醒后患者的生命体征是否平稳，术后卧床是否会出现下肢深静脉血栓，手术部位是否会出现活动性出血等。在关注这些常规术后问题的同时，还要关注左右颈七交叉移位术后可能出现的其他问题，包括术后何时进食及如何进食，术后颈部和患肢固定和体位的问题。这些可能也是患者比较关心的问题，要对患者进行全程健康宣教，加强与患者的沟通，帮助患者安全平稳度过围手术期。

■ 不良反应的针对性护理

· **颈部血肿及处理** · 对于颈部血肿，首先要关注患者的自述症状及引流液的颜色和引流量。当引流液量持续增多且颜色变深时，就要考虑是不是发生了颈部血肿。此时要取下患者颈托，观察颈部颜色是否出现发绀，颈围是否增粗，并通过触诊颈部来评估肌肉张力。引起颈部血肿的原因通常是由引流不畅和使用抗凝药物引起的。对于引流不畅的情况，需要重新调整引流管。而对于有抗凝药物史的患者，使用加压敷料可能是一个有效的办法②。需要注意的是，有些血肿不能通过上述方法缓解，因此遇到疑似颈部血肿情况时，有必要及时通知医生进一步处理③。在我们统计分析的 85 名患者中，一共有 2 名（2.35%）患者出现颈部血肿，均有华法林服药史。2 名患者术后 24 小时引流量都超过了 200 mL，并且伴有颈部皮肤发绀，颈围变大。遇到这种情况，我们需要密切关注患者生命体征及血氧饱和度，同时使用压力辅料，将引流管放在原位，直到情况好转。这 2 名患者在处理后血肿逐渐清除，引流管成功拔除。

· **声音嘶哑及处理** · 在手术过程中过度牵拉或颈部血肿压迫喉返神经都有可能会导致声音嘶哑。因此，我们在术后要密切关注患者是否出现声音变化或者咳嗽。对于神

---

① 我们有时会使用收腹带代替绷带，患者舒适度会更高一点。

② 在出现颈部血肿的情况下，建议等到血肿情况好转后再考虑拔除引流管。

③ 有些严重的颈部血肿可能会压迫气管，引起呼吸困难，甚至危及生命，因此要密切关注患者的病情变化，必要时在床边放置静切包以备抢救时使用。

经牵拉所致的声音嘶哑,一般在 1 周内会自行消失①。而对于颈部血肿导致的嘶哑则要强调原发病的治疗。在患者出现声音嘶哑的症状时,首先需要查明病因,并加强医患沟通,缓解患者焦虑,使患者保持良好的情绪。在本研究中有 1 名患者因喉返神经过度牵拉而出现声音嘶哑的症状。我们以保证患者的舒适度及加强医患沟通为主,以确保患者在症状缓解之前保持情绪稳定。

· **严重疼痛及处理**·手臂疼痛和麻木是左右颈七交叉移位术后最常见的不良反应,严重时可能会导致睡眠障碍、焦虑和抑郁,甚至血压和血糖水平的波动,最终对患者的恢复造成不良影响。我们通常采用面部表情疼痛量表(FRS 评分)对患者进行疼痛评估②。当患者得分小于 5 分时,通常采用物理治疗;当患者得分为 5~7 分时,常采用意象疗法,并要求患者放松思想并想象积极的情景,从而降低交感神经活性以缓解疼痛③;对于评分高于 7 分的患者,剧烈的疼痛可能会导致睡眠障碍,此时需要采用药物干预治疗,可根据需要给患者使用止疼药或安眠药④。在本研究中一共有 5 名患者在术后表现出了剧烈的疼痛(FRS 评分大于 7 分)及睡眠障碍,我们对患者采用物理治疗、意象治疗及药物干预等方案,5 名患者最终 FRS 评分都降到了 2 分以下⑤。

· **呼吸困难及处理**·术中为了暴露第七颈神经根,对前斜角肌的过分牵拉可能会引起膈神经损伤从而导致呼吸困难⑥。术后要密切关注患者主诉,如是否有胸闷、气短等症状,同时还需要关注患者的呼吸频率及血氧饱和度。一旦发生呼吸困难,首先采用高浓度氧气吸入,并紧急行血气分析及胸部 CT 检查,以判断严重程度。另外,要求患者加强胸式呼吸练习⑦,第一天练习 3 次,一次 10 分钟,然后逐渐增加练习的持续时间和强度。本研究中一共 2 名患者分别在术后第 1 天和第 2 天出现呼吸困难症状,血氧饱和度降至 92%~94%。我们立即予以吸氧、急诊血气分析及胸部 CT 检查等处理。鼓励患者胸式呼吸,并针对肺部感染进行预防性处理⑧。经以上治疗后,最终患者呼吸恢

---

① 当患者嘶哑症状持续 1 周不缓解时,我们建议行动态喉镜检查排除其他少见的可能原因,如杓状软骨脱位等。

② 该量表将人的表情按照疼痛程度不同进行分级,一般应用于婴幼儿或无法正常交流的患者,考虑到我们的患者群体多为卒中幸存者,很多患者同时伴有失语或意识障碍,为保证疼痛评估的同质性,我们中心均采用此量表进行疼痛评估。

③ 各种非药物治疗方案可以取得一定的镇痛效果,但效果因人而异,因此我们主要将非药物治疗用于轻微或中等疼痛患者,或作为严重疼痛患者的辅助手段。

④ 药物干预我们多采用多模式镇痛,联合使用作用于中枢神经系统的阿片类药物及作用于外周的非甾体抗炎药,利用药物不同的作用机制,达到更好的效果。

⑤ 这里我们采用了药物治疗为主、非药物治疗辅助的办法,镇痛效果较为明显。

⑥ 除膈神经损伤外,颈部血肿、喉头水肿等都有可能导致术后呼吸困难,因此在患者出现呼吸困难时,应积极对症处理并寻找病因。

⑦ 胸式呼吸训练可有效改善肺功能。

⑧ 我们建议床头抬高 30°,辅助患者翻身和拍背,对患者进行雾化吸入治疗。

复正常,血氧饱和度恢复到97%以上。

　　在术后护理方面,应注意并熟知手术相关并发症及常见不良反应的处理,尤其是颈部血肿、声音嘶哑、剧烈疼痛和呼吸困难。另外,需要密切关注患者的主诉和临床表现,如引流液有无异常、颈部有无肿胀、患者声音是否有变化等。一旦出现上述现象,应及时向医生报告并进行对症治疗。除了并发症的早期发现和及时治疗外,还必须重视对术后不良事件的预防(如预防跌倒)和合并症(如高血压、糖尿病)的治疗。

　　这篇文章基于左右颈七交叉移位术的患者群体特点及手术可能出现的不良反应提出了一套可行且合理的"华山护理方案"。一方面,该护理方案的实施有助于提高患者的接受度,并提高手术的安全性。另一方面,"华山护理方案"是我们左右颈七交叉移位术治疗痉挛性偏瘫的"华山方案"中重要组成部分,为规范化、标准化的手术进程提供有力保障!

◆ 参考文献 ◆

[1] Su F, Xu Y, Wang XQ, et al. Huashan perioperative nursing program for stroke patients undergoing contralateral seventh cervical nerve transfer[J]. Perioper Med(Lond), 2022, 11(1): 12.

第21章
治疗手，脚也会好

上下肢联动功能恢复的检测及验证

在对左右颈七交叉移位术后的患者进行随访过程中，有很多患者主诉他们在术后不仅感觉到瘫痪手的痉挛减轻，动作变灵活，还有瘫痪侧的下肢"变轻松了"，会感觉到"走路更流畅了"。这让我们非常意外，我们对脑重塑的认识更深入了。

如前所述，对于因中枢神经损伤导致痉挛性偏瘫的患者，左右颈七交叉移位术已被证实能够减轻上肢痉挛状态并显著改善其运动功能。这种通过改变周围神经从而改变中枢的现象展现出了神经系统强大的可塑性。在对接受左右颈七交叉移位术的痉挛性偏瘫患者的临床随访中，我们观察到一些患者的步态较术前明显改善，一些患者还主动反馈术后下肢痉挛显著减轻。既往曾有针对上肢痉挛的患者进行肉毒毒素注射，下肢痉挛亦存在改变的报道。这是非常有意思的现象，意味着上下肢之间极可能存在着某种内在的紧密联系！

因此我们在文章中背景部分是这样写的：

"我们之前报道了运用左右颈七交叉移位术治疗单侧脑损伤引起的痉挛性偏瘫患者，以改善偏瘫侧上肢功能并减轻其痉挛状态。术后一些患者还反馈了下肢痉挛的变化，这是常规体检所忽视的，而肌肉的羽状角可以很好地反映肢体痉挛状态。"

我们对此设计了临床病例对照研究，使用超声来检测肌肉羽状角（PA）的变化，并结合足底压力变化，客观地评估左右颈七交叉移位术是否会影响下肢的痉挛状态。

Received: 30 August 2019 | Accepted: 14 October 2019

DOI: 10.1002/brb3.1460

ORIGINAL RESEARCH

Brain and Behavior OpenAccess **WILEY**

Contralateral seventh cervical nerve transfer can affect the pennation angle of the lower limb in spastic hemiplegia patients: An observational case series study

Bao-Fu Yu[1] | Li-Wen Chen[2,3] | Yan-Qun Qiu[2,3] | Jing Xu[1] | Hua-Wei Yin[1] |
Qin-Ying Li[3] | Wen-Dong Xu[1,2,3,4,5]

[1]Department of Hand Surgery, Huashan
Hospital, Fudan University, Shanghai, China

[2]Department of Hand and Upper Extremity
Surgery, Jing'an District Center Hospital,
Shanghai, China

[3]Shanghai Clinical Medical Center for Limb
Function Reconstruction, Shanghai, China

[4]Shanghai Key Laboratory of Peripheral
Nerve and Microsurgery, Shanghai, China

[5]National Clinical Research Center for Aging
and Medicine, Huashan Hospital, Fudan
University, Shanghai, China

Correspondence

Wen-Dong Xu, Department of Hand
Surgery, Huashan Hospital, Fudan
University, No.12 Middle Wulumuqi Road,
Shanghai 200040, China.
Email: wendongxu@fudan.edu.cn

Funding information

The National Science Fund for Distinguished
Young Scholars, Grant/Award Number:
81525009; National Key R&D Program
of China, Grant/Award Number:
2017YFC0840100 and 2017YFC0840106;
Shanghai Top Priority Clinical Medicine
Center Construction Project, Grant/Award
Number: 2017ZZ01006

Abstract

Introduction: We previously reported transferring seventh cervical (C7) nerve from unaffected side to affected side in patients with spastic hemiplegia due to chronic cerebral injury, to improve function and reduce spasticity of paralyzed upper limb. In the clinics, some patients also reported changes of spasticity in their lower limb, which could not be detected by routine physical examinations. Pennation angle of muscle can indirectly reflect the condition of spasticity. The purpose of this study was to evaluate whether this upper limb procedure may affect spasticity of lower limb, using ultrasonography to detect changes of muscle pennation angle (PA).

Methods: Twelve spastic hemiplegia patients due to cerebral injury including stroke, cerebral palsy, and traumatic brain injury, who underwent C7 nerve transfer procedure, participated in this study. B-mode ultrasonography was used to measure PA of the gastrocnemius medialis (GM) muscle at rest preoperatively and postoperatively. The plantar load distribution of the lower limbs was evaluated using a Zebris FDM platform preoperatively and postoperatively.

Results: The PA of the GM was significantly smaller on the affected side than that of unaffected side before surgery. On the affected side, the postoperative PA was significantly larger than preoperative PA. On the unaffected side, the postoperative PA was not significantly different compared to preoperative PA. The postoperative plantar load distribution of the affected forefoot was significantly smaller than preoperative load distribution, which was consistent with ultrasonography results.

Conclusions: This study indicates that C7 nerve transfer surgery for improving upper limb function can also affect muscle properties of lower limb in spastic hemiplegia patients, which reveals a link between the upper and lower limbs. The interlimb

左右颈七交叉移位术可改变偏瘫痉挛下肢的肌肉羽状角——观察性病例对照研究[1]

　　为了探究上述问题,我们招募了 12 位因脑损伤(包括卒中、脑瘫和创伤性脑损伤)导致的痉挛性偏瘫患者参与试验,他们接受左右颈七交叉移位术主要是为了改善患侧上肢痉挛。我们分别在手术前后测量了患者腓肠肌内侧头的羽状角和足底压力分布这两个指标,以反映患者的下肢功能。

■ B 超测量腓肠肌内侧头的羽状角

　　通常情况下,我们会使用改良 Ashworth 量表和改良 Tardieu 量表对患者的上下肢各关节的肌肉张力进行简便和快速的评分,但是它们相对比较主观,而且对于非肉眼可见的痉挛情况的改变并不敏感，不能为我们提供可靠有效的信息[1]。相比之下，由于骨骼肌的功能很大程度上取决于肌纤维的形态，测量肌纤维形态改变可以很好地反映肌肉的功能。羽状角就是这样一种基于肌纤维形态的解剖学指标：在腓肠肌这样的肌肉中，肌纤维有着像羽毛的脉络一样的方向，肌束插入深筋膜的角度就像羽毛的脉络与主干之间的夹角，被称为羽状角。羽状角越大，就意味着肌肉的张力越小[2]，肌肉产生力量的潜力越大。我们常用超声这种非侵入性的影像学手段检查骨骼肌的结构，已有研究表明用超声测量腓肠肌内侧头羽状角能够评估卒中患者下肢的康复状况[3]。

因此，我们用 14 - MHz 的高分辨率 B 超探头采集了 12 位患者术前、术后 1 周和术后 4 周时双侧腓肠肌内侧头静息状态下的超声影像，并测量了羽状角[4]。我们发现，在手术前，患者腓肠肌内侧头的羽状角在患侧下肢为 15.14° ± 1.31°，明显小于健侧下肢的 20.82° ± 1.62°，这意味着尽管下肢功能障碍不是困扰患者的主要因素，但患侧下肢的痉挛确实存在。患者羽状角在术后 1 周时增加到了 17.75° ± 1.00°，在术后 4 周时达到了 18.08° ± 1.10°，均明显高于术前水平，而健侧下肢的羽状角在各个随访时间点没有显著差异，这表明左右颈七交叉移位术在术后较短时间内即可改善患侧下肢的痉挛，证实了我们的假设。

　　这部分主要关注左右颈七交叉移位术后下肢肌肉的变化。临床中部分患者感受强烈，主动反馈下肢痉挛明显减轻并伴有活动改善，还有部分患者则主诉未察觉下肢明显变化。我们选取最能反馈下肢痉挛程度的腓肠肌内侧头，并通过相对客观的检测手段（B 超）观察肌肉的羽状角变化，从而得到主观检查中较易忽视的证据。

▓ 用 Zebris 平台测量足底压力分布

　　脑损伤发生后，由于以腓肠肌为代表的患侧小腿后群肌挛缩，患者会表现出患侧垂足，在双足站立时，患侧前足受力会大于健侧。因此，足底压力分布可以在效应层面反

---

① Ashworth 量表和 Tardieu 量表均是临床上评估痉挛程度的经典工具，但均侧重于功能表现，指标相对主观及粗略，无法对肌肉痉挛状态进行量化。

② 即痉挛程度越轻。

③ Wan - Hee Lee 等曾用此方法进行羽状角和痉挛程度的相关性分析和信度效度检验。

④ 测量期间，患者处于俯卧位，膝关节伸展姿势，腓肠肌肌肉放松。每次检查扫描 3 次，计算平均值并用于进一步的数据分析。双侧腓肠肌肌肉的羽状角在手术前（基线）、术后 1 周和术后 4 周由同一实验者测量，探头放置在同一位置。

映小腿后群肌的痉挛情况，为羽状角在肌肉结构层面的证据进行补充①。

我们用 Zebris 公司的足底压力分布测量平台评估患者的足底压力分布，平台装备了 1504 个传感器。患者赤足、睁眼进行评估，患者双足站立在平台上 10 秒后，平台会将压力数据传输到相连的计算机上，然后用该公司的 FDM 软件处理和分析压力参数，并绘制足底压力分布图。数据显示，术前患侧前足的压力分布比例占全足的 48.17%±7.59%，而这一数值在术后 1 周和术后 4 周分别降至 40.08%±3.80% 和 41.25%±4.12%，均显著小于术前水平，这与羽状角的结果一致，即左右颈七交叉移位术可以改善患侧下肢的功能。

> 这部分从足底压力这一客观指标对由羽状角得出的结论进行验证。痉挛患者的足底压力分布状态显著不同于健康对照，通过该指标检测，可以客观地体现术前、术后患者的站立状态。数据显示，左右颈七交叉移位术后，患者足底压力分布较术前显著改善。

> 这篇文章从临床现象出发，关注左右颈七交叉移位术后下肢的变化，通过术前与术后 B 超对腓肠肌内侧头羽状角的测量变化和足底压力分布变化，证实术后下肢痉挛程度确实发生了改变。这意味着上下肢之间极可能存在内在联系，并且这种肢体间的联系是具有可调节性的。这个结论对于进一步制订上下肢协同康复训练计划具有非常重要的指导意义。

上下肢联合手术初步探索

同时，通过模拟左右颈七交叉移位术，我们还开发了下肢神经移位的新术式——健侧第五腰神经根到患侧第一骶神经根的前根交叉移位术（以下简称"腰五-骶一交叉移位术"），可以有效地治疗下肢偏瘫。为了更好地满足患者的需要，我们设计了"上下肢联合手术"，同时给患者做上肢的左右颈七交叉移位术和下肢的腰五-骶一交叉移位术，

---

① 对于痉挛性偏瘫患者，他们的痉挛性足下垂会增加患侧前足的足底压力分布，当痉挛减少时，类似于健康对照者，前足的压力分布会相应减少，后足的压力分布会增加。

并随访术后的疗效。与此前的思路一致，我们秉承"创新要从少量开始"的观点，率先尝试了2例患者，测试该手术方案的疗效。

BRITISH JOURNAL OF NEUROSURGERY
https://doi.org/10.1080/02688697.2021.1910764

ORIGINAL ARTICLE

Combined contralateral C7 to C7 and L5 to S1 cross nerve transfer for treating limb hemiplegia after stroke

Fangjing Yang[a*], Liwen Chen[b,c*], Haipeng Wang[c,d], Jionghao Zhang[c,d], Yundong Shen[a,b,c], Yanqun Qiu[a,b,c], Zhiwei Qu[c,d], Jie Li[b,c] and Wendong Xu[a,b,c,e,f]

[a]Department of Hand Surgery, Huashan Hospital, Fudan University, Shanghai, China; [b]Department of Hand and Upper Extremity Surgery, Jing'an District Center Hospital, Shanghai, China; [c]Shanghai Clinical Medical Center for Limb Function Reconstruction, Shanghai, China; [d]Department of Orthopedics, Jing'an District Center Hospital, Shanghai, China; [e]National Clinical Research Center for Aging and Medicine, Huashan Hospital, Fudan University, Shanghai, China; [f]Shanghai Key Laboratory of Peripheral Nerve and Microsurgery, China, Shanghai

ABSTRACT
Background: Contralateral C7 to C7 cross nerve transfer has been proved to be safe and effective for patients with spastic arm paralysis due to stroke and traumatic brain injury. For the lower limb, contralateral L5 to S1 cross nerve transfer serves as a novel surgical approach. In many cases, patients with hemiplegia have both upper and lower limb dysfunction and hope to restore all limb functions within one operation. To cope with this demand, we performed combined contralateral C7 to C7 and L5 to S1 cross nerve transfer in two cases successfully.
Case description: Two patients were enrolled in this study. The first patient is a 36-year-old woman who had spasticity and hemiplegia in both upper and lower limbs on the left side after a right cerebral hemorrhage 14 years prior. The second patient is a 64-year-old man who suffered from permanent muscle weakness in his right limbs, especially the leg, after a left cerebral hemorrhage 7 years prior. Both patients underwent the combined nerve transfer to improve upper and lower limb motor functions simultaneously. During the 10-month follow-up after surgery, the limb functions of both patients improved significantly.
Conclusions: This study demonstrates the safety and benefits of combined contralateral C7 to C7 and L5 to S1 cross nerve transfer for hemiplegic patients after stroke. This novel combined surgical approach could provide an optimal choice for patients suffering from both upper and lower limb dysfunction, to reduce hospital stay while reducing financial burden.

ARTICLE HISTORY
Received 11 September 2020
Revised 20 March 2021
Accepted 25 March 2021

KEYWORDS
Motor dysfunction; nerve transfer; spastic hemiplegia; stroke

左右颈七交叉移位术联合腰五-骶一交叉移位术治疗卒中后肢体偏瘫的临床效果[2]

在门诊中我们发现，以"上肢痉挛性偏瘫"作为主诉来求医的多数患者，或坐着轮椅，或拄着拐杖，或需要他人搀扶。这些患者或轻或重均伴随着下肢痉挛性偏瘫的症状。这个现象不难解释，这些患者的损伤部位为一侧半球大脑皮质，属于上运动神经元损伤，而这些患者的锥体束常保持完好，大脑皮质丧失了对侧上下肢随意运动功能的控制能力，取而代之的是低位中枢控制下以痉挛为主的异常运动模式。

下肢运动功能与上肢相比，比较粗大简单，因此通过针对性的康复训练部分患者的下肢运动功能会得到一定程度的恢复。然而对部分患者而言，下肢痉挛严重影响日常生活，患肢永久性的肌张力增高、关节挛缩和运动模式异常严重影响了生活质量。为解决这部分患者的难题，我们在对脑可塑理论深入理解的基础上设计了健侧腰五-骶一交叉移位术以治疗下肢痉挛性偏瘫，并初步应用于临床，术后16个月患者患肢运动功能较术前显著提升。

在临床实践中，很多同时存在上下肢运动功能障碍患者提出了这样的期望，即想通过一次手术同时改善上肢和下肢功能。因此,在前期研究基础上,我们设计了左右颈七交叉移位术联合腰五-骶一交叉移位术。

那么,这种1+1的联合手术方式能否实现大于2的效果呢,另外这样的前路-后路联合手术的安全性又如何呢?

带着这样的问题,我们通过严格论证,选取了2名慢性上下肢痉挛性偏瘫患者进行该联合手术。在这篇病例报告文章中,我们随访了2名患者术后10个月的患肢功能恢复情况。希望通过这项研究验证该联合手术的安全性和有效性,并在此基础上探讨"上下肢联动"的中枢作用机制。

▨ 患者信息

第一例患者是36岁的女性,14年前罹患右侧脑出血。在常规康复10个月后,肢体功能未见明显改善,患者进入恢复平台期①。患者的左上肢痉挛较重,腕关节、掌指关节和指间关节的痉挛症状尤为严重。平均改良Ashworth分级为2级,上肢Fugl-Meyer量表评分为28分(总分66分),肩关节内收、外展肌力及屈肘、伸肘肌力均为4级,而伸腕和掌屈肌力仅为1级。患者同时伴有左下肢痉挛,但症状较轻。平均改良Ashworth分级为1级,Berg平衡量表的评分为54分(总分56分)。该患者无需挂拐即可独立行走,但行走时左足内翻较为明显②。

第二例患者是64岁的男性,7年前罹患左侧脑出血。在常规康复1年后,进入康复平台期。该患者的上肢症状主要表现为右肩肘关节痉挛,平均改良Ashworth分级为2级,肩关节外展稍受限,活动度为0°~110°(正常范围0°~180°),其余关节活动度基本正常,肌力正常。上肢Fugl-Meyer量表评分为51分。与上肢较轻的症状不同,患者的右下肢表现出严重的肌力下降和痉挛状态,各肌肉的肌力仅为2级及以下,改良Ashworth分级为3级。该患者只能依靠拐杖或他人帮助下行走。

▨ 手术方案

两名患者的手术均在全身麻醉下分两个阶段进行,首先进行腰五-骶一交叉移位术。患者采取俯卧位,确定第五腰椎棘突水平,沿第五腰椎水平做一纵行正中切口,

---

① 一般卒中发生后6个月到1年进入康复平台期,此时功能虽有恢复,但进程相当缓慢,此时期的个性化干预措施将有助于改善患者预后。

② 患者由于患肢肌张力升高,屈曲困难,行走时偏瘫侧下肢伸直,表现出由外旋位移向前方的步态,即为典型的痉挛性偏瘫步态。患者的足内翻主要是由于肌肉牵张反射的控制紊乱导致,尽管该患者具备一定的行走能力,但由于受其异常步态的影响,将妨碍其踝部功能的进一步恢复。

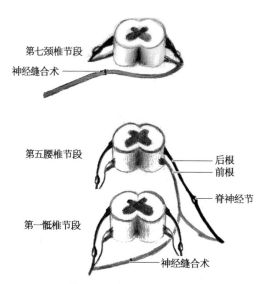

第七颈椎节段
神经缝合术

第五腰椎节段
后根
前根
脊神经节

第一骶椎节段
神经缝合术

图 21-1·左右颈七交叉移位术联合腰五-骶一交叉移位术示意图。

依次切开皮肤、皮下组织、椎旁肌肉，暴露第五腰椎和第一骶椎椎板。随后进行第五腰椎和第一骶椎椎板切除术，并切除第五腰椎和第一骶椎间黄韧带①以完整暴露硬脊膜。纵行切开硬脊膜后，通过解剖定位及术中电生理刺激来确定第五腰神经根和第一骶神经根，并使用显微外科器械仔细分离健侧第五腰神经根及患侧第一骶神经根的前根②。随后横行切断约50%的第五腰神经根前根，同时在尽可能靠近脊髓硬脊膜处横断50%的第一骶神经根前根。使用9-0 Prolene缝合线将健侧第五腰神经根前根及患侧第一骶神经根前根进行无张力吻合（束膜缝合）③。神经吻合后闭合硬脊膜，仔细确认未发生脑脊液漏。为避免术后腰骶交界处不稳定，我们进行两节段的椎弓根螺钉固定④，术中X线显示双侧椎弓根螺钉位置良好，随后逐层关闭切口。在腰五-骶一交叉移位术后，我们将患者置于仰卧位行左右颈七交叉移位术（图21-1）。左右颈七交叉移位术的手术方法在前面章节已详细说明，在此不做过多阐述。

两例患者均在7小时内完成手术，术中实时监测血压、心率、呼吸、体温等生命指标正常。术后患者去枕平卧7天⑤，患侧上肢石膏托或绷带固定4周。我们要求两名患者在术后1个月时到我院进行常规康复训练，包括早期等长肌收缩训练及晚期的步态训练。我们每3个月在门诊对患者进行一次随访。随访指标包括肢体肌力、感觉、活动范围、改良Ashworth分级、上肢Fugl-Meyer量表评分及Barthel指数测量。

---

① 为保护脊柱的稳定性，在手术中采用局限性的椎板切除术，在充分暴露硬脊膜的情况下，尽量保证双侧关节突关节的完整性。

② 硬膜内脊神经根的解剖定位是相对固定的，相应节段的脊神经根后根恒定粗于前根，对于不同节段来说，从第四腰神经至第一骶神经节段前根逐渐增粗。考虑解剖学变异的可能性，可在术中通过电生理刺激以明确目标神经根。

③ 在分离、切断、吻合前根的同时，一定要注意保护后根完整不被损伤。

④ 内固定植入的目的有两个，第一是保证脊柱稳定性，第二是为了使患者术后早期下床进行下肢康复训练。

⑤ 去枕平卧主要是为了防止可能出现的脑脊液漏。

无论是椎前通路的左右颈七交叉移位术，还是腰骶后路腰五-骶一交叉移位术，均需熟练掌握手术技巧。当两者联合手术时，面临的第一个问题是术中需要变换体位，先做哪一个手术？考虑到左右颈七交叉移位术后需要患肢固定，且颈部手术后变换体位可能导致出血压迫重要器官，增加手术风险。因此我们选择先行腰骶后路腰五-骶一交叉移位术，在脊柱坚强固定、伤口闭合后再变换体位行椎前路左右颈七交叉移位术。事实证实，我们的联合手术是安全的，两位患者手术时长都控制在 7 小时内，且均未出现术后早期和远期并发症。另外，我们术中根据第五腰神经根两束分支的肌电刺激结果，选择移位较少参与踝背伸的分支作为供体神经，尽可能避免持续性足下垂的症状。考虑到与上肢精细运动控制的恢复需求不同，下肢的主要功能是站立和行走，而第一骶神经根对踝跖屈的贡献较多，对髋关节和膝关节的稳定性至关重要。因此为了最大限度实现患肢功能恢复，我们选择将第一骶神经根作为受体神经。

▧ 手术效果

两例患者术后健侧肢体均出现了轻度的酸痛和不适，症状在 3 个月后消失。同时，健侧肢体的运动功能未见明显受损，仅出现部分肌力的轻微下降，均在术后 10 个月内自行恢复到了术前水平[①]。

第一例女性患者在术后第一天便出现了患侧肢体痉挛轻度减轻。在术后 4 个月时，评估患者改良 Ashworth 分级为 1 级。术后 10 个月时，患者的上肢肌力明显增强，尤其是伸腕、掌屈及手指屈伸等肢体远端肌肉肌力恢复最为显著，已经达到 3 级（可对抗重力）。在术后 10 个月时，患者的下肢症状出现了一定程度的恢复，可独立小跑，行走时左足内翻的情况也有所改善[②]。

第二例男性患者在术后 7 个月时肩外展活动范围从术前的 0°～110° 增加到了 0°～130°，同时我们欣喜地看到该患者的下肢运动功能显著提升。患者伸髋、屈膝及踝跖屈

[①] 患者健侧下肢肌力短暂下降后又恢复的现象说明了我们选取 50% 第五腰神经的运动纤维作为供体神经不会对患肢造成明显影响，骶丛其他神经根具有很强的代偿能力。

[②] 该患者在术后 10 个月时出现了下肢功能改善，这比我们单独行腰五—骶一交叉移位术的恢复速度（16 个月）快了 6 个月，这是一个很有意思的现象，我们在段落解读中会分析该现象的可能原因。

背伸肌力均恢复到 4 级①,改良 Ashworth 分级降到 1 级。患者从术前卧床或依靠轮椅的状态变成术后 10 个月可无扶手小步行走了②。

　　我们的前期研究表明,左右颈七交叉移位术后患肢肌肉力量和运动功能的改善从术后第 10 个月后开始出现,这与移位后神经纤维再生通过吻合口抵达患肢靶肌肉的时间进程一致。同样,在前期研究中,单独行腰五-骶一交叉移位术的患者在术后 16 个月后开始出现下肢运动功能的改善,主要表现为下肢肌肉的协调运动。此联合手术的结果显示,两例患者的下肢运动功能在术后第 10 个月即出现了改善,尤其在步态恢复方面尤为显著。我们认为该联合手术在改善患者步态和平衡功能方面具有更大的潜力。理由如下,稳定高效的运动需要四肢和身体运动功能协调,根据肢体间神经肌肉功能耦合理论,上肢运动功能的恢复将有效增强下肢的神经肌肉募集,反之亦然。在第一位女性病例中,患者的上下肢运动功能同时得到改善,这将有助于其运动平衡功能的改善,使其在术后 10 个月后便可小跑。而第二例男性病例在术后 10 个月从坐轮椅到独立行走,这个改善进程是超预期的。另外,腰五-骶一交叉移位术后脊柱的坚强内固定缩短了患者卧床时间,这可能也是加速康复的一个原因。

　　这篇文章证实了左右颈七交叉移位术联合腰五-骶一交叉移位术对卒中后偏瘫患者的安全性和有效性。一方面,这种全新的联合手术方式为上下肢功能障碍患者提供了最佳的解决方案,可以减少住院时间,减轻经济负担。另一方面,这篇文章把偏瘫上下肢运动作为一个整体,开辟了"上下肢联动"的全新视角。那么,上下肢联动促进运动功能恢复的中枢作用机制是什么呢? 控制协调运动的小脑在患肢运动功能恢复中发挥什么作用? 小脑与大脑运动皮质跨半球重塑是否存在联系?

　　在后续的研究中,我们将沿此思路继续前行。

---

① 从周围神经再生速度来看,移位后的神经纤维在 10 个月时生长到伸髋屈膝的靶肌肉在理论上是可能的,但抵达肢体远端踝跖屈背伸靶肌肉似乎有点超出预期了,这是否说明联合移位可能会促进周围神经再生呢?
② 该患者术后下肢恢复速度与第一位患者的恢复速度差不多,说明这不是特例,值得我们深入探讨!

参考文献

［1］ Yu BF, Chen LW, Qiu YQ, et al. Contralateral seventh cervical nerve transfer can affect the pennation angle of the lower limb in spastic hemiplegia patients: an observational case series study［J］. Brain and Behavior, 2019, 9 (12): e01460.

［2］ Yang FJ, Chen LW, Wang HP, et al. Combined contralateral C7 to C7 and L5 to S1 cross nerve transfer for treating limb hemiplegia after stroke［J］. British Journal of Neurosurgery, 2021: 1 - 4.

第 6 阶段 制定指南、揭示机制、全球推广（2018—　）

第22章
揭示一侧大脑半球管双手机制

动物模型的建立

在稳步推进一系列临床研究的同时，我们还进行了一系列的动物实验。我们之前的动物实验大多是在大鼠上进行，但是近些年，由于各类转基因工具小鼠的出现，越来越多的研究都在使用小鼠。我们如果想深入研究左右颈七交叉移位术后蕴藏的脑重塑机制，那么单单使用原来的大鼠模型是难以完成的。于是，我们将基础研究的重心转移到了小鼠，建立了左右颈七交叉移位术治疗单侧脑损伤后偏瘫的小鼠模型，并以这个模型为基础，探究了左右颈七交叉移位术引起健侧半球脑重塑的神经环路机制。

小鼠臂丛解剖研究与经气管前路的左右颈七交叉移位术小鼠模型

A novel mouse model of contralateral C7 transfer *via* the pretracheal route: A feasibility study

Xuan Ye[a,1], Yun-Dong Shen[a,b,c,1], Jun-Tao Feng[a,1], Fei Wang[a], Zheng-Run Gao[a], Gao-Wei Lei[a], Ai-Ping Yu[a], Cheng-Pan Wang[d], Chun-Min Liang[c,d], Wen-Dong Xu[a,b,c,e,*]

[a] *Department of Hand Surgery, Huashan Hospital, Shanghai Medical College, Fudan University, Shanghai, China*
[b] *National Clinical Research Center for Aging and Medicine, Huashan Hospital, Fudan University, Shanghai, China*
[c] *Department of Hand and Upper Extremity Surgery, Jing'an District Central Hospital, Shanghai, China*
[d] *Department of Anatomy, Histology and Embryology, School of Basic Medical Science, Fudan University, Shanghai, China*
[e] *State Key Laboratory of Medical Neurobiology, Collaborative Innovation Center of Brain Science, Fudan University, Shanghai, China*

ARTICLE INFO

Keywords:
Mouse model
Anatomy
Contralateral C7 transfer
Pretracheal route
C6 lamina ventralis excision
Nerve regeneration

ABSTRACT

Background: Contralateral seventh cervical nerve transfer (contralateral C7 transfer) is a novel treatment for patients with spastic paralysis, including stroke and traumatic brain injury. However, little is known on changes in plasticity that occur in the intact hemisphere after C7 transfer. An appropriate surgical model is required.
New method: We described in detail the anatomy of the C7 in a mouse model. We designed a pretracheal route by excising the contralateral C6 lamina ventralis, and the largest nerve defect necessary for direct neurorrhaphy was compared with defect lengths in a prespinal route. To test feasibility, we performed *in-vivo* surgery and assessed nerve regeneration by immunofluorescence, histology, electrophysiology, and behavioral examinations.
Results: Two types of branching were found in the anterior and posterior divisions of C7, both of which were significantly larger than the sural nerve. The length of the nerve defect was drastically reduced after contralateral C6 lamina ventralis excision. Direct tension-free neurorrhaphy was achieved in 66.7% of mice. The expression of neurofilament in the distal segment of the regenerated C7 increased. Histological examination revealed remyelination. Behavioral tests and electrophysiology tests showed functional recovery in a traumatic brain injury mouse.
Comparison with existing methods: This is the first direct tension-free neurorrhaphy mouse model of contralateral C7 transfer which shortened the time of nerve regeneration; previous models have used nerve grafting.
Conclusions: This paper describes a simple, reproducible, and effective mouse model of contralateral C7 transfer for studying brain plasticity and exploring potential new therapies after unilateral cerebral injury.

建立经气管前路的双侧颈七神经直接吻合的左右颈七交叉移位术小鼠模型：可行性研究[1]

大鼠模型是长期用于模拟临床周围神经外科手术的传统动物模型。在之前的研究中，我们还在大鼠模型中进行了健侧颈七神经移位术，并部分解决了涉及脑可塑性的现象。然而，由于能够评估大鼠的实验工具有限，因此还没有进行进一步的研究。转基因小鼠已经成为研究皮质可塑性的重要载体，我们迫切需要一个新的、双侧颈七神经直接吻合的小鼠模型。既往的小鼠模型往往需要神经移植，这阻碍了我们进一步认识皮质可塑性。因此接下来，我们将探索建立双侧颈七神经直接吻合的左右颈七交叉移位术的小鼠模型。

小鼠臂丛解剖

首先，我们对小鼠的臂丛进行了解剖，总共解剖了 30 只小鼠，进行了以下观察和测量：第一，第七颈神经自椎间孔后的走行至其分支走行①。第二，在手术显微镜下测量第七颈神经、第七颈神经前股和后股的长度（从椎间孔到前后股分开点，分开点到前股和后股的远端）②。最后，测量了上述神经（第七颈神经、第七颈神经前股和后股）的直径，另外还测量了双后肢的腓肠神经的直径③。

结果发现，第七颈神经单独构成中干，其中有一个或两个小的分支，该分支进入颈长肌和斜角肌④。第七颈神经前股和第七颈神经后股均可能存在两个分支，约有 95.0% 的第七颈神经前股无分支。在这种情况下，第七颈神经前股与臂丛上干前股汇合⑤，然后与下干前股相汇合。另有 5% 的第七颈神经前股分出一个分支，支配胸大肌。约有 63.3% 的第七颈神经后股无分支，约有 36.7% 的第七颈神经后股有一个分支。与第七颈神经后股主干类似，第七颈神经后股的分支总是汇入后束⑥。第七颈神经根主干长度为 2.64 ± 0.42 mm，前股长度为 1.50 ± 0.35 mm，后股长度为 1.87 ± 0.49 mm。后股一般长于前股⑦。第七颈神经前股和第七颈神经后股直径比腓肠神经粗大（0.14 ± 0.02 mm，$P < 0.001$）。

---

① 观察的目的是研究其与人类臂丛结构的差别，为进一步手术打好基础。

② 这也是我经常强调的一点，那就是量化。无论是什么研究，没有量化都很难说明问题。

③ 在我们进行神经端端吻合时，神经横截面积对神经吻合后神经再生能力有很大的影响。一般而言，如果神经横截面积不匹配，较大的差异往往会形成神经瘤，给神经再生造成困难。

④ 该分支一般较细，术中可予以切断，对肌肉功能无影响。

⑤ 这种分布与大多数人相似。

⑥ 虽然第七颈神经后股常常有小分支，但是其最终依旧汇入臂丛后束。

⑦ 与人体测量的数据不同。

接下来,我们根据第七颈神经的解剖特点和量化分析结果,设计了3种第七颈神经移位通路。路径一最简单,将左侧的第七颈神经经过气管表面,与右侧的第七颈神经相连。路径二与路径一相似,只是切除了左侧第六颈椎腹板①。路径三为椎体前入路,切除双侧第六颈椎椎板,在气管、食管后方进行神经转位,模拟临床操作②。所有参与解剖研究的小鼠都尝试了上述3种途径,并记录神经缺损长度,主要记录左侧第七颈神经前后股与右侧第七颈神经根之间的最长间隔距离③。

路径一是经气管前路径。路径二是改良的气管前路径,切除了左侧第六颈椎腹板。路径三是经椎体前路径,这条路径最短。3种路径的神经缺损长度差异有统计学意义($P<0.001$),路径一的平均神经缺损长度为 0.88 ± 0.340 mm,路径二为 0.07 ± 0.238 mm,路径三为 -0.21 ± 0.320 mm。有 3.3% 的小鼠可以通过路径一、66.7% 的小鼠可以通过路径二和 80.0% 的小鼠可以通过路径三进行直接神经缝合(缺损长度 ≤ 0 mm)④。此外,如果将神经缺损长度 ≤ 0.2 mm 时的情况定义为能够直接吻合,那么路径一中的 2 只小鼠(6.7%)、路径二中的 25 只小鼠(83.3%)和路径三中的 28 只小鼠(93.3%)可以进行直接神经吻合。

段落解读

这部分主要关注小鼠臂丛、第七颈神经的解剖特点。首先我们发现,小鼠臂丛的走行、第七颈神经分支与人类解剖结构相似。另外,小鼠颈部存在第六颈椎腹板这一特殊结构,它是双侧第七颈神经直接吻合的主要障碍。其次,在神经长度方面,小鼠第七颈神经前股短于后股。因此,在小鼠模型中,前股长度可能是决定是否可以进行无张力直接神经缝合的关键因素。

▨ 手术操作及验证

为了确定在小鼠中经改良气管入路(路径二)的可行性,我们在 5 只小鼠上进行了经气管前入路的手术。将麻醉后的小鼠仰卧放置在自制的手术用泡沫板上。在消毒后做一个经锁骨上切口,穿过左侧胸锁乳突肌外侧和胸骨上切迹下方,然后在右侧锁骨

---

① 这也是经过气管前的通路,但切断第六颈椎的腹板。椎板是一个骨性突出,阻碍了第七颈神经移位。

② 这一通路与我们在 *NEJM* 上发表的临床试验研究所采用的手术方式相似。

③ 如无张力,缺损长度小于 0 mm 被记录为负值。

④ 我们注意到,当神经缺损长度不超过 0.2 mm 时,可以进行低张力吻合,这可能是由于神经具有一定程度的延展性所致。

上窝结束。切断两侧胸骨舌骨肌,纵行劈开胸骨。使用两支定制的小型针灸针牵开器牵引胸骨,显露两侧臂丛[1]。首先,在锁骨下远端分离中干至前后股合束水平,用2‰利多卡因阻滞,并在其与外侧束和后束的合并点切断。第二,在靠近颈动脉鞘外侧区椎间孔处分离左侧第七颈神经。小心切除左侧第六颈椎腹板。在切断支配椎旁肌的第七颈神经根小分支后,我们将第七颈神经左侧引导至食管前方(必要时可切断前斜角肌)。第三,与左侧相似,分离右侧第七颈神经至椎间孔水平。在第六颈椎的椎弓板基底部后面横切右侧第七颈神经根。然后,分离右侧第七颈神经到合股处,将右侧第七颈神经通过颈动脉鞘腹侧转移至气管前。第四,解除右侧上肢固定,在显微镜下使用缝线将左侧第七颈神经前股和后股在无张力的情况下缝合至右侧第七颈神经。最后,缝合胸骨和皮肤。这5只小鼠都成功地接受了手术并存活下来。此外,小鼠术后均未出现明显的左侧前爪功能障碍[2]。

为了确认手术后的神经再生,我们在手术两周后对移位的第七颈神经进行了免疫荧光染色。结果显示,NF160神经丝蛋白在吻合口远端的表达增强,是在近端或吻合部位观察到的两倍[(7 096.4±787.05) *vs.* (3 989.0±205.57) & (2 742.0±180.11),$P<0.001$][3]。

▓ 行为测试和功能验证

为了验证手术效果,我们采用了TBI小鼠模型并进行了行为学测试:抓取实验和步态分析。简而言之,将小鼠放入透明的盒子内,训练小鼠通过垂直狭缝进行抓取训练。训练2周后,选择成功率>60%的小鼠进行单侧脑损伤[4]。术后1个月进行步态分析和抓取训练。训练结束后组化分析两组小鼠的皮质损毁面积。

结果表明,手术后4周,接受左右颈七交叉移位术的小鼠的抓取功能明显优于非手术组[(42.26%±3.85%) *vs.* (20.72%±3.31%),$P<0.001$];步态分析显示,与非手术组相比,手术组的4个指标(右前肢站立、脚掌角体轴、右前肢行走距离和中间脚趾展度)显著提高[5]。在实验结束时,神经传导测试表明,对移位的第七颈神经刺激可在右侧肱三头肌、桡侧腕伸肌和指伸肌中产生动作电位(分别为300.42±8.67 μV、161.42±10.22 μV、185.33±7.58 μV)。另外,甲苯胺蓝染色显示在手术后4周,在神经吻合远

---

[1] 为了尽可能暴露臂丛,我们进行了胸骨切开术。

[2] 这表明在小鼠中,第七颈神经切断后不会影响同侧肢体运动功能。

[3] 这表明术后神经再生成功。

[4] 通过撞击性损伤进行单侧皮质损毁,左侧半球损毁而右侧半球完整,这就是小鼠的创伤性脑损伤模型,简称TBI。

[5] 这表明术后患侧肢体功能明显改善。

端观察到了髓鞘再生①。

这部分是文章的精华,为了进一步检验手术效果,我们选择了脑创伤小鼠模型和行为测试作为定量方法。在本实验中,只选择右利手小鼠,使用冲击器损伤了左侧半球,使小鼠遗留右前肢长期的功能损害。在左右颈七交叉移位术后,小鼠的行为有了明显的改善,主要表现在伸肘、伸腕和张开爪子方面。

这篇文章提供了强有力的证据,证明通过气管前入路行左右颈七交叉移位术在小鼠模型中是可行的。然而,尽管成功率很高,我们的模型仍然有局限性。气管前路与椎体前路相比并不是最短的。我们还需要进一步的研究来探索椎前通路在小鼠实验中的可行性。此外,未来对其潜在神经科学机制的研究将为大脑可塑性提供更深层次的见解。

有了新思路,我们开始了新的研究。

与临床一致的经椎体前路的左右颈七交叉移位术小鼠模型

我们并未满足于气管前路的神经移位小鼠模型。经过不断努力,我们成功在小鼠上建立了经椎体前路的左右颈七交叉移位术模型。

前期我们建立了经气管前路进行左右颈七交叉移位术的小鼠模型,该手术通过气管前通路,将健侧第七颈神经转位至患侧,在低张力的条件下实现了双侧第七颈神经直接吻合。而后我们通过一系列行为学评估及电生理评估初步验证了该手术的有效性,这为进一步研究皮质可塑性提供了动物模型。众所周知,进行神经吻合时需要尽可能实现无张力吻合。因此,我们进一步探索经椎体前路进行神经移位的可行性。

---

① 这表明移位的健侧第七颈神经成功再生。

jove

A Mouse Model of Direct Anastomosis via the Prespinal Route for Crossing Nerve Transfer Surgery

Zhengrun Gao[*,1,2], Gaowei Lei[*,1], Zhen Pang[*,1], Yiming Chen[1], Shuai Zhu[1], Kun Huang[1], Weishan Lin[1], Yundong Shen[1,2,3,4,5], Wendong Xu[1,2,3,4,5]

[1] Department of Hand Surgery, Huashan Hospital, Fudan University [2] Department of Hand and Upper Extremity Surgery, Jing'an District Central Hospital, Fudan University [3] The National Clinical Research Center for Aging and Medicine, Fudan University [4] Institutes of Brain Science, Fudan University [5] State Key Laboratory of Medical Neurobiology, Collaborative Innovation Center of Brain Science, Fudan University

[*] These authors contributed equally

Corresponding Author

Yundong Shen
yundongshen@fudan.edu.cn

Citation

Gao, Z., Lei, G., Pang, Z., Chen, Y., Zhu, S., Huang, K., Lin, W., Shen, Y., Xu, W. A Mouse Model of Direct Anastomosis via the Prespinal Route for Crossing Nerve Transfer Surgery. *J. Vis. Exp.* (176), e63051, doi:10.3791/63051 (2021).

Date Published

October 19, 2021

DOI

10.3791/63051

URL

jove.com/video/63051

Abstract

Crossing nerve transfer surgery has been a powerful approach for repairing injured upper extremities in patients with brachial plexus avulsion injuries. Recently, this surgery was creatively applied in the clinical treatment of brain injury and achieved substantial rehabilitation of the paralyzed arm. This functional recovery after the surgery suggests that peripheral sensorimotor intervention induces profound neuroplasticity to compensate for the loss of function after brain damage; however, the underlying neural mechanism is poorly understood. Therefore, an emergent clinical animal model is required. Here, we simulated clinical surgery to establish a protocol of direct anastomosis of bilateral brachial plexus nerves via the prespinal route in mice. Neuroanatomical, electrophysiological, and behavioral experiments helped identify that the transferred nerves of these mice successfully reinnervated the impaired forelimb and contributed to accelerating motor recovery after brain injury. Therefore, the mouse model revealed the neural mechanisms underlying rehabilitation upon crossing nerve transfer after central and peripheral nervous system injuries.

建立经椎体前路行左右颈七交叉移位术的小鼠模型[2]

▦ 手术流程

· **术前准备** · 准备手术台,用医用胶带将保温垫固定在泡沫板上①。用弯曲针灸针头制作牵引器②。

· **小鼠麻醉和准备** · 戊巴比妥钠溶液腹腔注射麻醉,利用夹趾反应确定麻醉深度。将红霉素软膏涂于双眼,以防止角膜刺激或干燥③。备皮,消毒。将小鼠仰卧放置在保温垫上。

---

① 术中保持小鼠体温很重要,维持在一定温度避免失温。

② 一般的拉钩对小鼠而言还是太大,采用较小的针灸针反而容易进行操作。

③ 尽可能减少手术对小鼠状态的影响。

· **手术操作过程(图 22 - 1)** · 在锁骨上缘标记横切口处。聚维酮碘(碘伏)消毒手术部位。用眼科剪沿着标记做一个 4 mm 的横向切口。钝性分离皮下筋膜,辨认出颌下腺的下缘。向上拉下颌下腺,露出锁骨上窝和胸骨①。切开胸骨,确认胸骨舌骨肌。用两个牵引器轻轻拉住胸骨,识别出气管和食管上的胸骨舌骨肌肉。牵开肌肉,暴露颈动脉、颈内静脉、膈神经、迷走神经、气管和食管②。在颈内静脉的外侧缘,显露臂丛。识别臂丛上干、中干和下干③。解剖中干(第七颈神经)的前股和后股,用 2% 利多卡因阻滞第七颈神经,于前后股分支处切断并修剪整齐④。保护膈神经,在第六颈椎节段水平切开前斜角肌显露第七颈神经。牵出第七颈神经,仔细切除第六颈椎腹板⑤。同样方法暴露并切断对侧第七颈神经⑥。切除两侧部分颈长肌,钝性分离气管食管后的通道。利用皮条将健侧第七颈神经转位至患侧。将双侧第七颈神经无张力吻合⑦。

· **伤口闭合** · 用无菌生理盐水冲洗伤口,然后用无菌纱布擦干。缝合胸骨及皮肤。将小鼠置于暖和的毯子保暖⑧。

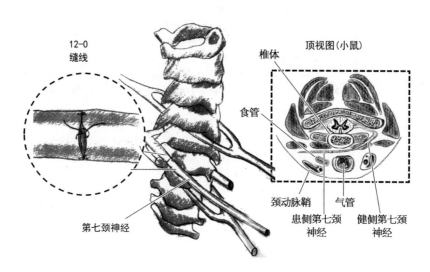

图 22 - 1 · 小鼠椎前通路左右颈七交叉移位术示意图。

---

① 此区域可能存在小血管,可用电凝笔止血。

② 轻轻牵开胸骨避免开放性气胸。与人类不同,小鼠的食管不在气管后面,而是在左侧与气管相邻。

③ 分离左侧臂丛各神经时,保护乳糜管以避免乳糜漏。

④ 第七颈神经的分支和上干、下干共行走行一段距离,切断前应充分游离。

⑤ 左侧颈动脉内侧和食管外侧之间有骨性隆起,会阻碍第七颈神经转位。

⑥ 分离第七颈神经时应尽可能避免损伤血管。

⑦ 气管-食管与椎体之间的间隙为 V 形间隙,切断部分颈长肌可缩短转移路径。

⑧ 每天将红霉素软膏涂抹于创面,连续 3 天。

这部分主要关注椎体前路的手术操作细节。细节决定成败，无论是进行外科手术还是在动物模型上进行手术，都需要特别强调手术细节，无论是手术前、操作过程中还是操作后的护理，都对小鼠状态及实验的成败有影响。此外，这部分准确描述了手术操作的诸多细节，相信很多外科医生看完就可以上手操作了。

▪ 结果验证

·**组化实验**·首先，我们建立了一侧半球损伤的小鼠模型。与前面的文章一样，我们的验证结果显示，半球的损伤范围包括整个感觉运动区①。

·**神经再生验证**·我们在术后不同时间取了移位的第七颈神经进行电镜观察，显示该神经已成功再生。移位第七颈神经的髓鞘厚度在术后 4 周开始逐渐增加，至术后 8 周与对照组接近②。

此外，我们还使用肌电图验证移位的第七颈神经实现了对患肢肌肉的支配。术后 4 周，电刺激第七颈神经吻合口近端，在患肢多块肌肉中能够稳定地诱发动作电位。时间点与电镜观察到的神经再生时间点一致。

我们通过霍乱毒素 B 亚单位（CTB）逆行标记移位的第七颈神经③，证明健侧脊髓颈七节段的运动与感觉神经元可以通过移位的第七颈神经支配患肢。

同样地，我们也证实了左右颈七交叉移位术能有效改善一侧脑损伤导致的患肢肢体功能障碍。圆筒实验结果显示，左右颈七交叉移位术后 4 周和 8 周，接受手术的小鼠受损前肢使用率显著高于非手术组的小鼠④。踏空实验提示，术后 4 周，两组小鼠的错步率无统计学差异，但在术后 8 周，手术组小鼠的患侧肢体错步率显著低于非手术组⑤。

---

① 这说明患侧皮质的感觉运动区域完全损毁，完全依赖于健侧皮质的可塑性。
② 这提示移位的神经经历了一个逐渐再生的过程。
③ 这是一个常用的神经逆行示踪剂，经常被我们用于神经逆行示踪，用于标记靶向神经元。
④ 这说明接受手术的小鼠更倾向于使用患侧上肢，意味着患侧肢体的功能恢复优于非手术组。
⑤ 这说明，在接受左右颈七交叉移位术后，手术组小鼠的精细运动功能优于非手术组。

一侧半球管双手的机制

SCIENCE ADVANCES | RESEARCH RESOURCE

NEUROPHYSIOLOGY

Crossing nerve transfer drives sensory input–dependent plasticity for motor recovery after brain injury

Zhengrun Gao[1]†, Zhen Pang[1]†, Gaowei Lei[1]†, Yiming Chen[1]†, Zeyu Cai[1], Shuai Zhu[1], Weishan Lin[1], Zilong Qiu[2,3], Yizheng Wang[2], Yundong Shen[1,2,4]*, Wendong Xu[1,2,4,5,6,7,8]*

Restoring limb movements after central nervous system injury remains a substantial challenge. Recent studies proved that crossing nerve transfer surgery could rebuild physiological connectivity between the contralesional cortex and the paralyzed arm to compensate for the lost function after brain injury. However, the neural mechanism by which this surgery mediates motor recovery remains still unclear. Here, using a clinical mouse model, we showed that this surgery can restore skilled forelimb function in adult mice with unilateral cortical lesion by inducing cortical remapping and promoting corticospinal tract sprouting. After reestablishing the ipsilateral descending pathway, resecting of the artificially rebuilt peripheral nerve did not affect motor improvements. Furthermore, retaining the sensory afferent, but not the motor efferent, of the transferred nerve was sufficient for inducing brain remapping and facilitating motor restoration. Thus, our results demonstrate that surgically rebuilt sensory input triggers neural plasticity for accelerating motor recovery, which provides an approach for treating central nervous system injuries.

左右颈七交叉移位术能够驱动大脑产生感觉依赖的可塑性变化，促进脑损伤后运动功能恢复[3]

经过大量的前期准备工作，我们成功建立了模拟临床患者的椎前通路左右颈七交叉移位术小鼠模型。紧接着，我们以这个模型为基础，在小鼠上进行了许多无法在患者身上完成的手术，并使用了大量前沿的神经生物学技术，深入探究了左右颈七交叉移位术促进一侧脑损伤后患肢运动恢复的内在机制。

▨ 左右颈七交叉移位术可以恢复脑损伤小鼠的精细运动功能

首先，根据前面的动物研究结果，我们首先建立了左右颈七交叉移位术①治疗一侧创伤性脑损伤的小鼠模型②。我们损伤了小鼠的左侧半球，所以小鼠的右侧肢体出现了功能障碍，为患侧肢体。同样，左侧半球为损伤半球，右侧半球为健侧半球。在术后，我们使用肌电图随访神经再生情况。在术后 2 周，电刺激第七颈神经吻合口近端，能够在胸大肌稳定诱发出动作电位；在术后 3 周，电刺激同一位置可以在肱三头肌稳定诱发出动作电位；术后 4 周，可以在伸指肌稳定诱发出动作电位③。同时，我们也对移位的

---

① 这里我们使用的是椎前通路的左右颈七交叉移位术，在脑损伤后两周进行。

② 我们使用了电磁驱动的脑损伤撞击器，这种仪器可以在小鼠上形成均一的脑损伤，损伤范围是左侧半球的整个感觉运动皮质，损伤后小鼠的表现与临床患者相似，都会出现右侧肢体的运动障碍。

③ 小鼠的神经生长速度比人快一点，再加上我们是椎前通路直接吻合，没有进行神经移植，所以在术后 1 个月，移位的第七颈神经就能长到患侧手了。

第七颈神经进行了免疫组织化学和电子显微镜观察。结果同样显示移位的第七颈神经纤维在术后 4 周已经能够穿过吻合口完成髓鞘化，与患侧肱三头肌形成神经肌接头。除了关注运动纤维的再生情况，我们还通过在吻合口远端注射逆行示踪剂观察感觉纤维再生情况，发现在术后 1 个月，第七颈神经的感觉纤维也可以跨过吻合口完成再生。综上，移位的第七颈神经在术后 1 个月已基本完成再生，能够通过再生的传入与传出纤维传递感觉与运动信号①。

我们将小鼠分为三组：对照组、单纯脑损伤组及脑损伤加手术组②。在术后 12 周内，我们以双盲的方式每两周进行一次行为学检测③。为了测试小鼠的精细运动功能，采用了抓取试验、圆筒试验、踏空试验三种行为学测试方法④。结果显示，单纯脑损伤组小鼠在术后存在持续性的功能损伤。尽管患侧（右侧）上肢的功能存在一定程度的自发恢复，但是一直明显低于对照组。但是在脑损伤加手术组的小鼠中，术后 6～8 周时它们的功能已经显著好于单纯脑外伤组。在术后 12 周时，脑损伤加手术组小鼠的患侧上肢功能已经和对照组小鼠没有明显差异。例如，在抓取试验中，脑损伤加手术组小鼠的患肢抓取成功率从术后 4 周的约 15％增加到术后 12 周的 60％⑤，而单纯脑损伤组小鼠在术后 12 周时患肢的抓取成功率仍然只有 25％。此外，在踏空试验和圆筒试验中也观察到了相同的趋势。随着术后时间的延长，脑损伤加手术组小鼠的患肢运动功能显著改善，明显好于单纯脑损伤组小鼠，这与我们在临床患者中观察到的恢复模式一致。

令我们惊讶的是，在术后 12 周切断脑损伤加手术组小鼠的移位第七颈神经后，患侧前肢已经恢复的精细运动功能并没有明显的下降⑥。这表明，除了移位的第七颈神经通路（对侧通路）外，还有其他神经通路帮助恢复患侧前肢的精细运动功能。

第 6 阶段　制定指南、揭示机制、全球推广（2018—　）

---

① 在这里我们不仅关注了运动纤维的再生，还特意强调了感觉纤维也成功再生。这其实是一种讲故事的思路，我们后面要证明移位第七颈神经的感觉输入是引起健侧半球脑重塑的关键，所以在这里埋下伏笔，先证明移位第七颈神经能够传递来自患肢的感觉信息。

② 对照组小鼠未进行脑损伤，只进行了脑损伤的假手术；在脑损伤后两周接受了左侧颈七神经切断术。单纯脑损伤组小鼠接受了左侧半球脑损伤，在脑损伤后两周也接受了左侧颈七神经切断术。脑损伤加手术组小鼠接受了左侧半球脑损伤，并在损伤后两周接受了椎前通路的左右颈七交叉移位术。这里我强调一点，因为颈七神经手术需要切断健侧的第七颈神经，所以为了对照的严谨，我们在对照组的假手术中也进行了健侧颈七神经的切断。

③ 因为行为学的评估比较主观，为了保证测试结果的稳定一致和可重复，我们引入了双盲的机制，即录视频的人与分析视频的人都不知道小鼠的编号与分组，而是由专门的第三者负责小鼠与视频的编号。

④ 与临床患者一样，单侧脑损伤后小鼠患侧前肢并非完全不能动，仍然保留一定的粗大运动功能，但是精细运动功能明显损害。所以我们选择的行为学检测手段也是聚焦于检测患侧前肢的精细运动功能。

⑤ 几乎与对照组小鼠一致。

⑥ 这就是我们要进行小鼠实验的一个重要原因，我们可以在小鼠上进行一些无法在患者身上完成的实验。比如这个移位颈七神经再次切断术，由于伦理问题及患者意愿，临床上无法开展。

这部分主要关注小鼠模型的建立、行为学的检测，高潮是在术后 12 个月进行的移位颈七神经再次切断术。前面的模型与行为学结果是一个大前提，是为了证明小鼠模型特征和患者相似，把这个模型的有效性做实。而这个再次切断实验，就是在此基础上进行了升华。借助这样一个无法在临床上实现的手术，我们发现了一个非常有趣的现象：在精细运动功能恢复后，即使切断移位的第七颈神经，瘫痪前肢的精细运动功能仍然保持恢复状态！这代表着大脑还可以通过别的通路支配患侧肢体。沿着这个猜想，我们进行了一系列的实验。

■ 左右颈七交叉移位术建立了患侧上肢与健侧半球感觉区的连接

脑损伤加手术组小鼠患侧前肢精细运动功能在术后 12 周基本恢复，表明此时神经可塑性已接近完成。为了探索健侧半球的哪一部分负责控制患侧前肢，在术后 12 周，我们将 PRV - EGFP 病毒[①]注射到患侧前肢的肱三头肌、肱二头肌、前臂伸肌和前臂屈肌[②]。同时，我们还在另外三组小鼠的健侧前肢的四块肌肉内同样注射了 PRV 病毒，以了解健侧半球的哪些区域是负责控制健侧前肢。然后我们对全脑的 EGFP 阳性神经元的分布进行了分析。在患侧前肢注射 PRV 病毒后，在三组小鼠的皮质下的多个结构中可见大量 EGFP 阳性神经元。既往的研究中已经发现，这些结构都是与运动控制相关，例如延髓和中脑导水管周围灰质[③]。

为了更好地分析 EGFP 阳性的神经元在皮质的分布模式，我们制作了 EGFP 阳性神经元的皮质分布图。结果显示，EGFP 阳性神经元主要分布在 bregma 点尾端，特别是两个独立的区域，分别是头端的前肢运动区（RFA）和尾端的前肢运动区（CFA）。RFA 主要包含次级运动皮质（M2）的运动前区（PM），而 CFA 是感觉运动皮质的一部分。CFA 可进一步分为两个部分，包括对应于初级运动皮质（M1）的内侧 CFA（mCFA）和对应于初级感觉皮质（S1）且包含感觉前肢区域（SFA）的外侧 CFA（lCFA）[④]。在手术后 12 周，我们发现在脑损伤加手术组小鼠健侧半球的 CFA 内，EGFP 阳性的神经元密度增加。进一步深入观察神经元具体分布后，我们发现对于脑

---

① 这个病毒我们之前使用过，不过注射的是臂丛干。使用它的原因是这种病毒可以逆行跨多级突触，找到支配肌肉的上游神经元。

② 这四块肌肉基本覆盖了前肢完成精细运动功能所需的全部肌肉。

③ 这部分结果属于验证实验，为了证明 PRV 病毒的确标记到了运动控制神经元。

④ 这里我们详细描述了皮质的功能分区，因为后面要对控制患侧前肢的皮质神经元进行精确定位。

损伤加手术组小鼠,从它们健侧前肢逆行追踪到的神经元集中在 mCFA,而从患侧前肢逆行追踪到的神经元集中在 lCFA(而且是其中的 SFA)。与临床上的 fMRI 结果相似,这种分布模式表明健侧半球已将健康前肢和受损前肢的功能区分开[①]。

在这里,我们提出了一个猜想。大脑通过臂丛控制上肢。对于左右颈七交叉移位术后来说,健侧大脑半球一方面可以通过移位的第七颈神经支配患肢[②];另一方面也可以通过原本存在的患侧第五、第六和第八颈神经及第一胸神经支配患肢[③]。在一侧脑损伤后,患侧半球已经没有办法支配对侧肢体,导致对侧上肢精细运动明显受损。而健侧半球可以通过这两条通路实现对患侧上肢的支配。那么是不是在健侧半球中有两组不同的神经元,分别通过两条不同的路支配患侧上肢呢? 为了验证这个猜想,我们设置了两组额外的小鼠,这两组小鼠都接受了左侧半球的脑损伤及左右颈七交叉移位术。但是其中一组还接受了患侧第五、第六和第八颈神经及第一胸神经的切断;另一组则接受了移位第七颈神经的再次切断。在这两种情况下,被追踪的神经元都主要位于 SFA,分布并未出现明显的区别。这些结果表明,在功能恢复后,SFA 中原本与对侧通路相连的皮质脊髓神经元发生了可塑性变化,使它们也能够通过同侧通路与患侧前肢相连。

段落解读

这部分是结构示踪,主要解析了健侧半球的哪些区域与患侧上肢形成了解剖连接。左右颈七交叉移位术的确可以明显增强健侧半球与患侧肢体的连接,表现为从患侧上肢逆行得到的神经元数目明显增多。而且这些神经元的分布发生了变化。在对照组小鼠及单纯脑损伤组小鼠中,健侧半球中来自患侧肢体的神经元主要分布在 RFA 和 mCFA;而在脑损伤加手术组小鼠,健侧半球中这些连接患侧肢体的神经元主要分布在 RFA 和 lCFA。由此我们发现了 SFA 这个区域,是支配患侧前肢的新生功能脑区。而且我们还证明了 SFA 区既可以通过移位第七颈神经支配患肢,也可以通过患侧的第五、第六和第八颈神经及第一胸神经支配患肢。那么接下来,我们将进行相应的功能学实验,来进一步验证 SFA 区的功能。

---

① 这里的临床结果其实就是指我们在 *NEJM* 上发表的临床试验,fMRI 随访结果显示,在左右颈七交叉移位术后,健侧半球逐渐出现患侧上肢的运动代表区。最开始患侧上肢的运动代表区与健侧上肢的运动代表区大量重叠,随着时间的延长,重叠面积逐渐减小,在术后 12 个月时完全分开。我们这里的逆行示踪结果正是在患肢运动功能恢复后进行的,得到结果也是控制两侧上肢运动的神经元分布区完成分开。

② 由于健侧大脑半球是通过投射到对侧脊髓的皮质脊髓束支配移位的第七颈神经,所以我们将这条通路称为对侧通路。

③ 由于健侧大脑半球是通过投射到同侧脊髓的皮质脊髓束支配患侧的第五、第六和第八颈神经及第一胸神经,所以我们将这条通路称为同侧通路。

■ 健侧半球前肢感觉区（SFA区）重塑了患肢的感觉运动代表区

我们前面的结构实验证明,术后健侧半球的SFA区的确与患肢建立了结构上的联系,但是SFA能不能有效支配患肢,仍是未知数。于是,我们借助钙成像与光遗传学技术,探究患侧上肢的感觉运动代表区在健侧半球的分布。我们使用了 $Thy1$-$GCamp6s$ 小鼠,也将它分成了三组,进行宽场钙成像实验①。我们用电刺激小鼠的患侧前肢,给它一个感觉刺激。一般情况下,一侧前爪的感觉刺激会引起对侧感觉皮质内神经元的兴奋,可以在刺激对侧半球的感觉区观察到绿色荧光信号。在对照组、单纯脑损伤组及脑损伤加手术组中,我们均发现电刺激健侧前爪可在对侧半球的SFA区产生荧光信号。而当刺激患侧前爪时,3组中只有脑损伤加手术组小鼠在健侧半球的感觉区出现荧光信号,而且荧光信号主要位于SFA区。在术后4周,刺激患侧前爪,脑损伤加手术组小鼠的健侧半球已经开始出现荧光信号,并在术后8周和12周趋于稳定②。

接下来,我们使用 $Thy1$-$ChR2$ 小鼠,也是同样分为了3组③。分别在术后4、8和12周采用光遗传学刺激结合肌电记录的方式,确定健侧半球内控制患肢运动的代表区。为了量化这个代表区对患肢的支配能力,我们定义了一个反应指数,即刺激后记录到的肌电的反应峰值乘以反应面积。与他人的研究一致,单纯脑损伤组小鼠患侧前肢的运动代表区主要集中在健侧半球的RFA区,且范围很小④。而在脑损伤加手术组小鼠中,术后8周健侧半球内就出现患肢的运动代表区,且范围很大,包括RFA和CFA区。在术后12周,该组小鼠健侧半球中患肢运动代表区的范围缩小,集中在SFA区⑤。另外,在脑损伤加手术组小鼠运动功能恢复后,即术后12周,再次切断移位的第七颈神经,发现患肢的运动代表区仍然集中在SFA区,且支配情况与未切断移位第七颈神经的小鼠相似⑥。

---

① 我们使用了转基因小鼠品系 $Thy1$-$GCamp6s$,这种小鼠的神经元中表达了钙指示剂蛋白GCamp6s。当这些神经元兴奋时,会发生钙内流,此时GCamp6s蛋白会发出绿色荧光。

② 精细运动的显著变化在术后8周开始,而患侧前爪到健侧半球的感觉上行输入在术后4周就相当强。提示从患侧前爪到健侧半球的感觉上行信号可能是促进精细运动恢复的原因。

③ 转基因小鼠品系 $Thy1$-$ChR2$ 的特点是神经元中表达了光敏感通道蛋白ChR2。当这些神经元接收到特定波长的激光刺激后,会打开离子通道,使神经元被动地兴奋。如果兴奋的神经元是控制运动的神经元,那么就能在相应的肌肉上记录到肌电活动。

④ RFA区主要包括次级运动区与运动前区。已有的研究结果显示,在一侧脑损伤后或一侧脊髓损伤后,患侧肢体的运动主要由肢体同侧半球的RFA区控制。

⑤ 脑损伤加手术组小鼠的患肢运动区变化时间点与行为学改善的时间点一样,即行为改善出现在8周,稳定在12周。这种变化规律也与临床患者fMRI研究的结果不谋而合。

⑥ 这里的功能学实验结果与PRV逆行示踪结果相似,证实在术后12周,SFA区主要通过同侧通路支配患侧前肢。

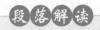

　　这部分是功能实验,主要探究了在左右颈七交叉移位术后,健侧半球内患侧
上肢感觉代表区与运动代表区的分布。结果显示,在术后4周,健侧半球的SFA
区已经能够接受来自患侧前肢的感觉输入,然后在术后8周逐渐重塑出患肢的
运动代表区,术后12周患肢的运动区逐渐稳定,并通过同侧通路控制患肢。这
个过程伴随着患肢精细运动功能的恢复。紧接着,我们研究了健侧半球的SFA
是通过什么样的同侧通路支配的患肢。

■ SFA区的皮质脊髓束通过侧支生长控制患肢

　　为了研究健侧半球的皮质神经元是如何支配患肢的,我们首先需要明确这些神经
元的投射模式,我们分别将AAV‐EYFP和AAV‐mCherry定位注射到对照组、单纯
脑损伤组及脑损伤加手术组小鼠健侧(右侧)半球的SFA区和RFA区①。

　　脑损伤加手术组小鼠来自健侧半球SFA区的皮质脊髓束纤维在脊髓中出现明显
的跨中线生长②。尤以支配臂丛的第五、第六、第七、第八颈髓和第一胸髓节段为甚。
具体来说,在术后4周,ipsiCST的数量已经相较于未进行手术的小鼠明显增多,在术后
8周达到高峰,术后12周后逐渐减少。此外,术后小鼠的ipsiCST纤维也广泛分布于脊
髓的腰段。另外,术后健侧半球SFA区ipsiCST的分布已经不仅局限于脊髓前角,也向
脊髓背角产生投射③。

　　相反,在单纯脑损伤组,相比于SFA区,来自RFA区的皮质脊髓束在脊髓中出现
了明显的跨中线生长。具体来说,mCherry标记的来自RFA的皮质脊髓束在同侧脊髓
前角的投射多于对照组④。

　　此外,我们还在术后12周⑤用逆行示踪剂分析了ipsiCST的来源⑥。将编码绿色

---

① 这种病毒注射策略可以用不同荧光标记SFA区与RFA区投射纤维。这里,SFA区神经元的投射纤维被标记为
EYFP阳性,即发绿色荧光;RFA区神经元的投射纤维被标记为mCherry阳性,即发红色荧光。

② 正常情况下大多数皮质脊髓束是对侧投射,就是来自左侧半球的皮质脊髓束主要投射到右侧半脊髓。在生理情况
下,仅有少量皮质脊髓束是同侧投射,即来自左侧半球的皮质脊髓束投射到左侧半脊髓。这部分同侧投射的皮质脊髓束
称为ipsiCST。我们发现在左右颈七交叉移位术后,来自健侧半球SFA区的ipsiCST密度与数目明显增加。

③ 一般来说,皮质脊髓束主要投射到脊髓前角,通过中间神经元或直接支配前角的运动神经元。但近来有研究发现,皮
质脊髓束也能够投射到脊髓背角,起到感觉信号放大的作用。

④ 这与我们前面光遗传学结合肌电记录中的结果吻合,即单纯脑损伤组主要依靠健侧半球RFA区控制患侧肢体。

⑤ 此时脑损伤加手术组小鼠的行为学已经恢复正常。

⑥ ipsiCST一般来说有2个来源。一个是一侧半球内,有一部分神经元发出的轴突投射直接投向同侧脊髓;另一个是有
一部分神经元发出的轴突投向对侧脊髓,但是在脊髓层面轴突出现了侧支芽生,就像树枝分叉一般,我们称为侧支生长。

荧光蛋白的 retroAAV－EGFP 和编码红色荧光蛋白的 retroAAV－tdtomato 的病毒分别注射到第七颈髓节段的左侧和右侧[1]。接受左右颈七交叉移位术的小鼠能够在健侧半球发现更多的 tdomato 标记的神经元[2]。而且这些神经元主要位于 SFA 区。值得注意的是，大多数 tdomato 标记的皮质脊髓神经元与 EGFP 标记皮质脊髓神经元共标[3]。

最后，我们验证了这些侧支生长而来的健侧半球 SFA 区的 ipsiCST 是否真的控制了患侧前肢的精细运动功能。在脑损伤加手术组小鼠的精细运动功能恢复后，我们使用药理遗传学策略抑制发出 ipsiCST 的健侧半球 SFA 区神经元的活性。发现小鼠原本恢复的精细运动功能明显下降[4]。

这部分是文章的核心，通过一连串的实验剖析了在术后，健侧半球 SFA 区是通过怎样的同侧通路支配患肢精细运动的。顺行与逆行示踪实验发现了健侧半球 SFA 区的皮质脊髓束能够发生大范围的侧支生长，与患侧肢体建立联系。而抑制试验则证实了 SFA 区皮质脊髓束的侧支生长在患肢运动恢复中的必要作用。接下来我们需要进一步明确，是否仅靠这些 ipsiCST，便足以实现患肢的精细运动恢复，以及 ipsiCST 是如何产生的。

■ 来自患肢的感觉信息通过移位的第七颈神经促进健侧半球重塑

前面的实验已经证实，在术后小鼠精细运动功能恢复后，即使切断移位的第七颈神经，小鼠已经恢复的精细运动功能也不会被影响。证明移位第七颈神经不参与患肢的运动维持。那么移位第七颈神经究竟发挥了什么作用呢？移位第七颈神经的感觉与运动纤维在术后 1 个月已经基本完成再生。但是在术后 2 周，神经纤维的再生才刚刚开始，我们选择在此时将移位的第七颈神经切断，观察小鼠的各项指标。

行为学结果显示，在这些移位第七颈神经 2 周切断的小鼠中，患肢精细运动功能的恢复情况与单纯脑损伤组一致。我们同样对这些小鼠健侧半球的 SFA 区进行了顺行

---

① 第七颈髓节段即控制第七颈神经的节段。颈髓的左侧控制左侧上肢，即健侧上肢；同理右侧颈髓控制患侧上肢。

② EGFP 标记的是投射到左侧脊髓的皮质脊髓神经元，因为我们的健侧半球是右半球，所以 EGFP 标记的是发出对侧投射的皮质脊髓神经元；而同理，tdtomato 标记的是发出同侧投射的皮质脊髓神经元。

③ 这个结果回答了我们在这段开头提出的问题：SFA 区 ipsiCST 的来源主要是来自侧支生长，即原本投射到对侧的皮质脊髓束在脊髓层面发生了大规模芽生，支配患侧脊髓，与患侧前肢产生连接。

④ 这是一个必要性实验，证明了术后新产生的 ipsiCST 在患肢的精细运动中发挥着关键作用。

示踪。结果显示,在脊髓层面仅有很少量的 ipsiCST[①]。

此外,我们在术后 8 周切除移位的第七颈神经,迫使 SFA 区仅依赖新形成的 ipsiCST 支配患侧前肢[②]。与正常接受手术的小鼠相比,接受术后 8 周时移位颈七神经再次切断术小鼠的精细运动功能恢复进度无明显区别。在这些接受移位颈七神经再次切断术的小鼠中,健侧半球 SFA 的顺行示踪结果显示了大量的 ipsiCST 的形成[③]。这里我们推测,在术后 2 周切断移位第七颈神经后,小鼠患肢精细运动功能停止恢复的原因主要是由于第七颈神经中的感觉纤维被阻断。

为了验证这一点,我们进一步建立了移位颈七神经前后根切断术模型[④]。在脑损伤加手术组小鼠接受颈七手术后 2 周,分别取 3 组小鼠,一组切断移位第七颈神经的前根,另一组切断移位第七颈神经的后根,还有一组不做切断[⑤]。首先我们验证了手术的有效性,通过在第七颈神经吻合口远端注射逆行示踪剂,可以发现在第七颈神经前根切断组,仅有后角和背根神经节内的感觉纤维和感觉神经元被标记;而在第七颈神经后根切断组,仅有前角内的运动神经元被标记。

随后,我们在 *Thy1-GCamp6s* 小鼠中复制了相同的模型与分组,进行了宽场钙成像[⑥]。在颈七移位术后 4 周,刺激第七颈神经后根切断组小鼠的患侧前爪,无法在健侧半球中记录到有效的钙反应信号,证明来自患肢的感觉信息已经无法通过移位的第七颈神经传入健侧半球。而在第七颈神经前根切断组小鼠中,刺激患侧前爪可以在健侧半球记录到明显的钙信号,且钙反应强度与未进行神经根切断的小鼠相似。

行为学测试显示,第七颈神经后根切断组小鼠患肢运动功能恢复明显低于未进行神经根切断的小鼠。在抓取试验中,这些后根切断小鼠在术后 12 周抓取成功率为 20%,与先前观察到的单纯脑外伤组结果相近。相比之下,第七颈神经前根切断组小鼠的精细运动恢复情况与未进行神经根切断的小鼠相似,术后 12 周时抓取试验的成功率为 55%。此外,健侧半球 SFA 区的顺行示踪实验结果显示,前根切断小鼠的颈段脊髓层面仍有大量的来自健侧半球 SFA 区的 ipsiCST,明显多于后根切断小鼠[⑦]。

---

① 证明移位第七颈神经是健侧半球 SFA 区皮质脊髓束侧支生长发生不可或缺的因素。

② 术后 8 周健侧半球 SFA 区皮质脊髓束的侧支生长已经非常强烈,但是并未完全完成。

③ 这些结果表明,移位的第七颈神经在健侧半球脑重塑和精细运动行为学改善的早期阶段起着重要作用。

④ 这个模型比较复杂,需要从颈后入路打开椎板与硬脊膜,在脊髓边上进行操作,需要高超的显微外科技术。

⑤ 脊髓的前角发出前根,里面均为运动纤维;后角连接有背根神经节,其中的神经元发出后根,里面均为感觉纤维。移位第七颈神经加前根切断组就相当于仅移位了第七颈神经的感觉纤维;移位第七颈神经加后根切断组就相当于仅移位了第七颈神经的运动纤维。

⑥ 上一段的逆行示踪是结构验证实验,在这里我们用宽场钙成像进行功能验证,明确是否后根切断可以完全阻断来自移位第七颈神经的感觉输入。

⑦ 这一结果验证了我们前文的猜想,移位的第七颈神经构成的对侧通路主要是将感觉信息从患肢传递到健侧半球,诱发健侧半球重塑,形成并维持同侧通路,恢复患肢精细运动功能。

这部分是文章的精华,结果揭示了左右颈七交叉移位术促进患肢运动恢复的一种可能机制,即移位的第七颈神经通过将来自患肢的感觉信息传递至健侧半球,改变了健侧半球中的神经元活性,从而发生半球内的广泛可塑。最终由健侧半球的SFA区中的皮质脊髓神经元,通过大范围的轴突侧支生长,支配患侧脊髓,恢复患侧上肢的精细运动功能。我们使用一系列高难度的、无法在患者身上完成的实验,探究了移位第七颈神经发挥作用的可能本质:作为一个"触发器",传递来自患肢的感觉。

　　这篇文章利用小鼠模型,从机制上回答了"左右颈七交叉移位术是如何恢复一侧脑损伤后偏瘫肢体运动功能"这一难题。又一次强调了"改变外周能够调控中枢",加深了我们对左右颈七交叉移位术乃至所有神经移位手术的认识,愈发明确了感觉输入的重要性。但是我们尚不清楚,患肢的感觉信息是如何上行传递的,也不清楚健侧半球中重塑的具体过程。这将是我们未来研究的一个方向。

◆ 参考文献 ◆

［1］ Ye X, Shen YD, Feng JT, et al. A novel mouse model of contralateral C7 transfer via the pretracheal route: a feasibility study[J]. Journal of Neuroscience Methods, 2019, 328: 108445.

［2］ Gao ZR, Lei GW, Pang Z, et al. A mouse model of direct anastomosis via the prespinal route for crossing nerve transfer surgery[J]. Journal of Visualized Experiments, 2021, 176: 10.3791/63051.

［3］ Gao ZR, Pang Z, Lei GW, et al. Crossing nerve transfer drives sensory input-dependent plasticity for motor recovery after brain injury[J]. Science Advances, 2022, 8(35): eabn5899.

第23章
逐步构建国家自然科学基金委员会创新群体

我从 2002 年开始在复旦大学生命科学学院和医学神经生物学国家重点实验室进行博士后研究工作，一方面深刻理解到交叉学科合作的重要性，另一方面和这些神经科学家建立了长期的合作，更在 2015 年后与其他院系合作，使用最先进的材料，结合光遗传学技术，面向神经科学的最前沿进行深入合作。我们在 2020 年获得了国家自然科学基金委员会"神经功能可塑性"创新群体。下面的文章是我们和神经科学家、材料科学家合作的群体成果。

在小鼠模型应用光遗传学手段提高术后康复

前期我们报道了左右颈七交叉移位术治疗一侧脑损伤后的肢体偏瘫，利用健侧大脑半球支配瘫痪上肢，恢复其运动功能，并对患者进行了长期随访，结果提示手术取得了良好的临床效果。临床研究发现，相较于术后患肢整体运动功能的提升，腕、手精细运动的功能提升不如近端大关节肢体功能评分显著和稳定。远端功能如腕关节环行运动等灵巧运动，以及手内肌功能：拇指对掌、手指对捏、分并指等精细运动功能的改善仍相对有限，患者对这部分功能的进一步提升有所期待。

聚焦于如何进一步提升腕、手等精细运动功能这一卡脖子问题。利用新型康复技术来促进术后神经对远端肌肉的支配能力可能是更高选择性、个性化、靶向性地恢复上肢精细运动功能的一个有效方案。

光遗传学技术自 2006 年提出以来，广泛应用于神经科学研究，被誉为"21 世纪神

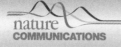

ARTICLE

https://doi.org/10.1038/s41467-019-10418-3   OPEN

A shape-memory and spiral light-emitting device for precise multisite stimulation of nerve bundles

Hao Zheng[1,4], Zhitao Zhang[2,4], Su Jiang[1,4], Biao Yan [1,4], Xiang Shi[2], Yuanting Xie[1], Xu Huang[1], Zeyang Yu[3], Huizhu Liu[1], Shijun Weng[1], Arto Nurmikko[3], Yuqiu Zhang[1], Huisheng Peng[2,5], Wendong Xu[1,5] & Jiayi Zhang [1,5]

We previously demonstrated that for long-term spastic limb paralysis, transferring the seventh cervical nerve (C7) from the nonparalyzed side to the paralyzed side results in increase of 17.7 in Fugl-Meyer score. One strategy for further improvement in voluntary arm movement is selective activation of five target muscles innervated by C7 during recovery process. In this study, we develop an implantable multisite optogenetic stimulation device (MOSD) based on shape-memory polymer. Two-site stimulation of sciatic nerve bundles by MOSD induces precise extension or flexion movements of the ankle joint, while eight-site stimulation of C7 nerve bundles induce selective limb movement. Long-term implant of MOSD to mice with severed and anastomosed C7 nerve is proven to be both safe and effective. Our work opens up the possibility for multisite nerve bundle stimulation to induce highly-selective activations of limb muscles, which could inspire further applications in neurosurgery and neuroscience research.

MOSD 的开发及选择性诱导左右颈七交叉移位术后患者的神经再生：应用基础研究[1]

经科学领域最引人注目的革新"。其原理在于：通过将一种生物体内天然存在的光敏感蛋白——视蛋白转染至神经元细胞，可使其具有感光功能的同时兼具离子通道功能，从而实现用不同波段的光来操纵神经功能。近期研究发现光遗传学刺激可有效促进神经吻合术后新生轴突的生长，且相比于传统电刺激，光遗传学技术作为神经调节和修复的手段，具备更好的安全性、更高的有效性及良好的空间分辨率，能有效招募运动单位缓解临床症状。

迄今为止，光遗传学刺激器件都是基于单点光刺激神经和 mini-LED，照亮整个神经束。第七颈神经束包含从近端到远端的不同分支，包括胸大肌和背阔肌分支支配肩部肌肉，肱三头肌分支支配肘伸肌、腕伸肌和屈腕肌分支支配屈腕，手指伸肌分支支配伸腕和手的肌肉。能否设计一种多点的光遗传学刺激器件，通过选择性地刺激第七颈神经束中的神经分支，实现更快速精准的神经再生，从而恢复偏瘫患者的精细运动功能？

为验证这种新型康复策略的可行性，我们设计了一套基于光遗传学技术刺激周围损伤神经再生的康复装置。在周围神经损伤部位表达光敏感蛋白，通过外部驱动包裹在神经表面的 8 个 mini-LED 光电极进行选择性神经调控，最终达到损伤神经快速再生的目的。

一侧大脑半球管双手——左右颈七交叉移位治偏瘫

我们提出了一种选择性多位点光遗传学刺激装置（multisite optogenetic stimulation device，MOSD），该装置由多个 mini‐LED 组成，通过彼此间隔的多个光刺激位点来选择性刺激神经束。袖套结构是该装置的支柱，可覆盖整个神经束周长。形状记忆聚合物提供了机械灵活性和稳定性①，从而使器件适应不同直径的神经束。Monte Carlo 模拟表明②，一个 mini‐LED 的空间分辨率为 200 微米。我们首先将 MOSD 植入到 *Thy1‐ChR2‐EYFP* 转基因小鼠的坐骨神经上，选择性地诱发踝关节的屈伸运动。当 MOSD 植入小鼠第七颈神经时，还会引起肩内收、腕关节屈曲，以及肘腕关节和手指伸展。此外，将 MOSD 植入小鼠切断并吻合的第七颈神经上 3~8 周时，具有长期的功能和生物相容性。我们的装置打开了神经束多点刺激的可能性，可以改善颈七移位术后康复，也可扩展到神经外科和神经科学研究的多重领域。

▦ MOSD 的制备及性能测试

人的第七颈神经直径约为 1 cm，约有 6 根神经束：胸大肌和背阔肌分支支配肩部肌肉，肱三头肌分支支配肘；腕伸肌和屈肌分支支配手腕，手指伸肌分支支配手腕和手的肌肉。

为了精确靶向单个神经束，我们选择了 2.9 V、发光面积为 0.24 mm×0.16 mm、发光强度 63 219 cd/m²③、电流强度为 3.35 cd/A 的 mini‐LED，连续测量了 2.5 V 电压驱动 mini‐LED 15 小时的发光功率，发光功率的变化小于 2%，说明我们制备的 mini‐LED 功率稳定，可以用于长期的神经刺激。我们还分别以 10 秒、1 分钟和 1 小时为一个周期点亮 mini‐LED，并测量了发光变化，结果提示 mini‐LED 在整个刺激周期中不需要预热时间，发光功率稳定。

MOSD 包括螺旋形记忆聚氨酯纤维和多个 mini‐LED。聚氨酯纤维是一种热致形状记忆聚合物，由于其具有良好的形状记忆性能、生物相容性及机械相容性，在临床中广泛用作填充材料和托槽材料。纤维的原始形状是直的，加热至 120℃，10 分钟后冷却至室温，将纤维第一次固定。第二次加热至 120℃ 10 分钟后，纤维恢复到原来的形态（第一次恢复）。

此外，我们还可以将聚氨酯纤维制成不同的形状，直径由喷丝器控制。微型 mini‐

---

① 形状记忆聚合物是指具有初始形状的制品在一定的条件下改变其初始条件并固定后，通过外界条件，如热、电、光、化学感应等的刺激，又可恢复其初始形状的高分子材料。

② Monte Carlo 模拟是以统计抽样理论为基础，利用随机数，经过对随机变量已有数据的统计进行抽样实验或随机模拟，以求得统计量的某个数字特征并将其作为待解决问题的数值解。

③ cd/m² 是亮度的单位，称为坎德拉/平方米，是指发光体光强与光源面积之比，定义为该光源单位的亮度，即单位投影面积上的发光强度。

LED 之间的角度和距离根据目标神经的大小定制。例如对于直径和周长分别约为 500 μm 和 1.6 μm 的大鼠视神经，我们可设计一个 3 mini‐LED，间距为 500 μm 的 MOSD 器件，这些 mini‐LED 由 PDMS 绝缘[①]。聚氨酯纤维与 mini‐LED 通过一根金属棒卷成螺旋形。螺旋的直径由神经大小设定。通过 120℃加热 10 分钟和 10 分钟冷却到室温，纤维被固定为螺旋状。

MOSD 制成后，我们对其各项性能进行了测试：a. 当纵向施加力，mini‐LED 在 2.5 V、20.7 μA 条件下点亮或加热到 50℃时，MOSD 都表现出良好的延展性和线性伸长，MOSD 的力学性能可维持 10 个月。b. 连续浸泡在生理盐水 4 个月后，mini‐LED 依旧可以正常点亮。此外，局部组织的加热是长期植入光遗传学器件的关键问题。为此，我们用 Optris 红外温度仪测量了未封装 LED 表面的温度变化。在 2.5 V、20.7 μA 条件下，MOSD 开启 4 小时后温度变化不明显。DSC 法表明，用于 MOSD 封装的 PDMS 在 40～240℃下是稳定的[②]。我们还使用 Optris 红外温度仪测量了实验使用的两种刺激模式（20 ms‐on/1s‐off 和 1s‐on/4s‐off）产生的热量，结果都提示温度升高<1℃，不会引起明显的神经损伤。考虑到生物相容性，我们采用铂铱丝来制作 MOSD 用于长期植入实验[③]。

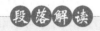

　　这部分主要从器件角度验证了 MOSD 的特点，包括稳定可靠的器件封装、没有导致神经损伤的局部过热、可适应不同直径的神经、刺激模式可编程、微型的器件尺寸。上述实验体现了 MOSD 具备优秀稳定性的同时，还有卓越的器件性能，可满足我们提出的"高选择性神经康复"理念。

■ 2 mini‐LED MOSD 对小鼠坐骨神经的光遗传学刺激

　　为证明 MOSD 的高选择性，我们首先使用 2 mini‐LED MOSD 对小鼠坐骨神经进行了两点光刺激。Thy1‐ChR2 小鼠坐骨神经分支胫神经和腓总神经分别支配胫前肌和腓肠肌，使用 MOSD 选择性刺激神经分支，采用 Monte‐Carlo 模拟实验来检查蓝光

---

① PDMS 是指聚二甲基硅氧烷，一种防水的有机硅物料，具有透光率 100%，具有耐热、耐寒、黏度随温度变化小、无毒无味、惰性、化学性质稳定的特点。

② DSC，differential scanning calorimeter，为差示扫描量热法，指在程序升温条件下，测量样品和参比物之间的能量差随温度变化的一种分析方法，使用温度范围宽、分辨率高、试样用量少，适用于多种无机物、有机化合物及药物分析。

③ 铂铱合金是一种高端电接触材料，除了用于制备飞机、导弹和陀螺仪等精密传感器外，还广泛用于微电子器件的电接点，具有高硬度、高熔点、高耐蚀和低电阻的特点。

在坐骨神经的传播。结果显示光照强度大于 50％LED 光强的蓝光（峰值：470 nm，420～520 nm）可照亮坐骨神经横截面面积的 29.7％。mini-LED 在输入电压 2.0 V 时开启，3.3 V 时达到 20.4 mW。为测试 mini-LED1 和 mini-LED2 能否独立激活神经分支，我们在 MOSD 光遗传学刺激坐骨神经的同时记录了腓肠肌和胫前肌的肌电信号，肌电图曲线下的区域表示肌肉的激活程度。结果显示 LED2 开启后，腓肠肌的肌电面积显著增大；相反，当 LED1 被打开时，胫前肌的肌电图面积更大。打开不同的 mini-LED 灯，所有老鼠表现出不同的肌肉激活。肌电曲线下的面积随着 MOSD 光强的增加而增加，说明 MOSD 可以通过光强的增加来激活更多的神经纤维，其选择性显著优于单点光刺激器件和电刺激器件。进一步的实验提示，将 MOSD 植入坐骨神经远端，还能选择性地诱导下肢踝关节的屈伸运动。研究结果表明：MOSD 通过光遗传学途径刺激神经束，具备选择性激活不同神经分支、诱发不同动作的潜力。

■ 8 mini-LED MOSD 植入小鼠第七颈神经选择性诱发上肢动作

与人的第七颈神经束类似，小鼠第七颈神经束同样支配胸大肌、背阔肌、肱三头肌、腕伸肌、腕屈肌和指伸肌六组肌肉。我们用 4 mini-LED MOSD 覆盖了一半第七颈神经，并在刺激实验中将该装置旋转 180°来覆盖整个第七颈神经。MBP 及 EYFP 免疫组化染色显示第七颈神经远端和近端轴突密集排列[①]。Monte-Carlo 模拟实验显示，整个第七颈神经的光强都在 LED 光强的 10％以上。为确保所有记录的肌肉反应都来自第七颈神经，在刺激前切断并切除第五、第六和第八颈神经及第一胸神经。然后将一个 4 mini-LED 的 MOSD 装置植入第七颈神经，在一定电压范围（2.3～3.3 V）的驱动下，逐个打开每个 mini-LED。记录第七颈神经支配肌肉的肌电图后，将 MOSD 旋转 180°，随后记录肌电图。LED 2 点亮的胸大肌肌电区域选择性地大于其他 LED。为了汇总所有 5 块肌肉的 MOSD 刺激谱，我们在同一图中绘制了小鼠不同光强下诱发的肌电图结果[②]。当 LED 1-4 打开（单点光遗传学刺激）和电刺激第七颈神经时，肌电记录显示指伸肌、胸大肌、肱三头肌、腕伸肌和腕屈肌的肌电区域均超过 95％阈值。此外，在单点光遗传学刺激和电刺激中，不同的光强度或输入电流下，5 块肌肉激活水平的相对比例保持不变。虽然 MOSD 提供不同光照条件会导致小鼠的肌肉激活偏好不同，但单位点光遗传学刺激最多只能产生一块肌肉的激活。我们定义了一个阈值＝平均值＋2 倍标准差，以定量比较第七颈神经的 MOSD 光遗传学刺激与单位点光遗传学刺激和

---

① MBP，myelin basic protein，即碱性髓鞘蛋白，是周围神经系统施万细胞合成的一种强碱性膜蛋白，是髓鞘的重要组成部分；EYFP 是一种黄绿色的荧光蛋白，实验小鼠模型的神经轴突表达 EYFP。两者均可显示第七颈神经内的轴突分布。

② 许多区域仅被标记为一种颜色，表明这块肌肉的收缩被某一个 mini-LED 高选择性激活。

电刺激①。

这之后，我们使用高速摄像机记录不同 LED 打开时上肢的运动。LED 1－5 在小鼠上肢可分别诱发肩内收、伸肘、伸腕、屈腕和伸指。当一个 LED 被打开时，来自肩、肘、腕和指关节的运动表现出选择性激活。值得注意的是，只有 38.8％的小鼠在不同 mini－LED 下产生了类似的诱发运动模式。可能是由于不同小鼠第七颈神经横截面内的神经束分布不同②。与单 mini－LED 光刺激相比，电刺激第七颈神经诱发了上肢更复杂的运动模式。开启 mini－LED 1－4 的单点光遗传学刺激也会在不同关节引发复杂的运动模式。结合上述肌电结果，与电刺激或单点光遗传学刺激相比，用 MOSD 刺激第七颈神经更有可能选择性地诱发上肢肌肉收缩③。

这部分是文章的关键，第七颈神经的植入刺激实验一方面从刺激效率角度证明了多点光刺激＞单点光刺激＞电刺激的基本观点，另外还证实了多点光刺激可有效地、高选择性地诱发下肢不同动作，从电生理及运动角度两个层面的分析体现了刺激强度与诱发肌肉收缩强度的正相关性，为后续刺激模式的优化提供了依据。

第七颈神经的植入实验体现了我们设计的 MOSD 具备高选择性诱发上肢动作的能力，不同 mini－LED 诱发出的肩内收、伸肘等粗大动作及伸腕、伸指等精细动作不仅体现了小鼠第七颈神经与人第七颈神经的功能高度一致，更体现了该器件刺激的空间分辨率由传统的"神经"维度提高到了"神经束"维度，为术后的选择性康复提供了硬件支持。前期大量的临床随访研究表明，左右颈七交叉移位术后的偏瘫患者往往粗大运动功能（肩肘部）恢复较为满意，而对肘部以远的精细运动功能（腕部及手部各关节）康复效果有限。若能结合 MOSD 的高选择性光遗传学刺激性能，有机会实现精细运动的选择性康复，进一步提高患者的恢复效果。

① 80％的小鼠在 MOSD 刺激中有一块或多块肌肉高于阈值，而 37.5％的小鼠在单位点光遗传学刺激中只有一块肌肉高于阈值。这些结果提示 MOSD 刺激第七颈神经是选择性激活胸大肌、肱三头肌、腕伸肌、腕屈肌和指伸肌的有效手段。
② 研究结果进一步证实 MOSD 设计中多刺激位点的必要性，根据动物实验结果，我们可以想象人类不同个体间的第七颈神经横截面的分支分布并无明显规律，8 mini－LED 的设计可以更好地适应这种个体差异。我们试图通过 8 mini－LED 分别发光的形式找到目标神经分支对应的 LED，来实现针对性、选择性地康复。
③ 这里我们将单点电刺激诱发复杂动作解释为单点电刺激的刺激精度低于光遗传学刺激，即便是单点的电刺激也会因为电容积传导效应激发刺激点周围的多个神经分支，从这个角度来看，制备多点电刺激器件的实际意义也并不大。而从另一方面来看，单点光刺激的精度较高，只会诱发对应位置神经分支所支配肌肉的收缩，这是 MOSD 高选择诱发动作的基础。

全文解读

本研究开发了一种可植入式多点光遗传学刺激器件——MOSD,为进一步提高左右颈七交叉移位术治疗偏瘫及其他周围神经损伤修复的手术效果提供了新思路、新策略。该器件可适应不同直径的神经,刺激模式及位点可根据康复需求进行编程调控,从而实现高选择性、精准化、个性化的神经康复。此外,该器件生物相容性良好,无局部过热或产生局部化学性损伤,满足神经修复时对安全性的高要求。虽然光遗传学技术还不能立即用于临床,但世界范围内已有前沿临床试验。MOSD 器件提供了一种高选择性的外周神经修复调节策略,可适应长期植入和康复需要,拥有重要的临床转化价值。

国 际 评 价

对于我们这篇发表在 *Nature Communication* 上的创新性研究,国际同行给予了这样的评价:

"这项研究表明光遗传学刺激可以通过多点光刺激器件精确控制神经束的不同部分,可能具有潜在的临床转化价值,成为未来促进神经再生的新策略。此外,周围神经修复是一个复杂过程,涉及多种细胞,多点光遗传学刺激可以在不同的时间空间维度激活多种细胞,为更深入地了解周围神经的修复过程提供了可能。"

Thomas Mee,Xiaofeng Jia
马里兰大学医学院
巴尔的摩,马里兰州,美国

参考文献

［1］ Zheng H, Zhang Z, Jiang S, et al. A shape-memory and spiral light-emitting device for precise multisite stimulation of nerve bundles[J]. Nature Communications, 2019, 10(1): 2790.

第24章
全球推广实践与经验

我们的成果得到国际同道的推崇，一方面我们通过国际学习班的形式，招收国际学员进行手把手带教（在 *NEJM* 发表的社论中很赞赏这点）；另外我们接收国外高级进修生，3 个月为一期，这些进修生的层次很高，很多和我们合作开展了研究。

告诉全世界颈七手术的起源

虽然顾玉东院士在 1992 年就在国际上报道了健侧颈七神经移位术，但是一直没有合适的机会告知国际同行颈七手术背后的故事。值英国 Chye Yew Ng 医生（英国曼彻斯特 Wrightington 医院骨科顾问医师，英国手外科学会理事会理事）在我这里做访问学者，他将颈七手术的历史整理成文，发表在了国际手外科权威期刊《手外科杂志（欧洲版）》，让世界各地的同行知晓这个中国手术的历史。

1986 年，顾老师为一位 28 岁全臂丛撕脱伤的男性患者进行了健侧颈七神经移位术。这位全臂丛损伤的患者同时还存在同侧膈神经、副神经损伤，并伴有多发性的肋骨骨折，因此，患者几乎没有可用的同侧供体神经。这促使我们寻找替代的供体神经来源。在这个病例中，顾老师最后决定使用健侧的第七颈神经作为供体神经，使用带有血管的尺神经作为移植物，修复患侧的正中神经[①]。随后，在 1992 年，顾老师报道了首批49 例接受健侧颈七神经移位术患者的随访结果。这批患者的健侧第七颈神经移位到

---

① 这就是我们经典的健侧颈七神经移位正中神经术的最初版本。

Journal of Hand Surgery
[European Volume]
0[0] 1–2
journals.sagepub.com/home/jhs
⑤SAGE

The derivation of C7 nerve root as a potential donor nerve: a historical note

Dear Sir,

In 1986, Gu performed a contralateral C7 (CC7) nerve root transfer in treating a 28-year-old man with total brachial plexus avulsion injury. This patient had also sustained injuries to the ipsilateral phrenic nerve, spinal accessory nerve and multiple rib fractures. Hence, virtually no suitable donor nerves were available for neurotisation. This prompted a search for an alternative source of donor nerves. In this case, a healthy C7 nerve root from the contralateral, uninjured side was transferred to the median nerve of the injured arm via a vascularised ulnar nerve graft. Subsequently in 1992, Gu et al. reported the outcomes of the first 49 patients who had undergone CC7 nerve root transfer to a variety of recipient nerves (Gu et al., 1992). The procedure has been widely adopted (Zhang and Gu, 2011) and the potential of CC7 transfer has since been expanded to treating a patient with hemiplegia due to central neurologic injury (Xu et al., 2011). The authors feel that the reasoning leading to the appreciation of the C7 nerve root as a potentially expendable nerve root deserves clearer explanation.

Gu had treated nearly 1000 patients with brachial plexus injuries (BPI) since the 1960s. Based on the contemporary understanding of functional anatomy of the brachial plexus and careful study of the operative findings and clinical signs in previous cases, Gu observed that the injured nerve roots identified during surgical exploration did not necessarily translate into complete palsy of the injured nerve roots (Table 1). In particular, the C7 nerve root did not appear to have exclusive control of a motor function. In comparison, a C5 root avulsion would result in paralysis of shoulder movements, a C6 root avulsion would result in paralysis of elbow flexion and C8/T1 avulsions would result in paralysis of the intrinsic muscles of the hand. In contrast, C7 appeared to contribute to multiple movements, including shoulder adduction, elbow extension, wrist flexion/extension and fingers flexion/extension. However, all these movements were at least partially controlled by other nerve roots as well. These observations led Gu to postulate that isolated C7 injury might not result in permanent functional loss in the normal upper limb. If this theory proved correct, then a healthy CC7 root could serve as an excellent source of nerve fibres and provide an additional reconstructive option, particularly for the patients with pan-plexus injury.

CC7 nerve transfer was not a discovery by serendipity. Rather, it was prompted by an exceptional case and conceptualised after careful and repeated study of surgical and clinical findings in a large number of BPI patients.

Table 1. Correlation between surgical findings and clinical manifestations.

Injured nerve roots confirmed at exploration	Clinical manifestations akin to
C5, C6, C7	≈C5, C6
C7, C8, T1	≈C8, T1

Acknowledgements The authors would like to acknowledge the contributions of Prof. Gu to the article. Mr. Ng is grateful to British Society for Surgery of the Hand for the award of Stack travelling fellowship which has facilitated this collaboration.

Declaration of conflicting interests The authors declared no potential conflicts of interest with respect to the research, authorship, and/or publication of this article.

Funding The authors acknowledge the support from the 'Newton Fund' (British Council and Shanghai Association for Science and Technology); the Sailing Project (Shanghai Association for Science and Technology, 14YF1400800); and the Young Scholar Project (National Natural Science Foundation of China, 81501945).

第七颈神经作为供体神经的历史回顾[1]

了患侧的不同受体神经中。随着健侧颈七神经移位术的广泛推广,我们开始深入挖掘健侧颈七神经移位的潜力,并将应用范围拓展到治疗因中枢神经损伤而偏瘫的患者。回顾过去,我认为有必要清晰地解释一下为何第七颈神经能够成为潜在的供体神经。

自 20 世纪 60 年代以来,顾老师治疗了近 1 000 名臂丛损伤的患者[1]。基于当时对臂丛功能解剖的理解,结合对既往病例的体格检查、手术记录与术后随访的仔细研究。顾老师发现,手术探查中发现的神经受损,并不一定意味着受损神经所支配功能的完全丧失(表 24-1)。特别是对于第七颈神经根,受损后似乎并不伴有单独的运动功能障碍。

表 24-1　术中探查所见与患者临床表现的相关性

术中探查明确的神经根损伤	临床表现类似于
C5,C6,C7	≈C5,C6
C7,C8,T1	≈C8,T1

注:C5,第五颈神经根;C6,第六颈神经根;C7,第七颈神经根;C8,第八颈神经根;T1,第一胸神经根。

相比之下,第五颈神经根性撕脱会导致肩部的瘫痪,第六颈神经根性撕脱会导致屈肘功能的丧失,第八颈神经根/第一胸神经根的撕脱会导致手内肌的瘫痪。相比之下,第七颈神经尽管参与了多种运动,包括肩内收、伸肘、屈/伸腕和屈/伸指。然而,所有这些运动都不是由第七颈神经单独控制的,都至少部分地受到其他神经根的控制[2]。

总结上述的观察结果,顾玉东院士大胆地提出假设:单纯的第七颈神经损伤可能不会导致正常上肢的永久性功能丧失。如果这一理论被证明是正确的,那么健侧的第七颈神经就可以作为供体神经的极好来源,为臂丛损伤的患者特别是全臂丛损伤的患者,提供一种全新的神经移位策略。

颈七神经移位术并不是一个偶然的发现。相反,这是由一个特殊病例引起,并且在大量的临床实践基础上经过仔细和反复研究后形成的新概念。

　　这篇文章回顾了第七颈神经的整个历史脉络,第一次向国际同道详细阐述了顾玉东院士自 1960 年开始积累对臂丛损伤的认识,凭借他入木三分的观察和缜密细致的推理,才成就了健侧颈七神经移位术 30 年的成就,展示了什么是"水滴石穿"的功力。

① 复旦大学附属华山医院作为全国最大的臂丛诊治中心,每年有大量臂丛损伤的患者前来就诊,为进行相关临床研究提供了基础。

② 这就是我们常说的第七颈神经的特点,全而不专。

供体第七颈神经长度的临床解剖研究

Clinical Anatomy of Human Donor C7 Nerve Roots for Surgical Transfer in Patients with Spastic Arm Paralysis

Sara Ratican[1], Michael Song[1], Yanqun Qiu[3-6], Jiang Su[3-6], Jennifer Hong[2], Wendong Xu[3-6]

■ BACKGROUND: Contralateral C7 (CC7) nerve transfer has successfully restored hand function in patients with spastic hemiplegia from chronic central nervous system injuries. However, little is known about the morphology and anatomy of the donor C7 nerve root in patients undergoing this procedure. This study quantified intraoperative measurements of donor C7 nerve roots during CC7 transfer surgery for spastic hemiplegia in patients treated at a high-volume center to describe observed anatomical variations for successful direct anastomosis.

■ METHODS: A database of images from 21 patients (2 females, 19 males) undergoing CC7 surgery was searched for photographic data that contained a standard ruler measuring donor C7 nerve root length after surgical sectioning and before transfer. Two independent observers analyzed these images and recorded C7 nerve root diameter, length, and branch lengths.

■ RESULTS: Mean (SD) values of donor C7 nerve measurements were length, 53.5 (8.0) mm; diameter, 5.1 (0.9) mm; branch length following surgical sectioning, 18.3 (6.3) mm. Right-sided donor C7 nerve roots yielded significantly longer branches compared with left-sided donor C7 nerve roots ($P = 0.01$). Other patient factors such as age, sex, or laterality of brain injury did not influence intraoperative anatomy.

■ CONCLUSIONS: We report detailed intraoperative measurements of the donor C7 root during CC7 nerve transfer for spastic hemiplegia. These findings describe existing variation in surgical C7 nerve root anatomy in patients undergoing this procedure and may serve as a general reference for the expected donor C7 length in successful direct anastomosis.

INTRODUCTION

The C7 nerve root is a valuable and reliable donor for brachial plexus reconstruction. Owing to the large functional overlap between C7 and the other 4 nerve roots (C5, C6, C8, and T1) that together form the brachial plexus, severing the C7 nerve root on the side contralateral to the paralyzed arm imparts only a low risk of functional deficit in the donor arm.[1-9] This has traditionally allowed for transfer of the contralateral C7 (CC7) nerve root to restore upper extremity functionality in patients with brachial plexus avulsion injuries when ipsilateral nerve donors have been exhausted.[2-16] Recently, CC7 transfer has also been used to successfully restore hand function in patients with spastic hemiplegia from chronic central nervous system injuries by creating new functional connections between the ipsilateral uninjured cerebral hemisphere and the paralyzed hand.[17-19]

CC7 transfer for spastic hemiplegia is a novel and effective treatment for poststroke rehabilitation that has the potential to improve outcomes for many patients.[17] However, there is little experience to date with this procedure in the United States, where the vast majority of CC7 transfers have been performed for brachial plexus injuries. Therefore, little is known about the

痉挛性偏瘫患者左右颈七交叉移位术的临床解剖：第七颈神经需要多长才能在术中直接吻合[2]

这项研究是与我的访问学者，美国达特茅斯吉赛尔医学院的 Jennifer Hong M. D.（神经外科副教授，达特茅斯-希区柯克医疗中心分子和系统医学生物学副教授）在临床解剖领域进行深度合作。在先前国内解剖研究和术式改进的基础上，我们对左右颈七交叉移位术的相关解剖学研究做了更进一步的探索。不仅将中国原创手术和临床研究推广到了美国，也带领美国学者在海外开展颈七神经手术的相关研究。

前期的第七颈神经解剖和术式改进都在新鲜尸体上进行，这些研究采用的都是正常尸体，与中枢神经系统损伤后的偏瘫患者有所不同，且尸体的组织形态及脱水情况也不同于临床患者。因此，对供体第七颈神经的形态和解剖结构的认识仍有提升空间。

为了验证临床术中第七颈神经的解剖学形态，我们量化了第七颈神经的术中测量值,并描述术中直接成功吻合的情况,用术中获得的详细资料进行了回顾性研究。研究报道了第七颈神经的详细解剖参数,并提出了可直接吻合的预期长度参考值。为国内外的手术医生提供实际参考,也进一步推动左右颈七交叉移位术在国内外的广泛应用。

▧ 左右颈七交叉移位术的海外推广及解剖研究

左右颈七交叉移位术是一种新型有效的方法,已成功用于恢复慢性中枢神经损伤后痉挛性偏瘫患者的手功能[①],在健侧大脑半球和瘫痪手之间建立新的功能连接,从而改善患者预后。美国在这一手术方面几乎没有经验,绝大多数颈七神经移位术都针对臂丛损伤进行[②]。在此临床背景下,第七颈神经的术中解剖报道非常有限。为了实现无张力直接吻合,全面了解第七颈神经的解剖变异性非常重要[③]。

研究中,我们报道了痉挛性偏瘫患者第七颈神经的解剖观察[④],使用标准化的术中照片对术中测量值进行定量分析。研究提供了吻合时第七颈神经的详细描述,为外科医生提供预期神经和分支的尺寸,并测量了健康臂丛和中枢神经系统损伤患者队列的变异性[⑤]。

21 名患者中有 2 名女性和 19 名男性,年龄为 6～69 岁,收集术中图像,确定其解剖特征[⑥]。每位患者都存在慢性脑损伤后的单侧上肢瘫痪,在受伤 5 年后于我院行左右颈七交叉移位术。所有选定的照片都包含靠近神经的尺子,以用来测量神经长度,单位为毫米,该标尺还为其他回顾性测量提供了参考。缺乏患者基本信息的数据(如人口统计学、临床病史)或神经解剖结构模糊的图像被排除[⑦]。

手术操作在之前已有描述,尽可能远地在前后股汇合处切断供体第七颈神经,得到的分支相当于前、后股。解剖第七颈神经之前,对所有分支进行肌电生理检测,以避免伤及肩胛下神经或胸背神经分支,并在这些分支附近进行解剖。患侧的第七颈神经在椎间孔附近切断。

所有图像均为直接吻合的供体神经,无需额外神经移植。对每个第七颈神经进行

---

① 左右颈七交叉移位术治疗痉挛性偏瘫是目前唯一有 1 级证据支持其临床疗效的卒中后治疗方案。

② 虽然左右颈七交叉移位术已在全球各个国家推广开来,但少有临床医学中心能达到复旦大学附属华山医院的手术规模。国外医生在手术经验和专业知识上的缺乏是海外推广所面临的两个重要挑战。

③ 复旦大学附属华山医院手外科报道的手术经验,为其他中心开展手术以最大限度恢复瘫痪肢体的功能提供了参考。

④ 既往的颈七解剖研究多使用尸体标本,经历了冷冻、解冻或固定,导致组织弹性、形态改变。

⑤ 这项研究是我们所知的首次对术中供体第七颈神经解剖结构的详细定量分析,可提供准确、广泛的外科应用规划指南。

⑥ 本文的局限主要在于仅有中国患者,在体重指数较高的国外群体中,可能很难实现直接吻合,这个问题的证明有必要开展一项国际前瞻性试验,需考虑更广泛的患者多样性。

⑦ 本研究未纳入患者特定的解剖测量,如颈围、包括体重指数在内的身体特征和手臂长度,可能会影响直接吻合的比例。

一致性测量,尺子尖端达椎管神经出口处的椎间孔①。

▒ 解剖数据解读并提出参考值

依据照片中的标尺,利用像素/长度关系,对每根神经进行测量并记录:神经直径、长度和各分支的长度②。在神经穿过椎间孔和任一分支点之前,沿神经长度的不同点分别测量 5 次神经直径,对这些测量取平均值,以计算沿神经长度的直径变化。从出椎间孔处开始测量神经长度至神经最近分支点或未见分支的神经最远端,选择这个交叉点来定义神经的长度③。记录每个远端分支的长度,即从最早的神经分支点(神经长度的终点)到每个分支的最远端。

术后平均神经直径、神经长度和分支长度分别为 5.1 ± 0.9 mm、53.5 ± 8.0 mm 和 18.3 ± 6.3 mm,允许进行无张力吻合的最短供体神经长度为 39 mm④。

患者的年龄与解剖测量无统计学关联⑤。Welch 的非配对 t 检验表明,右侧第七颈神经分支长度明显长于左侧⑥。此外,左右两侧神经保持着相似的长度(分支前)和直径⑦。

---

① 研究使用的是本团队设计的第七颈神经专用测量尺,已得到相关专利授权。

② 供体第七颈神经的长度常受到第七颈神经后股与后束汇合位置高低的限制。若在更远的位置切断第七颈神经可能会损伤后束本身,导致健侧伸腕无力,这是不可接受的结果,初学者必须避免。

③ 据此长度可预估术中是否可能避免额外的神经移植。

④ 对于复旦大学附属华山医院接受左右颈七交叉移位术的痉挛性偏瘫患者,我们报道了术中供体第七颈神经的详细解剖,并进行定量形态学分析。

⑤ 由此可知第七颈神经相关长度、直径并不会随年龄而改变。

⑥ 造成这种差异的原因可能是锁骨上窝臂丛固有的发育不对称。例如,左胸出口包含胸导管,而右胸不包含胸导管;不排除研究中所有进行手术的外科医生都是右利手,术中操作受限。

⑦ 用于直接吻合的供体第七颈神经平均长度为 53.5 mm,观察到的最短长度为 39 mm,这些值不受患者年龄、性别或脑损伤偏侧的影响。

我们对慢性脑损伤患者术中切断后和移位前供体第七颈神经的解剖测量进行了定量分析,这些测量值可用于指导手术。

这项研究分析了术中第七颈神经的具体解剖数据,为医生手术提供参考。结合既往的臂丛 MRI 研究,可以得出结论:几乎所有患者的第七颈神经长度都足以实现直接吻合!"腓肠神经移植"有可能彻底成为过去式。从侧面证实了术式改进的重要价值,也意味着左右颈七交叉移位术的手术难度进一步降低,为进一步推进国际多中心临床应用"保驾护航"。

机器人辅助左右颈七交叉移位术的可行性研究

Robot-assisted C7 nerve root transfer from the contralateral healthy side: A preliminary cadaver study

Transfert robot-assisté de la racine C7 du côté controlatéral sain : étude de faisabilité sur cadavre

Su Jiang [a], Satoshi Ichihara [b,c], Guillaume Prunières [b], Brett Peterson [d], Sybille Facca [b], Wen-Dong Xu [a], Philippe Liverneaux [b,*]

[a] Department of Hand Surgery, Huashan Hospital, Fudan University, Shanghai, China
[b] Department of Hand Surgery, SOS main, CCOM, University Hospital of Strasbourg, FMTS, University of Strasbourg, Icube CNRS 7357, 10, avenue Baumann, 67400 Illkirch, France
[c] Department of Orthopedic Surgery, Juntendo University, Tokyo, Japan
[d] Department of Orthopedic Surgery, SCPMG Orange County, Irvine, CA, USA

Received 31 July 2015; received in revised form 31 October 2015; accepted 15 December 2015

Abstract

Patients with cerebral palsy and spastic hemiplegia may have extremely poor upper extremity function. Unfortunately, many current therapies and treatments for patients with spastic hemiplegia offer very limited improvements. One innovative technique for treating these patients is the use a contralateral C7 nerve root transfer to neurotize the C7 nerve root in the affected limb. This may result not only in less spasticity in the affected limb, but also improved control and motor function vis-a-vis the new connection to the normal cerebral hemisphere. However, contralateral C7 transfers can require large incisions and long nerve grafts. The aim of this study was to test the feasibility of a contralateral C7 nerve root transfer procedure with the use of a prevertebral minimally invasive robot-assisted technique. In a cadaver, both sides of the C7 root were dissected. The right recipient C7 root was resected as proximally as possible, while the left donor C7 root was resected as distally as possible. With the use of the da Vinci ® SI surgical robot (Intuitive Surgical ™, Sunnyvale, CA, USA), we were able to eliminate the large incision and use a much shorter nerve graft when performing contralateral C7 nerve transfer.

Keywords: Cerebral palsy; Spastic hemiplegia; Contralateral C7 transfer; Da Vinci; Robot-assisted microsurgery

机器人辅助下的左右颈七交叉移位术:新鲜标本探索研究[3]

随着科技发展,以"达芬奇"为代表的外科手术机器人开启外科手术新时代,引领外科精准手术高质量发展的新趋势。放大 10 倍的三维立体呈现可以足够清晰地展现手术视野,540°旋转无死角的机器人手臂突破了人手转腕的极限,可以在狭窄的解剖区域进行灵活顺畅的操作。高倍数的手术视野及高自由度的机器人手臂显著提高了手术的安全性和精准度。"手巧眼亮"也成为达芬奇手术机器人的标签。

在左右颈七交叉移位术的推广过程中,不同地域、不同背景的病患使我们开始思考如何为这些患者提供更为个性化的诊疗方案,包括手术切口的微小化、手术操作的微创化、神经缝合的精准化及尽可能减少神经移植的可能性;此外,如何能将当今全球数字化、信息化的优势更好地应用于前沿外科手术技术,实现手术远程化、无时差、无地域的均质化开展。带着对这些问题的思考,我们尝试了达芬奇机器人在周围神经手术特别是左右颈七交叉移位术中的应用。研究认为,在机器人的辅助下,手术不仅可以用更小的切口微创完成,并能更加精准地实现远程显微外科修复。我受前欧洲手外科协会主席、法国斯特拉斯堡大学医学院教授、手外科主任 Philippe Liverneaux 教授邀请开展国际合作研究,通过在新鲜标本上使用微创机器人辅助进行左右颈七交叉移位术。

▓ 机器人辅助下的左右颈七交叉移位手术过程

首先将一具新鲜冷冻的高加索女性尸体置于仰卧位,在左右锁骨上各做一个 4 cm 横行切口,逐层分离并确定第七颈神经①。通过将皮肤与皮下组织分离,在颈椎前间隙建立操作空间,空间利用两个定制的自固定牵开器维持②。受体侧第七颈神经(右侧)尽可能向近端切断,靠近椎间孔。供体侧第七颈神经(左侧)尽可能向远端切断,距离相应的椎间孔 6 cm③。镜下使用 10 - 0 缝线将 2 cm 长的神经移植物缝合到第七颈神经供体侧远端④。

将手术机器人放置在尸体头部,使用 30°倾斜 3D 摄像机⑤。机械臂连接显微手术

---

① 该具标本的切口采用锁骨上入路,暴露第七颈神经时应注意与传统颈前入路的差别,选择该切口的原因详见本章第二部分。

② 与传统颈前入路不同,我们在颈椎前间隙建立操作通道后,需用牵开器维持通道,以便后续达芬奇机器人系统的操作。

③ 为保证供体和受体神经有充分长度进行吻合,我们切取供体侧和受体侧第七颈神经的位置和传统颈前入路一致。

④ 至此步骤均由人工完成。

⑤ 我们没有在额下方的入口安装一个 0°摄像头,而是使用了一个倾斜的 3D 摄像头 30°向下穿过两个仪器入口中的一个。这为显微缝合区域提供了充分的视图,意味着不需要第三个补充入口。

操作钳,通过切口插入右侧,另一个带有显微手术钳的机械臂通过切口插入左侧。操作经验丰富的高年资外科医生坐在离尸体 3 m 远的手术控制台上,控制摄像机和两个机械臂的运动。一名助手将 10-0 尼龙缝线置入操作空间,使用手术机器人进行神经缝合。相机和两个机械臂的设置相当简单,大约 10 分钟完成设置后,我们能够从左右两侧清楚地看到操作空间,实现直视和解剖第七颈神经①。机器人辅助下进行神经缝合大约需要 20 分钟②。过程中没有遇到任何技术上的困难③。

　　这是我们在达芬奇机器人辅助下对一具尸体实施左右颈七交叉移位术的具体手术过程。设备的设置及手术过程都十分顺利。通过建立操作空间和使用 30°倾斜 3D 摄像机,我们成功地完成了受体侧(右侧)第七颈神经近端与供体侧(左侧)第七颈神经远端间的神经缝合。

■ 机器人辅助左右颈七交叉移位术的优点

　　研究中由于美学考虑,我们将机器人操作切口直接设计在锁骨下而避免设计在颈前区域中线,因此需要一定的神经移植。使用达芬奇手术机器人的目标不仅是为了更小的美学切口,更是尝试在使用更短的移植神经条件下实现无张力显微缝合④。

　　借助机器人辅助的显微手术技术,可将总切口长度从 12~14 cm 减少到 6 cm,并可在接近中线的皮下空间进行显微缝合,使腓肠神经移植物的长度显著减少到 2 cm⑤。

　　通过尸体研究初步证明了使用手术机器人能显著减少左右颈七交叉移位术所需的切口大小和腓肠神经移植长度。这项技术具有微创、精准、远程数字化的优点,进一步提升了手术的微创、精准和应用潜力。尽管这项研究只用了一具尸

---

① 操作过程中不仅可以直视第七颈神经,同时可以清楚地看到操作通道里毗邻的重要组织,如椎体、食管、血管等,大大提高了手术的安全性。

② 达芬奇手术机器人系统的神经吻合时间与资深手外科医生所需的时间近似。

③ 由于本研究是在尸体标本上进行,所以不考虑出血问题。在操作的过程中,几乎没有血管损伤。可预见的是,达芬奇机器人辅助下的神经吻合将有效减少术中出血及术后血肿的发生。

④ 在无张力情况下,较短的神经移植比较长的神经移植具有更好的功能。

⑤ 之前完全不用神经移植而直接缝合的技术还没有出现。通过将移植物穿过椎前间隙或通过肱骨或锁骨截骨,可进一步缩短或免除腓肠神经移植的需要,机器人的后续研究将进一步减少神经移植的概率。

体标本,且该研究结果需在临床研究中进一步验证,但它触发了我们对于改进臂丛损伤和痉挛性偏瘫治疗中采用机器人辅助技术的新思考。

国际多中心结果制定临床操作指南

稳步推进各项研究的同时,我们通过开展国际学习班,培养了一大批国内外专科医生,在各自中心开展左右颈七交叉移位术。经过了数年积累,我们汇总了多临床中心的数据,进行了世界上首个关于左右颈七交叉移位术效果的回顾性国际多中心临床研究。

Reconstruction of paralyzed arm function in patients with hemiplegia through contralateral seventh cervical nerve cross transfer: a multicenter study and real-world practice guidance

Juntao Feng,[a,b,1] Tie Li,[a,b,1] Minzhi Lv,[e] Sangsoo Kim,[c] Joon-Ho Shin,[d] Naiqing Zhao,[e] Qingzhong Chen,[f] Yanpei Gong,[f] Yucheng Sun,[f] Zaixing Zhao,[g] Ning Zhu,[h] Jihua Cao,[h] Wen Fang,[h] Bin Chen,[i] Song Zheng,[i] Zhu Xu,[i] Xin Jin,[i] Yundong Shen,[a,b] Yanqun Qiu,[a,b] Huawei Yin,[a,b] Su Jiang,[a,b] Jie Li,[b] Ying Ying,[b] Liwen Chen,[b] Ying Liu,[b] Jie Jia,[a,b] Chuntao Zuo,[a] Jianguang Xu,[a] Yudong Gu,[a,b] and Wendong Xu,[a,b,j,k]*

[a]The National Clinical Research Center for Aging and Medicine, Center for the Reconstruction of Limb Function, Hand Surgery department, Rehabilitation department, Huashan Hospital, Fudan University, Shanghai, China
[b]Department of Hand and Upper Extremity Surgery, Department of Rehabilitation, Jing'an District Central Hospital, Fudan University, Shanghai, China
[c]Kim Sang Soo Microclinic, Seoul, South Korea
[d]Department of Neurorehabilitation, National Rehabilitation Center, Ministry of Health and Welfare, Seoul, South Korea
[e]Center of Evidence-Based Medicine, Department of Biostatistics, School of Public Health, Fudan University, Shanghai, China
[f]Department of Hand Surgery, Department of Rehabilitation, Affiliated Hospital of Nantong University, 20 West Temple Road, Nantong, Jiangsu 226001, China
[g]Department of Handsurgery, Department of Neurology, Ningxia Hui Autonomous Region Wujingzong Hospital, Yinchuan, China
[h]Department of rehabilitation, General Hospital of Ningxia Medical University, Yinchuan, China
[i]Department of Orthopedics, Department of Rehabilitation, the Second Affiliated Hospital of Jiaxing University, Jiaxing, China
[j]Co-innovation Center of Neuroregeneration, Nantong University, Nantong, Shanghai, China
[k]State Key Laboratory of Medical Neurobiology and Collaborative Innovation Center of Brain Science, Department of Anatomy and Histology and Embryology, Institutes of Brain Science, Fudan University, Shanghai, China

Summary

Background A previous randomized controlled trial showed contralateral seventh cervical nerve (CC7) cross transfer to be safe and effective in restoring the arm function of spastic arm paralysis patients in a specified population. Guidance on indications, safety and expected long-term improvements of the surgery are needed for clinical practice.

Methods This is a retrospective, multicenter, propensity score-matched cohort study. All patients registered between 2013 and 2019 with unilateral spastic arm paralysis over 1 year who were registered at one of five centers in China and South Korea were included. Patients received CC7 cross transfer or rehabilitation treatment in each center. Primary outcome was the change in the upper-extremity Fugl−Meyer (UEFM) score from baseline to 2-year follow-up; larger increase indicated better functional improvements.

Findings The analysis included 425 eligible patients. After propensity score matching, 336 patients who were 1:1 matched into surgery and rehabilitation groups. Compared to previous trial, patient population was expanded on age (< 12 and > 45 years old), duration of disease (< 5 years) and severity of paralysis (severe disabled patients with UEFM < 20 points). In matched patients, the overall increases of UEFM score from preoperative evaluation to 2-year follow-up were 15.14 in the surgery group and 2.35 in the rehabilitation group (difference, 12.79; 95% CI: 12.02 −13.56, $p < 0.001$). This increase was 16.58 at 3-year and 18.42 at 5-year follow-up compared with the surgery group baseline. Subgroup analysis revealed substantial increase on UEFM score in each subgroup of age, duration of disease, severity of paralysis and cause of injury. No severe complication or disabling sequela were reported in the surgery group.

通过左右颈七交叉移位术重建偏瘫患者瘫痪上肢功能：多中心临床研究及真实世界实践指南[4]

EClinicalMedicine
2022;43: 101258
Published online xxx
https://doi.org/10.1016/j.eclinm.2021.101258

先前左右颈七交叉移位术在偏瘫患者中的随机双盲对照试验,证实了手术应用于年龄在 12～45 岁、病程 5 年以上、中度偏瘫患者的有效性和安全性。但偏瘫患者的群体是庞大的,真正在临床实践中碰到的患者复杂多样,涉及不同的病程、严重程度,有高龄的脑出血患者,也有幼儿脑瘫、脑外伤等,还有很多患者无法完成建议的术后康复疗程,多重因素影响下的手术效果如何还需更多的数据支持。此外,手术 1 年以后,患者不再接受康复治疗,回归家庭和社会后的手术效果是否稳定,也是医生担心的问题。准备开展这一手术时面对的几个关键问题:我应该选择哪些患者? 手术预期能够达到什么效果? 手术是否安全? 效果会不会反弹? 我们在文章的已有研究证据和背景部分是这样写的:

　　"我们在 PubMed 和万方数据库中查找先前发表的相关研究,以左右颈七交叉移位、偏瘫或痉挛性偏瘫作为关键词进行搜索,除了本中心报道的 3 篇临床研究结果外,共搜索到了 4 篇关于左右颈七交叉移位术治疗偏瘫的研究,累计报道了 13 例患者,随访周期在 6 个月以内。在我们 2018 年发表的 RCT 研究中,证实了左右颈七交叉移位术有效提升了 18 例 12～45 岁、病程 5 年以上患者的偏瘫上肢功能。该试验未对患者的性别和基线功能状态有所限制,但被试者均为男性,且他们大多数的 Fugl-Meyer 上肢基线评分为 20～40 分。在临床实践中,偏瘫可由不同的原因引起,功能障碍程度也因病变部位而异。因此,我们需要进一步探索颈七手术是否能使病因各异的患者受益,并且达到功能改善的预期效果。本研究基于 5 个中心的随访数据和亚组分析信息,旨在制定左右颈七交叉移位术治疗上肢痉挛性偏瘫的临床指南。"

　　为了解开这些疑虑,我们采用了"真实世界研究(real-world study)"的研究设计,开展了这项回顾性国际多中心临床队列研究。真实世界研究是近年来一种新的临床研究策略,不同于传统的随机对照临床试验,真实世界研究的数据来源于平时的病例资料、日常随访评估甚至互联网医疗记录等,研究纳入的患者不设定过于严格的筛选条件,能够纳入广泛、更具包容性的患者群体,得出的结果更符合临床实际,因此非常符合我们的研究目的。采用这种方式来探讨外科手术能否在更广泛的人群中应用,拓展手术的适应证,也是对真实世界研究模式本身的一个应用创新。我们同时纳入了 4 个中国中心和 1 个韩国中心的临床数据,以保证研究结果的可推广性。纳入的这些数据有非常丰富的信息量,让我们能够对影响手术效果的不同因素进行分析。旨在通过这些临床一手资料,建立左右颈七交叉移位术的临床实践指南,帮助医生安全、有效、熟练地开展这一手术。

▓ 确定研究数据来源

这项回顾性研究数据源于 4 个中国中心和 1 个韩国中心,纳入了 2013—2019 年行左右颈七交叉移位术或单纯康复治疗的患者。纳入患者需符合:有记录的慢性脑损伤和一侧痉挛性偏瘫,主要表现为单侧上肢痉挛和功能障碍,病程持续 1 年以上。为了进行功能评估,患者在手术前后至少各有一次 Fugl‐Meyer 上肢(UEFM)评估;排除标准包括:正畸手术、选择性后路神经切断术或上肢功能性重建手术史;严重合并症或手术禁忌证。通过筛选共登记 655 名因各种原因造成的中枢神经损伤后的偏瘫患者,其中425 例符合数据分析要求纳入研究。研究中 168 例接受了左右颈七交叉移位术治疗,257 例接受了传统康复治疗(图 24‐1)。

本研究设定的主要结局指标为:从基线(手术或康复前评估结果)到术后或康复后 2 年随访时 UEFM 评分的变化,次要结果包括从基线到 2 年随访的 MAS 得分变化和关节主动活动度变化[①]。本研究还使用了两份需参与者进行的自我报告问卷,第一份是自我报告的生活质量问卷,第二份是了解康复组为何选择常规康复而非手术的问卷[②]。安全性结果包括与手术或康复相关的所有不良事件,以及在 6 个月内与双侧第七颈神经切断相关的手部感觉和肌力变化。初始不良事件是指术后 1 个月内发生的与手术相关的任何事件,持续性不良事件是指术后出现的任何不适并持续超过 6个月。

本研究的干预手段包括左右颈七交叉移位术或康复治疗。在手术组中,标准手术程序由经验丰富的外科医生完成,大多数患者的健侧第七颈神经长度足以在交叉移位后与患侧第七颈神经直接缝合,如果健侧第七颈神经长度不够直接缝合,则采用腓肠神经作为移植神经进行桥接[③]。不管是否桥接,患者均通过椎前通路完成手术,详细的手术步骤在手术技术中有详细描述。对于康复组,患者在初次登记后的第 1 年内接受至少 6 个月的常规康复治疗。康复方法的差异是手术组在术后 4 周内使用特殊颈托进行固定。

---

① 用于分析的数据来自医疗记录,包括门诊登记、住院病史、护士记录、医嘱和随访材料。同时收集的数据资料包括基线特征、手术细节、不良事件、药物使用及康复的持续时间和类型等。
② 设计这两份问卷的目的在于了解患者除评分之外,在实际生活中的手术效果感受,并了解康复患者不接受手术是否存在主观意愿外的系统性偏倚,造成纳入组和康复组的数量不匹配。
③ 腓肠神经移植仅影响足背部分感觉,不影响下肢的行走功能。

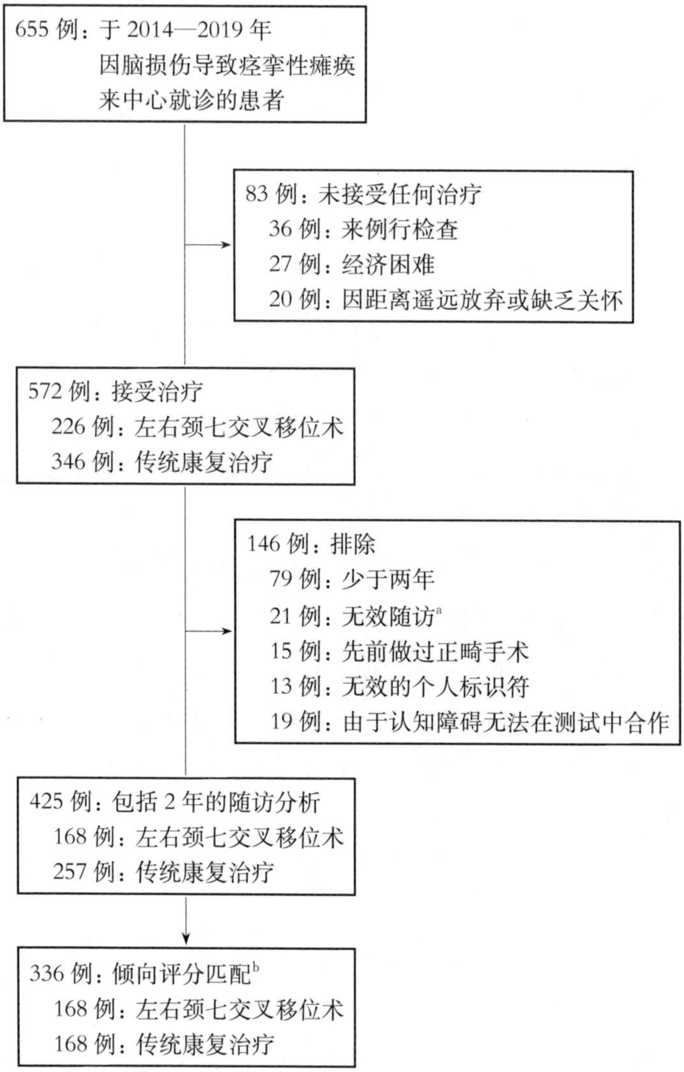

655 例：于 2014—2019 年
因脑损伤导致痉挛性瘫痪
来中心就诊的患者

83 例：未接受任何治疗
36 例：来例行检查
27 例：经济困难
20 例：因距离遥远放弃或缺乏关怀

572 例：接受治疗
226 例：左右颈七交叉移位术
346 例：传统康复治疗

146 例：排除
79 例：少于两年
21 例：无效随访[a]
15 例：先前做过正畸手术
13 例：无效的个人标识符
19 例：由于认知障碍无法在测试中合作

425 例：包括 2 年的随访分析
168 例：左右颈七交叉移位术
257 例：传统康复治疗

336 例：倾向评分匹配[b]
168 例：左右颈七交叉移位术
168 例：传统康复治疗

图 24-1·流程图。 从上到下,依次严格按照纳入排除标准筛选患者。a, 有效数据缺失或 UEFM 量表随访不完整的患者。b, 对 2 年随访数据可用的患者进行倾向评分匹配并随后进行分析。

段落解读

　　在真实世界研究中,确定数据集、数据的可信度和一致性是决定研究成败的关键。我们需要尽可能将更多的偏瘫患者纳入进来,这样能够使样本更具代表性。本研究的数据来源于 5 个中心,包括 1 个韩国中心,可以证实该手术在除复旦大学附属华山医院外的其他中心的推广应用效果。在本研究中,非常重要的是加入的中心均通过参加学习班、进修学习等方式接受了规范的手术、康复和评估的培训,保障了中心之间数据的一致性,降低了中心间差异造成的数据偏倚,保证了结论的可信度。

▨ 数据分析和统计

在比较两组功能结果时,为了减少对治疗类型和混杂因素的选择偏倚,选用倾向评分匹配(propensity-score matching)的方法来建立相对均衡的手术组和康复组。其中,我们将年龄、性别、教育水平、体重指数、吸烟史、并发症(如糖尿病和高血压)、疾病持续时间、基线功能评估、损伤原因、瘫痪侧及患者接受治疗的中心等特征作为协变量纳入匹配分析。我们将有 2 年随访的 425 例患者纳入分析并进行倾向评分匹配(图 24-1),同时使用多变量逻辑回归模型计算患者的倾向评分。为了确保匹配效果,我们使用的卡尺宽度等于倾向得分 logit 的合并标准差的 0.2,这将消除由于测量的混杂因素造成的大约 99% 的偏差[1]。

根据前期 RCT 研究中的人群主要特征,对影响手术效果的因素进行分析,主要包括 4 个因素,即年龄、性别、病程和偏瘫严重程度[2]。将患者分为与 RCT 一致的组(即为符合 CONCENT 条件)和与 RCT 不一致的组(即为不符合 CONCENT 条件),分别评估每个因素:对于年龄,符合 CONCENT 条件的亚组为 12～45 岁,不符合 CONCENT 条件的亚组为 12 岁以下和 45 岁以上;瘫痪的严重程度由基线时的 UEFM 评分确定,符合 CONCENT 条件(20～40 分)和不符合 CONCENT 条件(<20 分和>40 分)。对于性别(男性和女性),使用了类似的亚组设置和发病持续时间(5 年以下,5 年或更长)。

对受教育程度、受伤原因、瘫痪侧等常规因素也进行进一步分析。根据损伤原因,将患者分为出血性卒中、缺血性卒中、脑瘫、脑外伤和脑炎 5 个亚组。为了评估成年是否对结果的影响,年龄亚组也分为 18 岁以下、18～45 岁和 45 岁以上的年龄组。

本研究采用描述性统计报告患者在基线时的特征,标准化均值差(SMD)检查倾向评分匹配样本中治疗组之间协变量分布的平衡。倾向匹配后,通过协方差分析对基线至 2 年随访的连续变化结果进行组间比较,以调整基线测量值。

---

① 倾向性评分中匹配的两组并非真正意义上的两组,而是通过比较患者信息筛选出更具有可比性的患者,在后续的分析中还将对手术组进行单独分析。

② 以基线 UEFM 评分对偏瘫严重程度进行分级。

一侧大脑半球管双手——左右颈七交叉移位治偏瘫

真实世界研究的数据存在很多潜在的偏倚和混杂，为了保证结果的可信度，我们需要对这些数据进行筛选，倾向性评分匹配是最常用的方法之一。虽然在患者纳入时没有办法像随机分配一样保证两组的均衡性，但是通过倾向性评分匹配可以让患者在纳入的协变量中获得最大的平衡，匹配上的两组数据可以看作是排除了其他影响因素的"干净数据"。这样，研究得到的结论更具有说服力。

为了比较左右颈七交叉移位术在前期 RCT 以外的患者中是否具有同样的效果，我们进行了亚组分析。根据各个因素将患者分为与 RCT 一致组及与 RCT 不一致组，比较两组间是否有差异。这为扩展适应证提供了重要的数据支持。

▨ 研究结果

倾向评分匹配后，共匹配 336 名患者为 1∶1 匹配，包括平衡良好的左右颈七交叉移位组（$n=168$）和单独康复组（$n=168$），如流程图所示（图 24 - 1）。匹配患者的中位年龄为 38 岁（范围 4～69 岁），瘫痪持续中位时间为 4.0 年（范围 1～38 年）。男性患者占总研究群体的 83.9%。在人口学特征和疾病相关特征的匹配变量上，匹配后的两组之间没有显著差异。倾向评分匹配前后的数据见表 24 - 2。

总体分析，手术组的基线和 2 年随访期间 UEFM 评分的平均变化显著高于康复组（表 24 - 3）。次要结果中，从基线到 2 年随访期间，MAS 评分的变化显示手术组所有关节均有显著改善（差异：肘部，- 0.76；前臂旋转，- 0.78；腕部，- 0.93；拇指，- 1.14；第 2～5 手指，- 0.88）[1]；手术组和康复组在主动活动范围变化方面的差异：肘部，35.11，前臂旋转，41.14，手腕，41.05（表 24 - 3）。

我们根据前期 RCT 的纳入排除标准，将所有特征均符合 RCT 的组作为 RCT -匹配组，其他患者作为 RCT -不匹配组。根据亚组分析，发现在手术组和康复组之间，符合 RCT 条件的患者与不符合 RCT 条件的患者（16.35 *vs.* 12.44）相比，UEFM 评分的升高更明显，但矫正后的 $P=0.05$，勉强达到显著条件。

将各因素分别分析，年龄、性别、教育程度、病因和病程等的亚组分析中没有发现统计学上的显著差异（图 24 - 2）。在偏瘫严重程度的亚组中，与不符合 RCT 条件的亚组（<20 分，>40 分）相比，符合 RCT 条件的亚组（20～40 分）在统计学上获得了更大的改善。但这些差异没有达到 5.25 分的最小临床重要差值（MCID）[2]。

---

① 负值代表痉挛程度下降，此处将所有患者数据进行平均。

② MCID 代表了差异是否有临床意义，未达到这一标准的差异可能在临床表现中并不明显。

表24-2 倾向评分匹配前后患者的基线特征

倾向评分匹配，No(%)

特 征	匹配前				匹配后			
	手 术	康 复	P	SMD	手 术	康 复	P	SMD
人口学特征								
患者数量	168	257			168	168		
年龄								
均值(SD)	35.8(14.8)	39.6(14.5)	0.010	0.255	35.8(14.8)	38.1(14.6)	0.16	0.155
中位数(范围)	36.5(5.0,69.0)	43.0(4.0,76.0)			36.5(5.0,69.0)	39.5(4.0,65.0)		
性别								
女	26(15.5)	43(16.7)	0.84	0.034	26(15.5)	28(16.7)	0.88	0.032
男	142(84.5)	214(83.3)			142(84.5)	140(83.3)		
教育								
初中及以下	44(26.2)	101(39.3)	0.0073	0.282	44(26.2)	47(28.0)	0.81	0.040
高中及以上	124(73.8)	156(60.7)			124(73.8)	121(72.0)		
BMI—均值(SD)	23.4(2.5)	23.7(3.5)	0.25	0.118	23.4(2.5)	23.7(3.4)	0.33	0.105
并发症								
糖尿病	35(20.8)	60(23.3)	0.63	0.061	35(20.8)	34(20.2)	1.0	0.015
高血压	69(41.1)	114(44.4)	0.57	0.066	69(41.1)	77(45.8)	0.44	0.096
吸烟	37(22.0)	66(25.7)	0.46	0.086	37(22.0)	37(22.0)	1.00	<0.001

一侧大脑半球管双手—左右颈七交叉移位治偏瘫

续 表

倾向评分匹配,No(%)

特 征	匹配前				匹配后			
	手 术	康 复	P	SMD	手 术	康 复	P	SMD
疾病特征								
偏瘫侧								
左	94(56.0)	132(51.4)	0.41	0.092	94(56.0)	89(53.0)	0.66	0.060
右	74(44.0)	125(48.6)			74(44.0)	79(47.0)		
病因								
卒中			<0.0001	0.490			0.057	0.335
出血性	63(37.5)	136(52.9)			63(37.5)	82(48.8)		
缺血性	39(23.2)	72(28.0)			39(23.2)	40(23.8)		
脑瘫	27(16.1)	24(9.3)			27(16.1)	23(13.7)		
脑外伤	32(19.0)	24(9.3)			32(19.0)	22(13.1)		
脑炎	7(4.2)	1(0.4)			7(4.2)	1(0.6)		
发病时间								
均值(SD)	7.1(7.1)	6.4(6.6)	0.31	0.099	7.1(7.1)	6.9(7.4)	0.80	0.028
中位数(范围)	5.0(1.0,38.0)	4.0(1.0,33.0)			5.0(1.0,38.0)	4.0(1.0,33.0)		
UEFM® 基线得分								
均值(SD)	24.8(12.6)	24.5(12.2)	0.81	0.024	24.8(12.6)	24.5(12.8)	0.81	0.026
中位数(范围)	24.0(4.0,59.0)	23.0(3.0,60.0)			24.0(4.0,59.0)	23.0(3.0,60.0)		

特　征	匹配前				匹配后			
	手　术	康　复	P	SMD	手　术	康　复	P	SMD
MAS[b] 基线得分—均值(标准差)								
肘	2.12(0.79)	2.13(0.77)	0.90	0.012	2.12(0.79)	2.17(0.80)	0.58	0.060
前臂旋转	2.30(0.76)	2.39(0.80)	0.28	0.109	2.30(0.76)	2.38(0.81)	0.37	0.098
腕	2.42(0.84)	2.40(0.91)	0.89	0.014	2.42(0.84)	2.46(0.93)	0.62	0.054
拇指	2.49(0.88)	2.33(0.94)	0.066	0.184	2.49(0.88)	2.45(0.93)	0.63	0.053
第2~5指	2.19(0.92)	2.33(0.98)	0.14	0.148	2.19(0.92)	2.25(1.02)	0.57	0.061
关节活动度的基线分—度数(°)								
肘	77.95(30.79)	70.80(30.76)	0.021	0.232	77.95(30.79)	72.77(33.06)	0.14	0.16
前臂旋转	39.26(27.25)	31.74(21.81)	0.0021	0.305	39.26(27.25)	34.23(22.12)	0.064	0.20
腕	54.76(23.96)	47.45(30.12)	0.0091	0.269	54.76(23.96)	50.82(31.33)	0.20	0.14
中心								
华山	132(78.6)	194(75.5)	0.54	0.073	132(78.6)	129(76.8)	0.79	0.043
其他	36(21.4)	63(24.5)			36(21.4)	39(23.2)		

注：此处列出的所有特征都作为协变量进行匹配。BMI：体重指数。SMD：标准均值差。SD：标准差。

[a] UEFM：上肢 Fugl－Meyer 量表，用于衡量运动障碍；分数范围 0~66 分，分数越高表明功能越好。

[b] MAS：改良的 Ashworth 量表，是衡量瘫痪手臂痉挛状态(肌肉张力)的指标；5 个关节中的每一个的得分范围为 0~5 分，得分越高表明痉挛越严重。

[c] 关节活动度测量关节可以主动运动的范围。

第 6 阶段　制定指南、揭示机制、全球推广（2018—　）
253

表 24-3 匹配队列中主要和次要结果的变化

	均值(标准差)		效应量(Cohen d)	均值(95%置信区间) 多重比较矫正的交互效应 P 值	P
	手术	康复			
患者数	168	168			
主要结局:					
从基线到 2 年随访时 UEFM 评分的变化					
总分	15.14(4.78)	2.35(1.79)	3.55(3.20~3.89)	12.79(12.02,13.56)	<0.0001
符合 CONCENT[a]	18.00(4.86)	2.08(1.26)	4.23(2.90~5.53)	16.35(13.79,18.91)	<0.0001
不符合 CONCENT[b]	14.82(4.67)	2.37(1.82)	3.52(3.17~3.88)	12.44(11.65,13.24)	<0.0001
次要结局:					
从基线到 2 年随访时 MAS 评分的变化[c]					
肘					
总分	-0.88(0.58)	-0.13(0.55)	-0.88(-1.11~-0.66)	-0.76(-0.87,-0.64)	<0.0001
符合 CONCENT	-0.94(0.66)	-0.08(0.28)	-1.89(-2.76~-1.01)	-0.92(-1.33,-0.51)	0.00016
不符合 CONCENT	-0.87(0.57)	-0.14(0.57)	-0.82(-1.06~-0.59)	-0.74(-0.87,-0.61)	<0.0001
前臂旋转					
总分	-0.97(0.73)	-0.20(0.53)	-0.91(-1.14~-0.69)	-0.78(-0.91,-0.64)	<0.0001
符合 CONCENT	-1.12(0.78)	-0.23(0.44)	-1.21(-1.99~-0.41)	-0.90(-1.37,-0.43)	0.00078
不符合 CONCENT	-0.95(0.72)	-0.20(0.54)	-0.88(-1.12~-0.65)	-0.76(-0.90,-0.62)	<0.0001
腕					
总分	-1.10(0.72)	-0.18(0.63)	-1.03(-1.25~-0.80)	-0.93(-1.07,-0.79)	<0.0001
符合 CONCENT	-1.53(0.80)	-0.15(0.38)	-1.47(-2.28~-0.64)	-1.11(-1.55,-0.67)	<0.0001
不符合 CONCENT	-1.05(0.70)	-0.19(0.65)	-1(-1.24~-0.76)	-0.89(-1.03,-0.74)	<0.0001
拇指					
总分	-1.37(0.62)	-0.23(0.51)	-1.17(-1.40~-0.94)	-1.14(-1.25,-1.02)	<0.0001

	均值（标准差）		效应量（Cohen d） 多重比较矫正的 P 值	均值（95%置信区间） 多重比较矫正的交互效应 P 值	P
	手 术	康 复			
符合 CONCENT	−1.59（0.62）	−0.62（0.77）	−0.12（−0.84～0.61）	−0.68（−1.23，−0.14）	0.021
不符合 CONCENT	−1.34（0.62）	−0.19（0.47）	−1.28（−1.52～−1.03）	−1.16（−1.27，−1.04）	<0.000 1
第 2～5 指					
总分	−1.04（0.75）	−0.17（0.59）	−0.96（−1.19～−0.74）	−0.88（−1.02，−0.75）	<0.000 1
符合 CONCENT	−1.12（0.49）	−0.31（0.85）	−1.37（−2.17～−0.56）	−0.84（−1.20，−0.48）	<0.000 1
不符合 CONCENT	−1.03（0.77）	0.16（0.56）	−0.94（−1.17～−0.70）	−0.88（−1.03，−0.74）	<0.000 1
从基线到 2 年随访时 ROM 评分的变化[d]					
肘					
总分	30.54（14.88）	−4.03（6.14）	1.05（0.82～1.28）	35.11（32.77，37.45）	<0.000 1
符合 CONCENT	35.00（15.31）	−3.08（6.30）	1.73（0.87～2.57）	39.16（30.80，47.52）	<0.000 1
不符合 CONCENT	30.03（14.79）	−4.11（6.14）	1.01（0.77～1.24）	34.66（32.23，37.08）	<0.000 1
前臂旋转					
总分	38.21（15.94）	−2.26（3.59）	1.70（1.45～1.95）	41.14（38.76，43.53）	<0.000 1
符合 CONCENT	39.12（15.64）	−1.54（3.15）	2.21（1.27～3.12）	40.49（32.01，48.97）	<0.000 1
不符合 CONCENT	38.11（16.02）	−2.32（3.63）	1.67（1.41～1.93）	41.17（38.68，43.67）	<0.000 1
腕					
总分	38.54（16.13）	−2.08（3.97）	1.45（1.21～1.69）	41.05（38.61，43.49）	<0.000 1
符合 CONCENT	45.00（15.61）	−2.31（4.39）	1.60（0.75～2.42）	44.88（36.45，53.31）	<0.000 1
不符合 CONCENT	37.81（16.08）	−2.06（3.95）	1.44（1.19～1.69）	40.40（37.85，42.95）	<0.000 1

注：a 符合 CONCENT 表示根据本研究之前的 RCT 标准符合条件的患者。

b 不符合 CONCENT 指根据本研究之前的 RCT 标准不符合条件的患者。

c MAS 指改良的 Ashworth 量表，用于衡量瘫痪手臂的痉挛状态（肌肉张力）；得分范围为 0～5 分，得分越高表明痉挛越严重。负数表示减少，正数表示从基线到 2 年随访期间痉挛增加。

d ROM 指瘫痪手臂的活动范围。

仅对手术组进行分析时，在需要神经移植的患者和直接缝合神经的患者之间，UEFM 评分的变化没有显著差异①。而在术后康复的分析中，与手术后未接受康复治疗的患者相比，术后康复 6 个月及以上的患者的 UEFM 评分均有较大的提高(图 24 - 2)②。

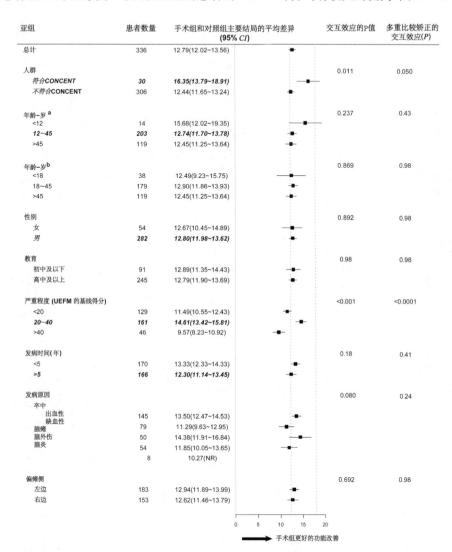

亚组	患者数量	手术组和对照组主要结局的平均差异 (95% CI)		交互效应的P值	多重比较矫正的 交互效应(P)
总计	336	12.79(12.02~13.56)			
人群				0.011	0.050
符合CONCENT	*30*	*16.35(13.79~18.91)*			
不符合CONCENT	306	12.44(11.65~13.24)			
年龄-岁ᵃ				0.237	0.43
<12	14	15.68(12.02~19.35)			
12~45	*203*	*12.74(11.70~13.78)*			
>45	119	12.45(11.25~13.64)			
年龄-岁ᵇ				0.869	0.98
<18	38	12.49(9.23~15.75)			
18~45	179	12.90(11.86~13.93)			
>45	119	12.45(11.25~13.64)			
性别				0.892	0.98
女	54	12.67(10.45~14.89)			
男	*282*	*12.80(11.98~13.62)*			
教育				0.98	0.98
初中及以下	91	12.89(11.35~14.43)			
高中及以上	245	12.79(11.90~13.69)			
严重程度 (UEFM 的基线得分)				<0.001	<0.0001
<20	129	11.49(10.55~12.43)			
20~40	*161*	*14.61(13.42~15.81)*			
>40	46	9.57(8.23~10.92)			
发病时间(年)				0.18	0.41
<5	170	13.33(12.33~14.33)			
≥5	*166*	*12.30(11.14~13.45)*			
发病原因				0.080	0.24
卒中					
出血性	145	13.50(12.47~14.53)			
缺血性	79	11.29(9.63~12.95)			
脑瘫	50	14.38(11.91~16.84)			
脑外伤	54	11.85(10.05~13.65)			
脑炎	8	10.27(NR)			
偏瘫侧				0.692	0.98
左边	183	12.94(11.89~13.99)			
右边	153	12.62(11.46~13.79)			

0   5   10   15   20

→ 手术组更好的功能改善

图 24 - 2 · 森林图显示了手术组和康复组匹配队列之间每个亚组 UEFM 评分变化的差异。亚组分析显示，与 UEFM 评分低于 20 分或超过 40 分的亚组相比，获得较大增加的患者属于基线 UEFM 评分为 20～40 分的患者亚组，而不同性别、教育和瘫痪侧的亚组具有相似的功能改善。斜体和粗体文本表示符合 RCT 标准的子组。虚线之间的区域表示先前 RCT 研究中手术组和康复组之间 UEFM 评分变化差异的置信区间。a，年龄亚组根据符合或不符合 RCT 条件进行划分。b，年龄亚组根据成年期划分。

① 采用椎前通路手术，获得第七颈神经的长度和术者的经验、患者的胖瘦等有非常大的关系。这一信息就非常重要了，证明了无论是否需要神经移植，在保证缝合质量的前提下均可获得相近的手术效果。这一结果对于降低手术门槛，提升术者自信心，向全世界推广有决定性意义。

② 这里的结果足见术后康复的重要性，术者需尽力保证患者术后康复的时长和质量，这是手术效果发挥的重要保障。

手术组和各亚组患者 UEFM 评分的时间纵向变化见图 24 - 3。在每个随访时间点，参与的患者数分别为 168 例（基线）、131 例（第 3 个月）、126 例（第 6 个月）、165 例（第 1 年）、168 例（第 2 年）、64 例（第 3 年、运动范围测试为 62）和 26 例（第 5 年）。手术组 UEFM 评分在 2 年内显著增加，术后 2～5 年趋于稳定。UEFM 评分从基线到 3 年随访的变化为 16.58 分，5 年随访为 18.42 分。增幅最大的是术后 6～12 个月，其次是术后 12～24 个月。在康复亚组中，与未接受康复治疗的患者相比，术后接受康复的患者从第 6 个月到第 12 个月获得最大的 UEFM 评分增加（图 24 - 3）。

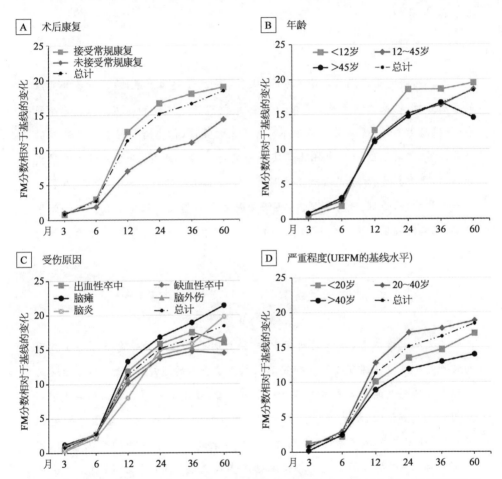

图 24 - 3·手术组 UEFM 评分变化的纵向数据。总体趋势在每个图片中显示为点划线。亚组显示为不同的线，包括手术后康复（A）、根据先前 RCT 条件的年龄（B）、损伤原因（C）和疾病严重程度（D）的亚组。术后康复情况根据患者术后是否接受至少 6 个月的常规康复来判断。疾病的严重程度由基线时的 UEFM 评分确定。

（1）不良事件分析：手术组和对照组均未报告严重并发症或致残后遗症的不良事件。在不良事件中，肩部、背部或四肢疼痛是术后 1 个月内最常见的不适（98 例，58%），大部分在 6 个月内消失（疼痛持续 6 个月以上的 1 例患者在 1 年随访时消失）。

1 个月内报告健侧手麻木和触觉阈值增加事件 194 例,6 个月时全部消失。共报告了 244 例健侧肌力变化事件,而 1 个月内报告了 190 例患侧肌力变化,在第 6 个月时仍有 8 例患者出现健侧肌力下降,但在 1 年随访时消失。

(2) 敏感性分析:在中国人群中,手术组和康复组从基线到 2 年随访的平均 UEFM 评分变化差异为 13.19 分。我们还应用了倾向加权模型,在所有 425 名符合条件的患者中获得了 12.59 分的差异。分数除了倾向得分加权模型,我们还应用了多变量模型来验证结果,从基线到手术组和康复组之间的 2 年随访,获得的平均 UEFM 评分差异为 12.61 分。

段落解读

本文的研究结果涵盖了诸多方面,从手术和康复整体效果比较,到各个亚组的预后分析,以及长期效果稳定性和安全性,均进行了比较和报道。从整体结果看,虽然患者不像 RCT 研究那样得到非常多的关注,但患者仍然获得了明显的功能恢复,证实了这一手术在临床实践中的有效性。此外,亚组分析的结果提示,偏瘫严重程度、术后是否康复等因素对于手术效果有明显影响,年龄、病程等有一定影响,而性别、教育程度、瘫痪侧等因素影响不大。敏感性分析中的结果证实,在病例最多的中心和其他中心的手术效果相近,证实了这一手术有很好的可推广性。

全文解读

本文从患者数量、参加的研究中心、随访时长或蕴含的信息量等各个方面而言都是一项重量级研究。该研究不仅扩展了手术的适应证,使左右颈七交叉移位术这项全新的手术技术能够造福更多患者,让我们对手术在临床实践中的应用效果充满信心,根据亚组分析结果,可以非常清晰地判断患者可能的预后情况,使术者在挑选患者、术前谈话、术后康复安排等方面均有据可循,因此可以称为是"左右颈七交叉移位术临床实践指南"。此外,这项研究首次提供了 2 年以上长达 5 年的长期随访研究,证实了左右颈七交叉移位术远期的效果稳定性和安全性,消除了术者对于手术效果反弹、第七颈神经切断造成其他障碍等问题的担忧。作为即将开展这项手术的术者,这些答案的重要性不言而喻。

参考文献

［1］ Jiang S, Ng CY, Xu WD. The derivation of C7 nerve root as a potential donor nerve: a historical note[J]. The Journal of Hand Surgery(European volume), 2018, 43(2): 213 - 214.

［2］ Ratican S, Song M, Qiu Y, et al. Clinical anatomy of human donor C7 nerve roots for surgical transfer in patients with spastic arm paralysis[J]. World Neurosurgery, 2021, 153: e213 - e219.

［3］ Jiang S, Ichihara S, Prunières G, et al. Robot-assisted C7 nerve root transfer from the contralateral healthy side: a preliminary cadaver study[J]. Hand Surgery & Rehabilitation, 2016, 35(2): 95 - 99.

［4］ Feng J, Li T, Lv M, et al. Reconstruction of paralyzed arm function in patients with hemiplegia through contralateral seventh cervical nerve cross transfer: a multicenter study and real-world practice guidance[J]. E Clinical Medicine, 2022, 43: 101258.

第６阶段　制定指南、揭示机制、全球推广（2018—　）

结 语 和 展 望

卒中或损伤后上肢偏瘫不仅是医学难题，更是重大的社会问题。仅我国就有两千余万终身残疾者，每年新增 250 万人，成为偏瘫患者增速最快的国家。由于缺少有效的治疗方法，偏瘫肢体的功能重建长期处于"无医可治"的困境，仅能靠康复维持残存功能。因此，恢复患者瘫痪手的功能，让患者重返工作岗位，对于减轻社会负担、解决社会问题具有重要意义。

本研究将中枢神经损伤后偏瘫患者健侧肢体的第七颈神经移位到瘫痪侧肢体第七颈神经，也就是将瘫痪上肢神经换接到同侧健康半球，实现"换中枢"支配。这一过程的基础研究与临床实践我们花了近 10 年的时间，用最为客观、严苛的随机对照试验（RCT）研究并探索了实际临床效果，最终证明了该手术的有效性和安全性。该手术是治疗中枢神经损伤后严重上肢偏瘫残障的中国原创方法，目前已成功应用于卒中、脑外伤、脑瘫等中枢神经损伤后偏瘫患者，有效率达 89%。该手术改变了全世界 1 亿偏瘫患者"无医可治"的困境，使中国在偏瘫治疗领域率先"破冰"，成为"领跑者"。

本研究发表于《新英格兰医学杂志》（*NEJM*）后，*NEJM* 请世界顶级医疗中心 Mayo Clinic 神经外科主任、美国周围神经学会（ASPN）主席 Robert Spinner 教授发表长篇社论，对本研究的科学意义和临床价值给予高度评价。我们就以这段评价作为对本书进一步研究工作的展望。

"……将一种用于外周神经系统的策略（神经切断和移位），创造性地用来处理中枢神经系统的问题，是一种崭新的途径。

对于脑可塑的研究观察到了运动皮质脑重塑和双侧半球运动控制的情况……（功能磁共振和经颅磁刺激）证实了大脑半球（在支配对侧上肢基础上）和同侧上肢建立了生理连接。这些为深刻认识神经解剖学和神经生理学的基本问题提供了机会！"

彩 图

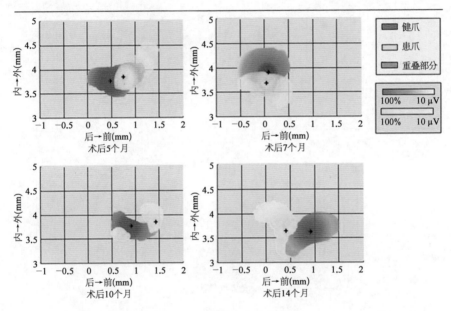

彩图 6-1

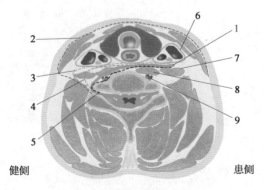

彩图 13-2

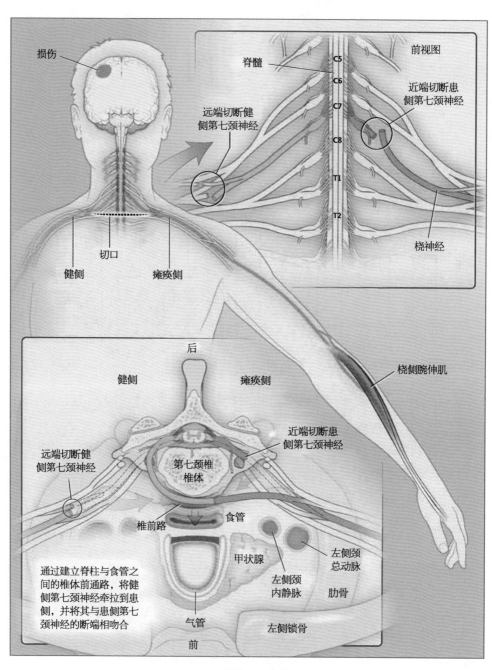

损伤

切口

健侧

瘫痪侧

脊髓

C5
C6
C7
C8
T1
T2

前视图

远端切断健侧第七颈神经

近端切断患侧第七颈神经

桡神经

桡侧腕伸肌

后

健侧

瘫痪侧

远端切断健侧第七颈神经

近端切断患侧第七颈神经

第七颈椎椎体

椎前路

食管

甲状腺

左侧颈内静脉

左侧颈总动脉

肋骨

通过建立脊柱与食管之间的椎体前通路，将健侧第七颈神经牵拉到患侧，并将其与患侧第七颈神经的断端相吻合

气管

左侧锁骨

前

彩图 15-1

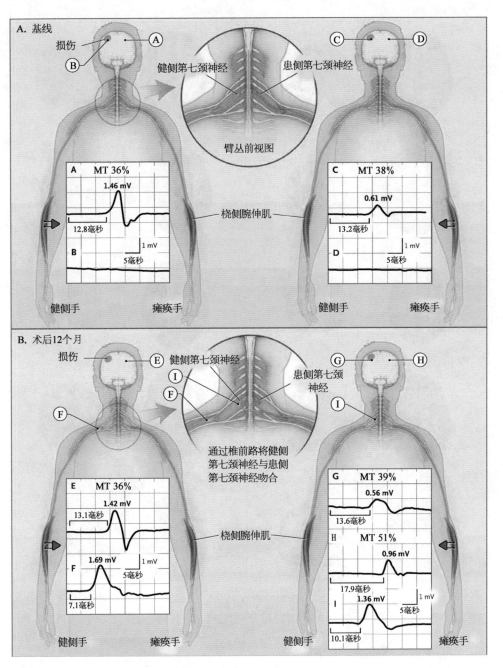

彩图 15-2

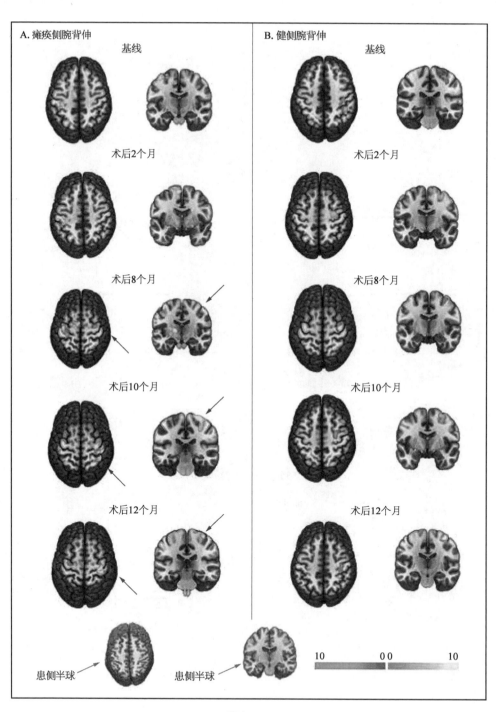

A. 瘫痪侧腕背伸

基线

术后2个月

术后8个月

术后10个月

术后12个月

患侧半球   患侧半球

B. 健侧腕背伸

基线

术后2个月

术后8个月

术后10个月

术后12个月

10   0 0   10

彩图 15-3